示范性职业教育规划教材

药事管理与法规

主　编⊙毛午佳　周　立　李德鑫

西南交通大学出版社
·成　都·

图书在版编目（CIP）数据

药事管理与法规 / 毛午佳，周立，李德鑫主编. —
成都：西南交通大学出版社，2021.7
ISBN 978-7-5643-8069-4

Ⅰ. ①药… Ⅱ. ①毛… ②周… ③李… Ⅲ. ①药政管理－高等职业教育－教材②药事法规－高等职业教育－教材 Ⅳ. ①R95

中国版本图书馆 CIP 数据核字（2021）第 123723 号

Yaoshi Guanli yu Fagui
药事管理与法规

主编 / 毛午佳　周　立　李德鑫

责任编辑 / 赵玉婷
助理编辑 / 姜远平
封面设计 / 何东琳设计工作室

西南交通大学出版社出版发行
（四川省成都市金牛区二环路北一段 111 号西南交通大学创新大厦 21 楼　610031）
发行部电话：028-87600564　028-87600533
网址：http://www.xnjdcbs.com
印刷：成都蓉军广告印务有限责任公司

成品尺寸　185 mm × 260 mm
印张　17.5　　字数　432 千
版次　2021 年 7 月第 1 版　　印次　2021 年 7 月第 1 次

书号　ISBN 978-7-5643-8069-4
定价　55.00 元

课件咨询电话：028-81435775
图书如有印装质量问题　本社负责退换

贵阳职业技术学院教材建设委员会

前　言

药事管理与法规课程是中药学、药学、药品生产技术等药学类专业学生的一门专业必修课、核心课，同时也是每年全国执业药师资格考试、全国卫生职称考试的必考科目之一；该课程包含法学、行为学等多项学科，涉及药品产业链的研究、生产、经营、使用等各个环节，是药学类专业学生重要的专业课，同样它也是一门所有从事药学工作人员必须遵守的法律规范、专项研究药事各部门活动及管理规律的药学和社会科学相互交叉渗透的学科体系，具有代表性与普遍性。

为了适应我国高职院校医药教育事业的发展，结合当前职业院校药事管理与法规课程的实际教学需要，我们组织了高校、医院的老师及专家共同完成本教材编写。

本教材贯彻了“以项目为导向、用任务来驱动”的教学设计理念，编排体系符合高职高专项目化教学的要求，适合全国高职高专中药学、药学、药品生产技术等药学类专业学生使用，也可供医药行业从业人员继续教育和培训使用。教材体现教考结合，结合全国执业药师资格考试、全国卫生职称考试的相关考试要求，及时更新新版药品管理法、新版中国药典等内容。教材的编写体现了初、中级医药专门人才所需要具备的药事管理与法规的基本知识和基本技能，通过学习相关药事法规知识，可从事药品的质量和生产经营、医院药事及特殊药品等的初步管理。

本教材由绪论和十个项目所组成。绪论部分是对药事管理的一个概述；药学技术人员管理、药品与药品管理、药品监督管理、中药管理、特殊管理药品的管理、药品信息管理的内容是对药事管理与法规基本知识及涵盖的基本法律法规的介绍；而药品注册管理、药品生产管理、药品经营质量管理、医疗机构药事管理则是针对于药学行业的不同职业方向，涉及药品质量的各个环节做出详细介绍。

本教材的编写得到了贵阳护理职业学院、贵州中医药大学第一附属医院、贵州中医药大学第二附属医院、贵州省电力职工医院的大力支持，在此致以衷心的感谢。

药事管理与法规在我国处于不断的发展中，由于时间仓促，加之编者编写水平有限，错误与疏漏在所难免，请广大师生和医药工作者批评指正，提出宝贵意见。

编者

2021 年 4 月

目 录

绪 论

【学习目标】

知识目标

（1）掌握药事、药事法规的基本概念。

（2）熟悉我国法的主要种类及效力。

（3）了解药品管理法。

技能目标

能区分法规文件的效力大小。

一、药事管理

（一）药　事

药事即药学事业，指一切与药品、药学相关的事务，是由药学在发展过程中形成的若干社会群体，构成一个完整的体系，简称为药事。

药学的发展经历了漫长的过程。药学事业的各项工作都是围绕药品展开的，现代药学承担了新药研发、生产和经营，保证合理用药、规范药品管理、培养药学人才、组织药学群体等诸多社会任务。2019 年实施的《中华人民共和国药品管理法》（以下简称《药品管理法》）的适用范围、管理对象和内容包括在中华人民共和国境内从事药品研制、生产、经营、使用和监督管理活动等环节的管理。本教材将“药事”一词界定为：“与药品研制、生产、经营、使用、监督管理和药学教育等活动有关的事项。”

（二）药事管理

药事管理是指对药学事业的管理。为保障公民用药的安全、有效、合理、经济、方便、及时，国家依据宪法通过制定并实施相关法律法规以及药事组织的相关管理措施，对药事活动实施必要的监管。

药事管理运用了管理学、法学、社会学、经济学的原理和方法对药事活动进行研究，涉及与药品安全、有效、经济、合理直接相关的，包括药品研发、生产、销售、使用和监督管理等在内的药学事业的各个领域。药品安全是药事管理追求的最高目标之一，药品安全与药品安全管理已成为国家实施药事管理的重要方向。因此，药事管理的宗旨是保证药品质量，保障人体用药安全，维护人民身体健康和用药的合法权益。

药事管理的特点表现为专业性、政策性、实践性。专业性指药事管理是对药学事业的管理，药学事业的核心是药物，药物是防病治病、保障公众身体健康的物质基础和必要条件。政策性指药事管理是按照一定的国家法律、政策法令和行政规章，行使国家权力对药学事业的管理，做到公平公正、科学严谨。药事管理离不开实践活动，实践性是指药事管理的法规、管理办法、行政规章的制定来自药品生产、经营、使用的实践，经过总结、升华而成，反过来用于指导实践工作；对于不适应的部分，适时修订、完善，使药事管理工作不断改进、提高和发展。

二、药事法规

药事法规是广义的概念，包括了关于药品管理工作的法律、法规、规章等规范性文件的总称，是药品研制、生产、经营、使用、检验、进出口以及监督管理单位和个人都必须严格遵守和认真执行的行为规范，是国家药品监督管理部门实施药品监督管理的依据。

（一）法的基本知识

法，是由国家制定或认可，体现统治阶级意志，并由国家强制力保证实施的具有普遍效力的行为规范的总称。

1．法的特征

（1）法是调整社会关系的规范，具有规范性。法的规范性，是指法所具有的规定人们的行为模式、指导人们行为的性质。法所规定的行为模式包括三种：人们可以怎样行为（可为模式）；人们不得怎样行为（勿为模式）；人们应当或者必须怎样行为（应为模式）。

（2）法是由国家制定或者认可的，体现了国家对人们行为的评价，具有国家意志性。国家的存在是法存在的前提条件。

（3）法是以国家强制力为最后保证手段的规范体系，具有国家强制性。法不同于其他的社会规范，它具有特殊的强制性，即国家强制性。

（4）法在国家权力管辖范围内普遍有效，具有普遍性。法的普遍性，是指法作为一般的行为规范在国家权力管辖范围内具有普遍适用的效力和特征。

（5）法是有严格的程序规定的规范，具有程序性。法是强调程序、规定程序和实行程序的规范。

2．法律渊源

法律渊源也就是法的效力渊源，是法学上的一个术语，是法的外在表现形式。不同类型的法、同一类型的法在不同的国家，法律渊源也不同。在我国，法律渊源主要是宪法和法律，其次是规范性的决议和命令、地方性法规等。药事法规的渊源是药事法律规范的具体表现形式，根据我国宪法和法律的规定，我国药事法规的渊源主要有以下几种。

（1）宪法。宪法是国家的根本大法，是全国人民代表大会依据特别程序制定的，具有最高的法律效力，其他任何法律、法规都不得与宪法相抵触，宪法由全国人大及其常委会监督实施，并由全国人大常委会负责解释。宪法在内容方面规定了我国国家生活和社会生活的最根本性原则问题，它所规定的基本原则是我国立法工作的依据。我国宪法关于药品方面的规定主要有：国家发展医疗卫生事业，发展现代医药和我国传统医药，等等。

（2）法律。法律是指全国人大及其常委会制定的规范性文件，由国家主席签署主席令公布，有广义和狭义之分。广义的法律，意同“法”的含义，是指法的整体，即国家制定或认可并由国家强制力保证实施的各种行为规范的总和，泛指一切法律规范（包括行政法规）；狭义的法律是指由全国人民代表大会及其常务委员会依照一定的立法程序制定和颁布的规范性文件，如民法、刑法、专利法等。它的法律效力和地位仅次于宪法，而高于其他国家机关制定的规范性文件，是制定法规和规章的依据。我国现有的药品方面的法律是全国人大常委会制定的，如《中华人民共和国药品管理法》，是药品监管法律的直接渊源，而在我国的《民法》《刑法》等法律中所涉及的有关药品方面的条款，则为间接渊源。

知识链接

主席令

主席令是由国家主席根据全国人民代表大会及其常务委员会的决定签署的，具有仅次于宪法效力的命令。全国人大及常委会的决定和通过的法律在程序上需要国家主席的签署才能生效，但国家主席没有否决最高国家权力机关的权力，必须签署通过。主席令主要用来公布全国通行的“专门法”。

（3）行政法规。行政法规是指作为国家最高行政机关的国务院根据宪法和法律所制定的规范性文件，由总理签署国务院令公布。一般采用条例、规定、细则、办法等名称，例如国务院令第 360 号发布的《中华人民共和国药品管理法实施条例》(以下简称《药品管理法实施条例》）等，它的法律效力仅次于宪法、法律。

知识链接

国务院令

国务院令是由国家总理签发的行政法令、授权有关部门发布的国务院行政命令或下发的行政操作性文件。国务院令一般用来发布行政法规。

（4）地方性法规。地方性法规是省、自治区、直辖市及省会所在地的市和经国务院批准的较大市的人大及其常委会，根据本行政区域的具体情况和实际需要，依法制定的在本行政区域内具有法律效力的规范性文件，如《贵州省中医药条例》。较大的市是指省、自治区的人民政府所在地的市，经济特区所在地的市和经国务院批准的较大的市。

（5）民族自治条例和单行条例。根据《立法法》规定，民族自治地方的人民代表大会有权依照当地民族的政治、经济和文化的特点，制定自治条例和单行条例。如西藏自治区人大常委会颁布的《西藏自治区实施〈中华人民共和国药品管理法〉的办法》。

（6）部门规章。部门规章是指国务院各部、委员会、中国人民银行、审计署和其他有行政管理职能的直属机构，根据法律和国务院的行政法规、决定、命令，在本部门权限内发布的命令、指示等。行政规章的名称一般称“规定”“办法”，但不得称“条例”。部门规章由部门首长签署命令予以公布。如国家药品监督管理部门制定的部门规章《药品注册管理办法》

《国家药品监督管理局行政复议暂行办法》等。

（7）地方政府规章。省自治区、直辖市和设区的市、自治州的人民政府，可以根据法律、行政法规和本省、自治区、直辖市的地方性法规，制定规章。地方政府规章应当经政府常务会议或者全体会议决定，由省长或者自治区主席或者市长签署命令予以公布。地方性法规和地方性规章只在本行政区内有效，并不得同国家的宪法、法律和行政法规等相抵触。

（8）国际条约、国际惯例。国际条约是指我国作为国际法主体同外国缔结的双边、多边协议和其他具有条约、协定性质的文件，包括政治、经济、贸易、文化、军事、法律等方面的权利和义务关系的协议。我国的缔约权由全国人大常委会、国家主席和国务院共同行使。国际条约不属国内法范畴，但我国作为权利主体之一所签署的国际条约，在我国同样具有约束力。国际惯例是国际条约的补充。

我国药事法规的渊源见表绪论-1。

表绪论-1　我国药事法规的法律渊源

名　称	制定机构等
（1）宪法	全国人民代表大会制定，为国家根本大法。现为1982年宪法
（2）法律	全国人大及其常委会制定
（3）行政法规	国务院制定
（4）地方性法规	地方（人大或人大常委会）国家权力机关制定，在本行政区域内有效。不得同宪法、法律、行政法规相抵触
（5）民族自治条例和单行条例	民族自治地方的人民代表大会制定； 自治区的自治条例和单行条例报全国人大常委会批准后生效； 自治州、自治县的自治条例和单行条例报省、自治区、直辖市的人大常委会批准后生效
（6）部门规章	国务院各部委和具有行政管理职能的直属机构制定
（7）地方政府规章	省、自治区、直辖市和设区的市、自治州的人民政府制定
（8）国际条约、国际惯例	我国的缔约权由全国人大常委会、国家主席和国务院共同行使

3．法律效力

法律效力是指法律的适用范围，即法律在什么地方、什么时间和对什么人有效的问题，也就是法律规范在空间上、时间上和对人的效力问题。法律效力的层次可以概括为：

（1）上位法的效力高于下位法，适用于不同机关制定的法律规范之间的冲突。

根据《立法法》的规定，不同效力等级的行政法律规范发生冲突，应当选择法律适用效力等级高的行政法律规范；在不同层次和级别的规范间，如果较低层次与较高层次的规范相抵触，应优先适用较高层次的规范。凡是符合宪法和法律所规定的一般性法律规范的各单行行政法规或地方性法规、规章等都应该适用，否则法律就会被架空，得不到贯彻执行。

部门法与基本法冲突的，应优先适用基本法；行政法规、地方性法规与法律相冲突的，应优先适用法律；地方性法规、规章与相应的行政法规不一致的，应优先适用行政法规；地方政府规章与相应的地方性法规不一致的，应优先适用地方性法规；地方性法规与国务院各部委规章不一致的，应具体情况具体处理。

（2）在同一位阶的法之间，特别规定优于一般规定，适用于同一机关制定的法律规范的冲突。

特别冲突适用原则：在面对同一事项时，确定是适用普通法还是特别法的规则。一般情况下，当普通法与特别法的规定不一致时，优先适用特别法。药品是产品的一种，但是由于其直接关系到人类生命健康，而且其具有特殊性，如药品作用的两重性、药品质量及其重要性等。从这个意义上讲，《药品管理法》和《产品质量法》虽然说在法律效力等级上是一样的，但前者属于特殊法，后者是普通法，所以在遇到药品监管方面的事项时，优先适用《药品管理法》。

（3）新的规定优于旧的规定，适用于同一机关制定的法律规范的新旧冲突。

在药品监管实践中，对同一事项里旧的规范和新的规范作出不同的规定时，应当依据新法废除旧法、后法优于前法的一般原则，确定它们的时间效力。即新法生效后，相应的旧法理所应当失去效力。在适用法规上，则应按不溯及既往的一般原则，即除了法律法规本身明确规定了对尚未处理和该法实施以前的行为可以依据该法规规定处理外，就应当认为没有溯及力。如新修订的《中华人民共和国药品管理法》已由中华人民共和国第十三届全国人民代表大会常务委员会第十二次会议于 2019 年 8 月 26 日修订通过，自 2019 年 12 月 1 日起施行。它规范着 2019 年 12 月 1 日以后在中华人民共和国境内从事药品研制、生产、经营、使用和监督管理活动的行为。对于 2019 年 8 月 26 日以前的行为，不能用这部新修订的法来评判；对于 2019 年 8 月 26 日至 2019 年 12 月 1 日期间的药品研制、生产、经营、使用和监督管理的行为，也不能用新修订的法来规范。

《立法法》规定，法律之间对同一事项的新的一般规定与旧的特别规定不一致，不能确定如何适用时，由全国人民代表大会常务委员会裁决；行政法规之间对同一事项的新的一般规定与旧的特别规定不一致，不能确定如何适用时，由国务院裁决；同一机关制定的新的一般规定与旧的特别规定不一致时，由制定机关裁决。

图绪论-1 为我国法律效力示意图。

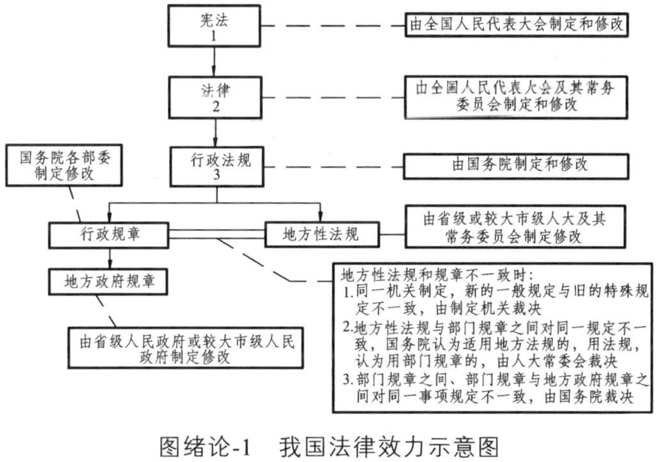

图绪论-1　我国法律效力示意图

4．法律责任

法律责任是指人们对自己的违法行为所应承担的带有强制性的否定法律后果。它包括：行政责任、刑事责任、民事责任。法律责任的构成有两个部分：

（1）法律责任的前提是人们的违法行为，包括侵权行为、不履行义务行为等。法律责任总是基于一定的违法行为而产生的；

（2）法律责任的内容是否定性的法律后果，包括法律制裁、法律负担、强制性法律义务、法律不予承认或者撤销、宣布行为无效等，法律责任必须由司法机关或者法律授权的国家机关予以追究。

（二）我国主要的药品管理法律法规

1. 法　律

《中华人民共和国药品管理法》　2019 年 12 月 1 日起施行
《中华人民共和国疫苗管理法》　2019 年 12 月 1 日起施行
《中华人民共和国中医药法》　2017 年 7 月 1 日起施行

2. 国务院颁布实施的行政法规

《关于深化医药卫生体制改革的意见》　2009 年 3 月 17 日施行
《麻醉药品和精神药品管理条例》　2005 年 11 月 1 日施行，2016 年 2 月 6 日修订
《疫苗流通和预防接种管理条例》　2005 年 6 月 1 日起施行，2016 年 4 月 23 日修正
《中华人民共和国中医药条例》　2003 年 10 月 1 日起施行
《中华人民共和国药品管理法实施条例》　2002 年 9 月 15 日起施行，2019 年 3 月 2 日修订
《中药品种保护条例》　1993 年 1 月 1 日起施行，2018 年 9 月 18 日修正
《放射性药品管理办法》　1989 年 1 月 13 日起施行，2017 年 3 月 1 日修正
《医疗用毒性药品管理办法》　1988 年 12 月 27 日起施行
《野生药材资源保护管理条例》　1987 年 12 月 1 日起施行

3. 药品管理的规章：国家食品药品监督管理总局颁布的局令

《药品生产监督管理办法》　2020 年 7 月 1 日起施行
《药物临床试验质量管理规范》　2020 年 7 月 1 日起施行
《药品注册管理办法》　2020 年 7 月 1 日起施行
《进口药材管理办法》　2020 年 1 月 1 日起施行
《药物非临床研究质量管理规范》　2017 年 9 月 1 日起施行
《药品经营质量管理规范》　2015 年 6 月 25 日起施行，2016 年 6 月 30 日修正
《药品不良反应报告和监测管理办法》　2011 年 7 月 1 日起施行
《药品生产质量管理规范（2010 年修订）》　2011 年 3 月 1 日起施行
《药品流通监督管理办法》　2007 年 5 月 1 日起施行
《药品说明书和标签管理规定》　2006 年 6 月 1 日起施行
《直接接触药品的包装材料和容器管理办法》　2004 年 7 月 20 日起施行
《互联网药品信息服务管理办法》　2004 年 7 月 8 日起施行，2017 年 11 月 7 日修订
《药品经营许可证管理办法》　2004 年 4 月 1 日起施行，2017 年 11 月 17 日修订
《中药材生产质量管理规范（试行）》　2002 年 6 月 1 日起施行
《处方药与非处方药分类管理办法（试行）》　2000 年 1 月 1 日起施行

三、《药品管理法》介绍

知识链接

中华人民共和国主席令（第三十一号）

《中华人民共和国药品管理法》已由中华人民共和国第十三届全国人民代表大会常务委员会第十二次会议于 2019 年 8 月 26 日修订通过，现予公布，自 2019 年 12 月 1 日起施行。

中华人民共和国主席 习近平

2019 年 8 月 26 日

（一）法律框架

现行的《药品管理法》共有 12 章 155 条，其法律框架为：

第一章　总则
第二章　药品研制和注册
第三章　药品上市许可持有人
第四章　药品生产
第五章　药品经营
第六章　医疗机构药事管理
第七章　药品上市后管理
第八章　药品价格和广告
第九章　药品储备和供应
第十章　监督管理
第十一章　法律责任
第十二章　附则

（二）适用范围

《药品管理法》的适用范围是本法所适用的效力范围。包括：① 地域范围：本法的地域范围是在中华人民共和国境内，即我国的边境范围内。② 对象范围：从事药品研制、生产、经营、使用和监督管理活动的单位或者个人。③ 时间范围：修订后的《药品管理法》自 2019 年 12 月 1 日起施行。

（三）主要内容

《药品管理法》是我国药品监管的基本法律。新版《药品管理法》的颁布实施对规范药品生产经营活动、加强药品监督管理、保障公众用药需求、促进医药产业发展发挥了重要作用。

（1）2019 年版《药品管理法》主要有以下几个方面的修订：一是从篇章结构方面进行了

重大调整，原来的《药品管理法》10 章 104 条，修订以后变成 12 章 155 条；二是完善了药品管理法的立法宗旨，将保护和促进公众健康作为药品监管的立法宗旨；三是确定了药品管理的基本原则，即风险管理、全程管控、社会共治；四是确立了药品上市许可持有人制度、药品全程追溯制度、药物警戒制度、附条件审批制度、优先审批制度等一系列的制度；五是特别强调了药品监管体系和监管能力建设，要建立职业化、专业化的检查员队伍；六是完善了药品安全的责任制度，坚持重典治乱，严惩各种违法行为。

（2）为了满足我国危重疾病患者的临床用药急需，新修订的《药品管理法》进一步畅通了境外新药的临时进口渠道，如第六十五条规定：医疗机构因临床急需进口少量药品的，经国务院药品监督管理部门或者国务院授权的省、自治区、直辖市人民政府批准，可以进口。这个条款充分考虑了我国不同地区危重疾病患者的临床急需，对医疗机构因临床急需进口少量药品的批准权限作出了优化调整。法律修订前，医疗机构仅能向国务院药品监督管理部门提出申请，这次法律修订以后，还可以向国务院授权的省、自治区、直辖市人民政府提出申请，进一步为医疗机构提供便利。

这项临时进口渠道的应用范围主要是国内危重疾病患者临床急需的境外已上市，但是境内还没有上市的药品，在国内还没有其他可替代的产品或者其他治疗手段的时候，如果是在责任明确、来源清晰、后续管理可控的情况下，由医疗机构向国务院药品监督管理部门或者是国务院授权的省、自治区、直辖市人民政府提出申请，进口少量药品用于指定医疗机构内的特定病人的特定医疗目的。

（3）新修订的《药品管理法》在总则当中就明确规定了国家要建立健全药品追溯制度。法中还明确要求，包括上市许可持有人、药品生产和经营企业，以及医疗机构都要建立和实施药品追溯制度，并且按照规定提供相关追溯信息，从而保证药品能够实现可追溯。药品追溯制度的建设，主要是以“一物一码、物码同追”为方向，要求药品上市许可持有人建立药品追溯体系，能够实现药品最小包装单元可追溯、可核查。

（4）药品上市许可持有人制度是指拥有药品技术的药品研发机构、药品生产企业等主体，通过提出药品上市许可申请并获得药品注册证书，以自己的名义将产品投放市场，对药品全生命周期承担相应责任的一种现代药品管理制度。第一，它是《药品管理法》所确定的药品管理的基本制度；第二，它是一个核心制度；第三，药品上市后管理一章中规定了上市许可持有人在上市后的权利义务和责任。

（5）新修订的《药品管理法》在总则当中明确规定国家鼓励研究和创制新药，增加和完善了十多个条款，明确了主要六个方面的举措：一是明确鼓励方向；二是健全审评机制；三是进一步优化临床试验；四是建立关联审评审批；五是实行优先审评审批；六是建立附条件批准制度。对治疗严重危及生命且尚无有效的治疗手段的疾病以及公共卫生方面急需的药品，前期的临床试验已有数据显示疗效并且能预测其临床价值的，可以附条件批准，进一步提高临床急需药物的可获得性。这一制度可以缩短临床试验研发时间，使急需治疗的患者能够早日用上新药。

（6）按照药品功效重新界定假药的范围。具体来讲，主要有以下四个方面。

第一，将假药、劣药、按假药论处、按劣药论处两类四种违法行为，调整为假药、劣药两种违法行为，不再保留按假药论处和按劣药论处的概念。

第二，精准界定假药：药品所含成分与国家药品标准规定的成分不符；以非药品冒充药品或者以他种药品冒充此种药品；变质的药品；药品所标明的适应症或者功能主治超出规定范围。

第三，科学界定劣药：药品成分的含量不符合国家药品标准；被污染的药品；未标明或者更改有效期的药品；未注明或者更改产品批号的药品；超过有效期的药品；擅自添加防腐剂和辅料的药品；其他不符合药品标准的药品。

第四，对原按假药论处、按劣药论处当中的部分内容，单独作出规定，明确禁止生产、禁止销售使用这些药品：国务院药品监管部门禁止使用的药品；必须批准而未经批准生产进口的药品；必须检验而未经检验即销售的药品；使用必须批准而未经批准的原料药生产的药品；使用未经批准的直接接触药品的包装材料和容器生产的药品。

（7）新修订的《药品管理法》还新增了国家建立药物警戒制度。世界卫生组织将药物警戒概念明确为发现、识别、分析、评估和预防不良反应或者其他任何可能与药物有关问题的活动。

国家实行这项新的药物警戒制度，也要制定药物警戒相关的规章制度和指南，指导推动药品上市许可持有人、药品生产企业、医疗机构等按照国家的规定和要求开展这一系列的药物警戒活动。各级药品监管部门也要逐步地建立健全相应的药物警戒机构，负责相关行政区域内的药物警戒信息报告和监测等相应技术工作。

（8）新修订的《药品管理法》一共 155 条，其中法律责任 37 条，目的就是要保证法律能够真正地贯彻落实。关于最严厉的处罚，有以下几个方面：

第一，《药品管理法》首先设立专条，开宗明义地在这一章当中规定违反《药品管理法》构成犯罪的，依法追究刑事责任，也就是《药品管理法》旗帜鲜明地保持对药品安全犯罪行为的高压态势，要把刑事责任放在所有法律责任的最前面。

第二，提高了财产罚幅度。对无证生产经营、生产销售假药等违法行为，罚款倍数由修订前的货值金额的二倍到五倍，提高到目前的十五倍到三十倍，货值金额不足十万元的按十万元计算，也就是说，最低罚款一百五十万元。生产销售劣药违法行为的罚款，也从货值金额的一倍到三倍提高到十倍到二十倍。

第三，加大资格罚力度。对假药、劣药违法行为责任人的资格罚由原来的十年禁业提高到终身禁业，对生产销售假药被吊销许可证的企业，十年内不受理其相应的申请。同时增加了对伪造变造许可证、骗取许可证、严重违反质量管理规范的行为的责任人的资格罚。

第四，增加了自由罚手段。对生产销售假药和生产销售劣药情节严重的，伪造变造许可证、骗取许可证等情节恶劣的行为，可以由公安机关对相关责任人处五日至十五日的行政拘留。

第五，落实违法行为“处罚到人”。对有严重违法行为的企业，在对企业进行处罚的同时，可以对企业的法定代表人、主要负责人、直接负责的主管人员和其他责任人也同时给予一定的处罚，这种处罚包括没收违法行为期间自本单位所获得的收入，给予一定的罚款，比如有的给予收入三倍以下的罚款，或给予一定期限禁业甚至终身禁业。

最后，还有民事责任。民事责任主要体现在以下四个方面：一是明确了药品上市许可持有人和药品生产经营企业赔偿责任，药品出现质量问题，药品上市许可持有人和药品生产经营企业要承担民事赔偿责任；二是规定境外药品上市许可持有人在中国境内的代理人与持有人承担连带责任；三是民事赔偿首负责任制；四是对生产假劣药或者明知假劣药仍销售的，受害人还可以要求惩罚性赔偿。

（9）医疗机构为了解决本单位临床需要，可以配置市场上没有供应的制剂品种，但是医疗机构配置制剂应当报经所在地省、自治区、直辖市人民政府药品监督管理部门批准，取得医疗机构制剂的许可证。医疗机构制剂必须按照规定进行质量检验，只有检验合格，才能使用。医疗机构制剂一般情况下只能作为处方药在本医疗机构内使用，不能扩大使用范围，更不能在市场上销售。如果需要扩大使用范围，这次《药品管理法》也规定，需要经过国务院药品监督管理部门或者是省级人民政府的药品监督管理部门批准以后方可以在指定的医疗机构之间调剂使用。

实训 1 药事法规查询

实训目的

（1）掌握在国家药品监督管理局网站上查阅药品法规文件方法。
（2）熟悉国家药品监督管理局网站及其公众号“中国药闻”。

实训环境

电子阅览室或一体化教室

实训内容

一、药品法规文件查询
1. 登录网站
打开浏览器，输入网址：https://www.nmpa.gov.cn/index.html
2. 进入“药品”一栏

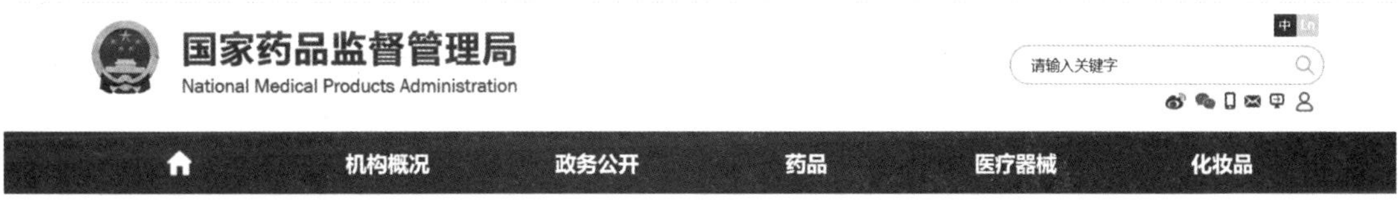

3. 在页面中部找到“药品法规文件”，点击进入

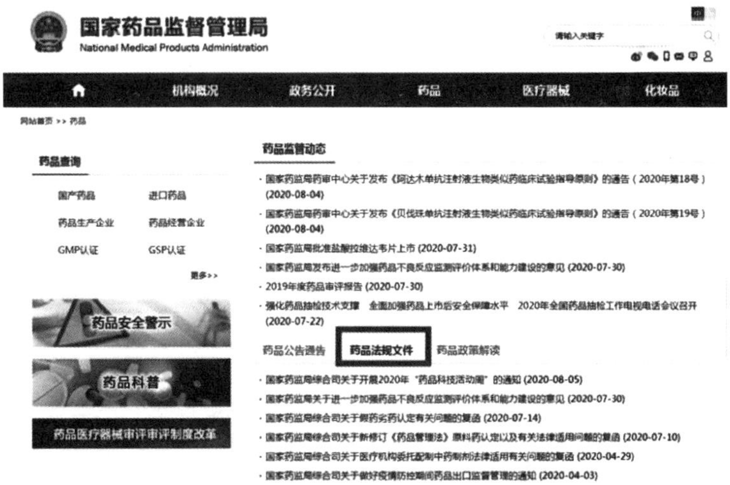

图绪论-2　国家药品监督管理局网站

4. 查询文件“药品生产监督管理办法”

二、关注公众号“中国药闻”

1. 打开手机微信

2. 扫描二维码

实训评价

打开文件“药品生产监督管理办法”并关注公众号“中国药闻”即为合格。

目标检测

1. B 型题（配伍题）

A. 法律　B. 行政法规　C. 部门规章　D. 地方性法规

（1）全国人大及其常委会有权制定的是（　　）。

（2）国务院有权制定的是（　　）。

（3）省、直辖市人大及其常委会有权制定的是（　　）。

（4）国务院各部、委有权制定的是（　　）。

2. X 型题（多项选择题）

（1）符合药事法规效力等级一般规则的是（　　）。

A. 行政法规的效力高于部门规章

B. 部门规章与地方政府规章之间具有同等效力

C. 省人大常委会制定的地方性法规效力高于省政府规章

D. 法律的效力高于法规、规章、地方性法规、地方政府规章

（2）从法的渊源看，属于药事法规的是（　　）。

A.《药品管理法》　B.《药品管理法实施条例》

C.《麻醉药品和精神药品管理条例》　D.《药品注册管理办法》

3. 名词解释

（1）药事：

（2）药事法规：

项目一 药学技术人员管理

【学习目标】

知识目标

（1）掌握我国执业药师制度的职业资格考试与注册、继续教育管理等有关规定；掌握执业药师的职业道德与主要职责具体内容。

（2）熟悉执业药师职业资格制度的内涵，药学技术人员定义、配备依据及要求；药学职称的分类以及全国卫生专业技术资格考试内容。

（3）了解我国职业资格制度分类、职业资格完善情况及执业药师立法情况。

技能目标

能通过互联网查找执业药师报名网址，根据流程进行执业药师网上报名及认证。

任务一 药学技术人员认知

案例启发

从长春长生疫苗案，反思药学技术人员的重要作用

2018 年 7 月，国家药品监督管理局对长春长生生物科技有限公司进行飞行检查，发现该企业为降低成本、提高狂犬病疫苗生产成功率，违反批准的生产工艺组织生产，使用不同批次原液勾兑配制，部分批次产品使用超过规定有效期的原液生产成品制剂，销毁生产原始记录，编造虚假的批生产记录，生产结束后的小鼠攻毒试验改为在原液生产阶段进行等。为掩盖上述违法违规行为，该企业系统地编造生产、检验记录，开具填写虚假日期的小鼠购买发票，以应付监管部门检查。后又发现长春长生生物科技有限公司和武汉生物制品研究所有限责任公司生产的各一批次共计 65 万余支百白破疫苗效价指标不符合标准规定，分别流向不同省市。经查，仅山东省就有二十余万儿童接种了不合格百白破疫苗。

问题：

（1）此案例给予我们哪些启示？

（2）从案例中可以看出，药学技术人员对药品的安全起着至关重要的作用，那药学技术人员对药品安全的重要作用体现在哪些方面？对药学技术人员有哪些管理规定？

一、药学技术人员的定义及配备依据

（一）药学技术人员的定义

药学技术人员是指取得药学类专业学历，依法经过国家有关部门考试考核合格，取得专业技术职务证书或执业药师资格，遵循药事法规和职业道德规范，从事与药品的生产、经营、使用、科研、检验和管理等有关实践活动的技术人员。包括药师、执业药师、临床药师等。

（二）药学技术人员的配备依据

1．法律依据

《中华人民共和国药品管理法》规定，从事药品生产活动，应当有依法经过资格认定的药学技术人员、工程技术人员及相应的技术工人；从事药品经营活动应当有依法经过资格认定的药师或者其他药学技术人员；医疗机构应当配备依法经过资格认定的药师或者其他药学技术人员，负责本单位的药品管理、处方审核和调配、合理用药指导等工作。非药学技术人员不得直接从事药剂技术工作。

2．法规、规章制度等规定

《药品生产质量管理规范》规定，生产管理负责人应当至少具有药学或相关专业本科学历（或中级专业技术职称或执业药师资格），具有至少 3 年从事药品生产和质量管理的实践经验，其中至少有 1 年的药品生产管理经验，接受过与所生产产品相关的专业知识培训。质量管理负责人应当至少具有药学或相关专业本科学历（或中级专业技术职称或执业药师资格），具有至少 5 年从事药品生产和质量管理的实践经验，其中至少有 1 年的药品质量管理经验，接受过与所生产产品相关的专业知识培训。质量管理受权人应当至少具有药学或相关专业本科学历（或中级专业技术职称或执业药师资格），具有至少 5 年从事药品生产和质量管理的实践经验，从事过药品生产过程控制和质量检验工作。

《药品生产监督管理办法》规定，从事药品生产，应当有依法经过资格认定的药学技术人员、工程技术人员及相应的技术工人。

《药品经营质量管理规范》规定，药品批发企业的负责人应当具有大学专科以上学历或中级以上专业技术职称；企业质量负责人应当具有大学本科以上学历、执业药师资格和 3 年以上药品经营质量管理工作经历；企业质量管理部门负责人应当具有执业药师资格和 3 年以上药品经营质量管理工作经历；药品零售企业法定代表人或企业负责人应当具备执业药师资格。企业应当按照国家有关规定配备执业药师，负责处方审核，指导合理用药。

《处方管理办法》规定，取得药学专业技术职务任职资格的人员方可从事处方调剂工作。药师在执业的医疗机构取得处方调剂资格。具有药师以上专业技术职务任职资格的人员负责处方审核、评估、核对、发药以及安全用药指导；药士从事处方调配工作。

《医疗机构药事管理规定》规定，医疗机构药学专业技术人员不得少于本机构卫生专业技术人员的 8%。建立静脉用药调配中心（室）的，医疗机构应当根据实际需要另行增加药学专业技术人员数量。

任务二　职业资格制度

案例启发

大学期间，很多学生想考教师资格、健康管理师、建筑设计师、消防工程师、会计师等资格证书，可有些学生考资格证书存在一种盲从心理，认为将来找工作时证肯定越多越好。同学们知道什么是职业资格证书吗？职业资格证书有什么作用？

一、职业资格制度概述

国家职业资格证书制度是根据中华人民共和国于1995年1月7日颁发的《职业资格证书制度暂行办法》的规定，国家按照有利于经济发展、社会公认、国际可比、事关公共利益的原则，在涉及国家、人民生命财产安全的专业技术工作领域，实行专业技术人员职业资格制度。专业技术人员职业资格是对从事某一职业所必备的学识、技术和能力的基本要求，职业资格包括从业资格和执业资格。

从业资格是政府规定专业技术人员从事某种专业技术性工作的学识、技术和能力的起点标准，从业资格通过学历认定或考试取得。如教师资格证。

执业资格是政府对某些责任较大，社会通用性强，关系公共利益的专业技术工作实行的准入控制，是专业技术人员依法独立开业或独立从事某种专业技术工作学识、技术和能力的必备标准。执业资格通过考试方法取得，由国家定期举行，考试实行全国统一大纲、统一命题、统一组织、统一时间，所取得的执业资格经注册后，全国范围有效。执业资格实行注册登记制度，注册是对专业技术人员执业管理的重要手段，未经注册者，不得使用相应名称和从事有关业务。如执业医师、执业药师、注册会计师等。

职业资格制度的依据：①《中华人民共和国劳动法》第八章第六十九条规定：国家确定职业分类，对规定的职业制定职业技能标准，实行职业资格证书制度，由经过政府批准的考核鉴定机构负责对劳动者实施职业技能考核鉴定。

②《中华人民共和国职业教育法》第一章第八条明确指出：实施职业教育应当根据实际需要，同国家制定的职业分类和职业等级标准相适应，实行学历文凭、培训证书和职业资格证书制度。

二、职业资格等级

根据人力资源和社会保障部制定的《国家职业技能标准编制技术规程（2018 年版）》规定，国家职业资格分为五个等级，从高到低依次为一级/高级技师、二级/技师、高级工、中级工和初级工。国家职业资格各等级的具体标准见表1-1。

表 1-1　国家职业资格各等级的具体标准

资格等级	具体标准
国家职业资格五级（初级工）	能够运用基本技能独立完成本职业的常规工作
国家职业资格四级（中级工）	能够熟练运用基本技能独立完成本职业的常规工作；在特定情况下，能够运用专门技能完成较为复杂的工作；能够与他人合作
国家职业资格三级（高级工）	能够熟练运用基本技能和专门技能完成本职业较为复杂的工作，包括完成部分非常规性的工作；能够独立处理工作中出现的问题；能指导他人进行工作或协助培训一般操作人员
国家职业资格二级（技师）	能够熟练运用基本技能和专门技能完成较为复杂的、非常规性的工作；掌握本职业的关键操作技能技术；能够独立处理和解决技术或工艺问题；在操作技能技术方面有创新；能组织指导他人进行工作；能培训一般操作人员；具有一定的管理能力
国家职业资格一级（高级技师）	能够熟练运用基本技能和特殊技能在本职业的各个领域完成复杂的、非常规性的工作；熟练掌握本职业的关键操作技能技术；能够独立处理和解决高难度的技术或工艺问题；在技术攻关、工艺革新和技术改革方面有创新；能组织开展技术改造、技术革新和进行专业技术培训；具有管理能力

根据实际情况，有些职业可不设立高等级或低等级。

知识链接

国家职业资格证书全国联网查询网 http://zscx.osta.org.cn/

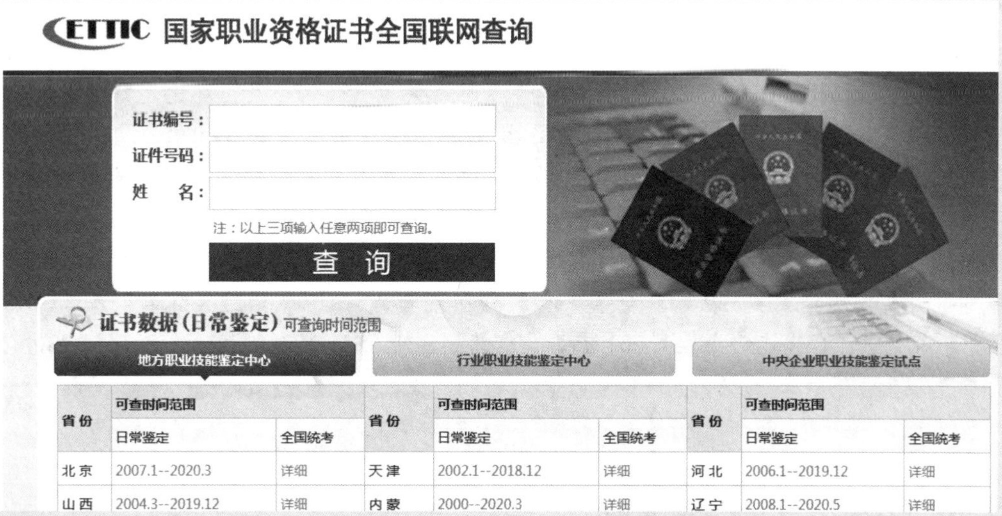
CETTIC 国家职业资格证书全国联网查询
证书编号：
证件号码：
姓　名：
注：以上三项输入任意两项即可查询。
查　询
证书数据（日常鉴定）可查询时间范围
地方职业技能鉴定中心
行业职业技能鉴定中心
中央企业职业技能鉴定试点
省份 可查时间范围 日常鉴定 全国统考
北京 2007.1--2020.3 详细
天津 2002.1--2018.12 详细
河北 2006.1--2019.12 详细
山西 2004.3--2019.12 详细
内蒙 2000--2020.3 详细
辽宁 2008.1--2020.5 详细

图 1-1　国家职业资格证书全国联网查询网

三、专业技术职务资格

专业技术人员资格是由人社部会同国务院相关行业主管部门，根据国家职业资格证书制度有关规定设置的。专业技术职务是根据实际工作需要设置的有明确职责、任职条件和任期，需要具备专门的业务知识和技术水平才能担负的工作岗位。中国从1986年起实行专业技术职务聘任制度。设置的专业技术职务共29个系列，各系列一般分高、中、初三级。专业技术职务的取得，有评聘和专业技术人员资格考试（俗称“职称考试”）两种方式。

任务三　执业药师管理

案例启发

药品经营企业中执业药师频现“挂证”问题

2017年，国家药品监督管理局关于药品经营企业中执业药师“挂证”行为检查情况通告，吉林、江苏、安徽、江西、河南、广东、海南、四川、西藏、甘肃、宁夏、新疆等省（自治区）食品药品监管部门检查发现有“挂证”行为的执业药师65人。

问题：讨论药店“挂证”现象长期存在的原因，并试着提出解决的对策。

知识链接

我国执业药师统计情况

根据国家药品监督管理局执业药师资格认证中心发布的2020年7月全国执业药师注册情况显示，截至2020年7月底，全国执业药师注册人数为551 924人，环比增加9 959人。每万人口执业药师人数为3.9人。注册于药品零售企业的执业药师500 697人，占注册总数的90.7%。注册于药品批发企业、药品生产企业、医疗机构和其他领域的执业药师分别为33 994、3 795、13 240、198人。

根据国家药品监督管理局2019年度药品监管统计年报显示，截至2019年底，全国共有原料药和制剂生产企业4 529家。全国共有《药品经营许可证》持证企业54.4万家，其中批发企业1.4万家；零售连锁企业6 701家，零售连锁企业门店29.0万家；零售药店23.4万家。

一、执业药师概述

（一）执业药师职业资格制度的内涵

根据《执业药师职业资格制度规定》的规定，执业药师是指经全国统一考试合格，取得

《执业药师职业资格证书》并经注册，在药品生产、经营、使用职业单位中执业的药学技术人员。凡从事药品生产、经营、使用和其他需要提供药学服务的单位均应配备相应的执业药师。

《执业药师职业资格证书》在全国范围内有效。

2020年11月19日，国家药品监督管理局发布《关于规范药品零售企业配备使用执业药师的通知（征求意见稿）》指出：执业药师是开展药品质量管理和药学服务的专业力量，是合理用药的重要保障。近年来，国家药监局不断加强执业药师制度建设和队伍建设，持续推动执业药师配备使用，积极发挥执业药师在保障公众用药安全有效方面的重要作用。但是，目前执业药师队伍发展不平衡、不充分，部分地区药品零售企业执业药师配备不到位的问题还比较突出。根据新修订的《中华人民共和国药品管理法》有关规定，为规范执业药师配备使用，坚持执业药师配备政策，稳步提高配备水平。

《药品管理法》规定，从事药品经营活动应当有依法经过资格认定的药师或者其他药学技术人员。药品经营领域依法经过资格认定的药师是指执业药师，依法经过资格认定的其他药学技术人员包括卫生（药）系列职称（含药士、药师、主管药师、副主任药师、主任药师）、从业药师等。要坚持和完善执业药师职业资格准入制度，坚持药品经营企业执业药师依法配备使用要求。原则上，经营处方药、甲类非处方药的药品零售企业，应当配备执业药师；只经营乙类非处方药的药品零售企业，应当配备经过药品监督管理部门组织考核合格的业务人员。

药品零售企业按规定配备执业药师是维护公众用药安全的基本要求，也是实现“健康中国”战略、促进行业高质量发展的现实需要。

针对当前部分地区执业药师不够用、配备难的实际情况，各省药品监督管理部门在不降低现有执业药师整体配备比例前提下，可制定实施差异化配备使用执业药师的政策，并设置过渡期。过渡期内，对于执业药师存在明显缺口的地区，允许药品零售企业配备使用其他药学技术人员承担执业药师职责，过渡期不超过2025年。

（二）执业药师管理部门

在我国，人力资源和社会保障部与国家药品监督管理局共同负责全国执业药师职业资格制度的政策制定，并按照职责分工对该制度的实施进行指导、监督和检查。

二、执业药师职业资格考试与注册管理

（一）执业药师职业资格考试

1．考试管理和政策安排

目前，执业药师资格考试工作由人力资源和社会保障部与国家药品监督管理局共同负责，日常工作委托国家药品监督管理局执业药师资格认证中心负责，考务工作由人力资源社会和保障部人事考试中心负责。各省、自治区、直辖市人力资源和社会保障行政主管部门会同药品监督管理部门负责本地区的考试工作，具体职责分工由各地协商确定。考试实行全国统一大纲、统一命题、统一组织。一般每年10月举办一次。

2．报名条件

凡中华人民共和国公民和获准在我国境内就业的外籍人员，具备以下条件之一者，均可申请参加执业药师职业资格考试：

（1）取得药学类、中药学类专业大专学历，在药学或中药学岗位工作5年。

（2）取得药学类、中药学类专业大学本科学历或学士学位，在药学或中药药学岗位工作满3年。

（3）取得药学类、中药学类专业第二学士学位、研究生班毕业或硕士学位，在药学或中药学岗位工作满1年。

（4）取得药学类、中药学类专业博士学位。

（5）取得药学类、中药学类相关专业相应学历或学位的人员，在药学或中药学岗位工作的年限相应增加1年。

3．考试科目

国家执业药师资格考试分为中药学类和药学类两类。中药学类和药学类每一类都包括四个考试科目。考试科目及课程见表1-2。

表1-2　执业药师考试科目及课程

类　别	科　目	课　程
药　学	药学专业知识（一）	药剂学、药物化学、药理学、药物分析
	药学专业知识（二）	临床药物治疗学、临床药理学
	药事管理与法规	
	药学综合知识与技能	
中药学	中药学专业知识（一）	中药学、中药化学、中药炮制学、中药药剂学、中药药理学、中药鉴定学
	中药学专业知识（二）	临床中药学、中成药学和方剂学
	药事管理与法规	
	中药学综合知识与技能	

4．免考条件

符合《执业药师职业资格制度规定》报考条件，按照国家有关规定取得药学或医学专业高级职称并在药学岗位工作等条件的，可免试部分科目。见表1-3。

表1-3　执业药师考试免试条件及科目

要　点	药学类	中药学类
具备条件	取得药学或医学专业高级职称并在药学岗位工作等条件	取得中药学或中医学专业高级职称并在中药学岗位工作等条件
免试科目	药学专业知识（一） 药学专业知识（二）	中药学专业知识（一） 中药学专业知识（二）
考试科目	药事管理与法规 药学综合知识与技能	药事管理与法规 中药学综合知识与技能

5．考试周期及成绩管理

考试成绩管理以四年为一个周期，参加全部科目考试的人员须在连续四年内通过全部科目的考试，才能获得执业药师职业资格。免试部分科目的人员须在连续两个考试年度内通过应试科目。

（二）执业药师注册管理

我国执业药师实行注册制度。取得执业药师资格的药学人员，经执业单位考核同意，通过全国执业药师注册管理信息系统向所在地注册管理机构申请注册。经批准注册者，由执业药师注册管理机构核发国家药监局统一样式的《执业药师注册证》。经注册后，方可从事相应的执业活动。未经注册者，不得以执业药师身份执业。

执业药师注册有效期为五年。有效期满三十日前，向所在地注册管理机构提出延续注册申请。

国家药品监督管理局负责执业药师注册的政策制定和组织实施，指导全国执业药师注册管理工作。各省、自治区、直辖市药品监督管理部门负责本行政区域内的执业药师注册管理工作。

执业药师应当按照执业类别、执业范围、执业地区到执业单位所在地省级执业药师注册机构进行注册。执业类别为药学类、中药学类、药学与中药学类；执业范围为药品生产、药品经营、药品使用。机关、院校、科研单位、药品检验机构不属于执业单位，不予注册；执业地区为省、自治区、直辖市。

申请注册者，必须同时具备下列条件：① 取得《执业药师职业资格证书》；② 遵纪守法，遵守执业药师职业道德，无不良信息记录；③ 身体健康，能坚持在执业药师岗位工作；④ 经所在单位考核同意。

（三）执业药师继续教育

1．执业药师继续教育的内容

执业药师继续教育内容必须适应执业药师岗位职责的需求，注重科学性、针对性、实用性和先进性。继续教育内容应以药学服务为核心，以提升执业能力为目标。

2．执业药师继续教育的形式

继续教育形式体现有效、方便、经济的原则，可采取面授、网授、函授等多种方式进行，积极探索网络化培训方式，有效运用现代科学技术拓展培训空间，提升培训效率。鼓励执业药师参加各种在职学历教育学习。攻读药学专业的大专、本科、研究生、双学位课程者，在读期间可视同为参加执业药师继续教育培训。

3．执业药师继续教育学分的管理

执业药师继续教育实行学分制。执业药师每年应当参加中国药师协会或省级（执业）药师协会组织的不少于 15 学分的继续教育学习。执业药师参加中国药师协会或省级（执业）药师协会组织的继续学习获取的学分，在全国范围内有效。执业药师继续教育采取学分登记制，实行电子化管理。登记内容主要包括继续教育内容、形式、考核结果、学分数、施教机构等信息。

三、执业药师的职责与监督管理

（一）职　责

执业药师必须严格遵守《药品管理法》及国家有关药品研制、生产、经营、使用的各项法规及政策。执业药师对违反《药品管理法》及有关法规、规章的行为或决定，有责任提出劝告、制止、拒绝执行，并向当地负责药品监督管理的部门报告。

执业药师在执业范围内负责对药品质量的监督和管理，参与制定和实施药品全面质量管理制度，参与单位对内部违反规定行为的处理工作。

执业药师负责处方的审核及调配，提供用药咨询与信息，指导合理用药，开展治疗药物监测及药品疗效评价等临床药学工作。

药品零售企业应当在醒目位置公示《执业药师注册证》，并对在岗执业的执业药师挂牌明示。执业药师不在岗时，应当以醒目方式公示，并停止销售处方药和甲类非处方药。

执业药师执业时应当按照有关规定佩戴工作牌。

执业药师应当按照国家专业技术人员继续教育的有关规定接受继续教育，更新专业知识，提高业务水平。国家鼓励执业药师参加实训培养。

（二）监督管理

负责药品监督管理的部门应按照有关法律、法规和规章的规定，对执业药师配备情况及其执业活动实施监督检查，对相关单位和个人按照相应规定进行奖励或处罚。

2016 年 12 月 23 日，《国务院办公厅关于加强个人诚信体系建设的指导意见》发布，提出以食品药品、医疗卫生等领域为重点，将执业药师列为主要对象之一，要求加快建立和完善执业药师个人信用记录形成机制，及时归集执业药师在相关活动中形成的诚信信息，推进个人诚信记录建设，实现及时动态更新。

四、执业药师职业道德准则

1．救死扶伤，不辱使命

执业药师应当将患者及公众的身体健康和生命安全放在首位，以自己的专业知识、技能和良知，尽心、尽职、尽责为患者及公众提供药品和药学服务。

2．尊重患者，一视同仁

执业药师应当尊重患者或者消费者的价值观、知情权、自主权、隐私权，对待患者或者消费者应不分年龄、性别、民族、信仰、职业、地位、贫富，一律平等相待。

3．依法执业，质量第一

执业药师应当遵守药品管理法律、法规，恪守职业道德，依法独立执业，确保药品质量和药学服务质量，科学指导用药，保证公众用药安全、有效、经济、合理。

4．进德修业，珍视声誉

执业药师应当不断学习新知识、新技术，加强道德修养，提高专业水平和执业能力；知荣明耻，正直清廉，自觉抵制不道德行为和违法行为，努力维护职业声誉。

5．尊重同仁，密切协作

执业药师应当与同仁和医护人员相互理解，相互信任，以诚相待，密切配合，建立和谐的工作关系，共同为药学事业的发展和人类 的健康奉献力量。

五、执业药师业务规范

为保障公众合理用药，践行优良药学服务，国家食品药品监督管理总局执业药师资格认证中心、中国药学会、中国医药物资协会、中国非处方药物协会和中国医药商业协会联合制定了《执业药师业务规范》于 2017 年 1 月 1 日起施行。执业药师业务规范是指执业药师在运用药学等相关知识、技能和专业素养从事业务活动时，应当遵守的行为准则。执业药师的业务活动包括处方调剂、用药咨询、药物警戒、健康教育等。

在执业活动中，应以遵纪守法、爱岗敬业、遵从伦理、服务健康、自觉学习、 提升能力为基本准则。执业药师应当佩戴徽章上岗执业以示身份；并规划自己的职业发展，树立终身学习的观念，不断完善专业知识和技能，提高执业能力，满足个人和对患者用药指导及健康服务的需要。

（一）处方调剂

处方调剂包括处方审核和处方调配。根据 2018 年 6 月 29 日，国家卫生健康委员会办公厅、国家中医药管理局办公室、中央军委后勤保障部办公厅联合印发的《医疗机构处方审核规范》的规定，药师是处方审核工作第一责任人，执业药师应当凭医师处方调剂处方药品，非经医师处方不得调剂处方药。经审核判定为不合理处方，由药师负责联系处方医生，要求确认或重新开具处方；不得擅自更改或者自行配发代用药品。

1．处方审核

处方审核包括处方的合法性审核、规范性审核和适宜性审核。

（1）处方的合法性审核。执业药师应当对处方的合法性进行审查，包括处方来源、医师执业资格、处方类别（麻醉药品处方、第二类精神药品处方、急诊处方、儿科处方、普通处方）。执业药师对于不能判定其合法性的处方，不得调剂。

（2）处方的规范性审核。执业药师应当对处方的规范性进行审查，逐项认真检查处方前记、正文和后记是否完整，书写或印制是否清晰，处方是否有效，医师签字或签章与备案字样是否一致等。执业药师对于不规范处方，不得调剂。

（3）处方的适宜性审核。执业药师应当问病调剂，对处方用药适宜性进行审核，内容包括：① 规定必须皮试的药品处方医师是否注明过敏试验及结果的判定；② 处方用药与临床诊断的相符性；③ 剂量、用法和疗程的正确性；④ 选用剂型与给药途径的合理性；⑤ 是否有重复给药现象，尤其是同一患者持二张以上处方；⑥ 是否有潜在临床意义的药物相互作用、配伍禁忌和妊娠禁忌；⑦ 其他不适宜用药的情况。

对于存在用药不适宜情形的处方，执业药师应当告知处方医师，要求确认或者重新开具处方；不得擅自更改或者自行配发代用药品。

2．处方调剂

处方审核合格后，执业药师应当依照处方正确调配药品：① 按照处方上药品顺序逐一调配；② 药品配齐后，与处方逐条核对药品名称、剂量、规格、数量和用法用量，并准确书写标签；③ 对贵重药品及麻醉药品等需按规定登记；④ 同一患者持二张以上处方时，应逐张调配，以免发生差错；⑤ 对需要特殊条件存放的药品加贴醒目标签提示患者注意；⑥ 有条件时，应在每种药品外包装上分别贴上标签，内容包含：姓名、用法、用量、贮存条件等；⑦ 调配好的中药饮片包装袋均应注明患者姓名、剂数、煎煮方法、注意事项等内容；⑧ 审方、调配及核对发药者，均应在处方相应处签字或者签章。

调配中药饮片时，分剂量应当按“等量递减”“逐剂复戥”的方法。先煎、后下、包煎、冲服、烊化、另煎等应当另行单包并注明用法。中草药处方中的贵重饮片、医疗用毒性饮片须双人复核调配，调配完毕后双人确认签字并登记账册。

3．核　方

发药前，应当核对调配的药品是否与处方所开药品相同、数量相符，有无错配、漏配、多配。

4．用药交代

发药时，应当核实交付对象，按处方顺序将药品逐个交与患者或患者家属，并按处方医嘱（必要时可参考药品说明书），向患者或家属进行用药交代与指导。

（二）用药咨询

用药咨询服务的对象包括患者、医务人员和公众。

1．用药咨询的要求

一是对无自主行为能力的患者，执业药师应当主动向其家属或监护人说明药品使用的各种事项。二是咨询服务应当以当面语言交流为主，同时尽可能提供书面资料。三是应当为特殊人群（妊娠妇女、哺乳期妇女、新生儿、儿童、65 岁以上老人、肝肾功能不全的患者以及透析患者等）提供专门的用药指导；四是应当为慢性病患者建立药历，定期随访并做好随访记录；帮助患者及时发现治疗过程中出现的异常状况，给予处理建议或就医指导。

遇有下列情形时，执业药师应主动向患者提供用药指导：① 患者同时使用四种及以上药品的；② 有既往药品不良反应史或用药后出现不良反应的；③ 用药依从性差的；④ 发现使用的药品中有配伍禁忌或存在药物相互作用的；⑤ 需要进行药物血浓度监测的；⑥ 药品说明书近期有变更的；⑦ 使用特殊管理药品的；⑧ 所用药品的适应证多或用法用量复杂的；⑨ 贮存条件有特殊要求的、有效期短的或近效期药品的；⑩ 首次使用或持续使用该种药品的。

2．用药咨询的内容

执业药师有义务向使用非处方药的患者提供专业指导，内容主要包括：① 询问近期的疾病情况；② 询问近期服用的药品；③ 对患者非处方药选用给予建议与指导；④ 询问患者是否有药物禁忌证、过敏史等。

患者用药咨询的内容应当建立咨询记录，需要引起特别注意的事项必须标注。如果患者不愿意接受咨询服务或指导也应记录备案。

（三）药物警戒

执业药师应当对使用药品进行安全跟踪，特别关注新上市的药品和特殊人群使用的药品；应当承担药物警戒的责任，发现药品不良反应时应当及时记录、填写报表并按规定逐级上报；应当采用科学的方法来识别用药错误和药物不良事件；应当在审核处方、医嘱、药品标签、包装、药品名称、配方、发药、给药、用药指导及随访等全过程中防范用药错误和药物不良事件。

执业药师在日常的患者咨询和用药监护中，应特别关注患者新发生的疾病，仔细观察患者的临床症状和不良反应，判断患者新发生的疾病是否与药品的使用有关，一旦发现应当及时纠正和上报。

（四）健康教育

执业药师有责任和义务对患者进行用药教育，向公众宣传药品知识，积极倡导和推进合理用药理念，普及合理用药文化。对于药品的用法、用量处于调整阶段以及其他需要特别关注的人群，应当加强随访，追踪用药教育的效果。同时，执业药师应当倡导并宣传健康的生活方式，关注和学习国家卫生行政部门定期发布的慢性病报告，了解本地区慢性病发病现状，有针对性地开展健康教育，为预防和控制慢性疾病的发生、发展发挥作用。

执业药师在抑制社会的药物滥用方面也应当发挥积极作用，严格执行对特殊管理药品的管制，避免患者过量使用含麻黄碱制剂，关注老人镇静催眠药物的使用，对已经发生药物滥用的患者应告知其危害性。

知识链接

1. 关于执业药师职业资格制度规定和执业药师职业资格考试实施办法规定，请参考国家药监局、人力资源和社会保障部关于印发执业药师职业资格制度规定和执业药师职业资格考试实施办法的通知 http://www.mohrss.gov.cn/zyjsrygls/ZYJSRYGLSgongzuodongtai/ 201903/t20190320_312595.html

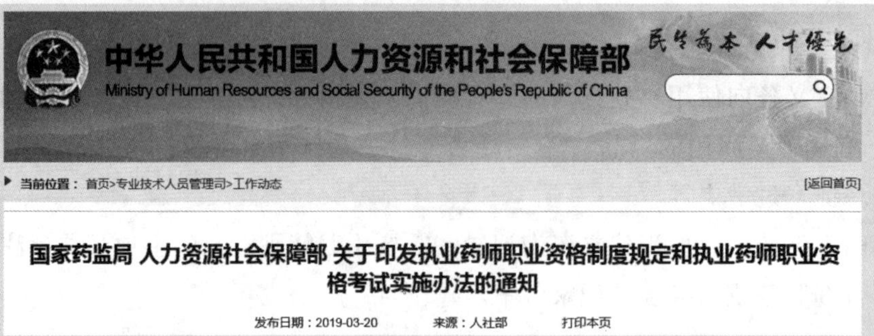

图 1-2 执业药师职业资格制度规定和执业药师职业资格考试实施办法网站

2. 国家药品监督管理局执业药师资格认证中心 http://www.cqlp.org/

任务四 药学职称考试

案例启发

有的同学认为药师就是执业药师，你认同这种观点吗？药师和执业药师有什么区别呢？

一、职称概述

职称是指专业技术人员的专业技术职务任职资格，反映专业技术水平、能力，以及成就的等级称号，是反映专业技术人员的技术水平、工作能力的标志。随着社会发展的需要，逐步产生了对专业技术人员的水平评价与聘任岗位相分离的需要，即“评聘分离”，聘任的岗位称之为“专业技术职务”，简称职务；而专业技术人员的水平则以“专业技术职务任职资格”来标识，简称职称。

根据卫生部、人事部共同制定的《临床医学专业技术资格考试暂行规定》，医药卫生系统的职称可以通过卫生职称考试取得，卫生职称考试实行全国统一组织、统一考试时间、统一考试大纲、统一考试命题、统一合格标准的考试制度。全国卫生职称考试科目分为：基础知识、相关专业知识、专业知识以及专业实践能力 4 个科目。

二、药师的定义及类型

1．药师的定义

我国《辞海》对药师的定义，指受过高等药学教育或在医疗预防机构、药事机构和制药企业从事药品调剂、制备、检定和生产等工作，并经卫生部门审查合格的高级药学人员。

广义上药师一般泛指具有药学职称，具有正规药学院校的学历，从事药学各种专业技术工作，并经行业主管部门及人事部门审查合格的人员。

2．药师的类型

（1）根据从事的专业分类，可分为西药师、中药师。

（2）根据专业技术职称分类，可分为药士（初级职称）、药师（初级职称）、主管药师（中级职称）、副主任药师（高级职称）、主任药师（高级职称）。

三、职称考试

1．考试方法

初级药士、药师、主管药师资格考试实行全国统一组织、统一考试时间、统一考试大纲、统一考试命题、统一合格标准的考试制度，原则上每年进行一次。各科目成绩实行两年为一个周期的滚动管理办法，在连续两个考试年度内通过同一专业 4 个科目的考试，可取得该专业资格证书。

2．证书管理

参加初级药士、药师、主管药师资格考试并成绩合格者，由所在地人事局颁发人事部统一印制，人社部、卫生部用印的专业技术资格证书。该证书在全国范围内有效。

3．报考条件

凡符合卫生部、人事部印发的《预防医学、全科医学、药学、护理、其他卫生技术等专业技术资格考试暂行规定》（卫人发〔2001〕164 号）中报名条件的人员，均可报名参加相应级别的考试。

参加初级药士、药师、主管药师资格考试的人员，要遵守中华人民共和国的宪法和法律，具备良好的医德医风和敬业精神，同时具备下列相应条件。

（1）参加药士资格考试条件：取得药学（中药学）专业中专或专科学历，从事本专业技术工作满 1 年。

（2）参加药师资格考试条件，见表 1-4。

表 1-4　参加药师资格考试报名要求

专业要求	学　历	工作年限
药学（中药学）专业	中专学历	受聘担任药士职务满 5 年
	专科学历	从事本专业技术工作满 3 年
	本科学历	从事本专业技术工作满 1 年
	硕士学位	从事本专业技术工作满 1 年

（3）参加中级资格考试条件，见表 1-5。

表 1-5　参加中级资格考试报名要求

专业要求	学　历	工作年限
药学（中药学）专业	中专学历	受聘担任药师职务满 7 年
	专科学历	受聘担任药师职务满 6 年
	本科学历	受聘担任药师职务满 4 年
	硕士学位	受聘担任药师职务满 2 年
	博士学位	无

4．报名途径

在中国卫生人才网 http://www. 21wecan. com/进行网上报名，再进行现场确认。

知识链接

药师属于专业技术职称，而执业药师是参加全国统一执业药师职业资格考试后，取得《执业药师资格证》，取得执业资格。按照规定，药品零售企业必须要配备一定数量的执业药师。

实训 2 熟悉执业药师资格、卫生职称考试网上报名流程

实训目的

（1）熟知执业药师资格、卫生职称资格考试报名网址。

（2）能熟悉报名流程。

（3）了解相应资格报名条件及所考科目。

实训环境

电子阅览室或一体化教室。

实训内容

卫生职称考试：登录中国卫生人才网 http://www.21wecan.com/

执业药师资格考试：登录中国人事考试网 http://www.cpta.com.cn/或各省、自治区、直辖市人事考试信息网。

熟悉报名操作流程后，完成以下实训任务。

任务 1：网上报名的注册

具体要求：登录中国人事考试网（http: // www. cpta. com. cn/），完成网上报名的注册。报考专业技术人员资格考试的人员，必须先进行注册，注册后才能进行报名操作。

特别注意：

（1）一个身份证号和姓名只能注册一次，将用户信息与手机号绑定，一个手机号只能绑定一个用户。

（2）确保身份证号、姓名、邮箱和手机信息完整准确。

（3）请牢记账号密码和绑定手机号，以后报名考试需要。

任务 2：照片规格的调整

具体要求：根据报名条件中的照片要求进行调整大小、像素、尺寸等。

调整方式：一是使用照片审核处理工具（图片处理器，一般中国人事考试网站里有下载）。二是手工调整，通过程序附件里中画图工具调整。

实训评价

学生能否在规定时间完成注册、是否能够根据要求调整照片规格。

项目一

目标检测

1. A 型题（单项选择题）

（1）医疗机构审核和调配处方的人员必须是（　　）。

A. 依法经过资格认定的药师或者其他药学技术人员

B. 主任药师以上技术职称的人

C. 主管药师以上技术职称的人

D. 执业药师

（2）执业药师资格制度的性质是（　　）。

A. 专业职称制度　　B. 职称评定制度

C. 人员管理制度　　D. 执业资格制度

（3）药房药师的专业性功能不包括（　　）。

A. 收方、检查处方、调配处方　　B. 新药质量标准的研究

C. 提供专业的意见　　D. 选择贮存的药品

（4）根据专业技术职称，可将药师分为（　　）。

A. 药士、药师、主管药师、副主任药师、主任药师

B. 药师、执业药师

C. 药师、主管药师、执业药师

D. 药师、执业药师、临床药师

2. X 型题（多项选择题）

（1）中国执业药师道德准则是（　　）。

A. 救死扶伤，不辱使命　　B. 尊重患者，平等相待

C. 依法执业，质量第一　　D. 进德修业，珍视声誉

E. 尊重同仁，密切协作

（2）药师对患者及其家属的责任有（　　）。

A. 药师必须把患者的健康和安全放在首位

B. 药师要对患者的利益负责

C. 药师要维护用药者的合法权益

D. 为患者严守病历中的个人秘密

E. 对患者一视同仁

（3）有关执业药师的说法，正确的是（　　）。

A.《执业药师资格证书》全国范围内有效

B.《执业药师注册证》全国范围内有效

C. 获得《执业药师资格证书》后，未经注册，也可以执业药师的身份执业

D. 执业药师实行注册制度，执业药师在注册的执业地区、执业类别和执业范围从事相应的执业活动

3. 简答题

（1）执业药师的业务规范有哪些？

（2）执业药师依法执业应具备哪些条件？

项目二 药品与药品管理

【学习目标】

知识目标

（1）掌握药品的定义，分类及基本特征，药品与假药、劣药的定义及认定为假药和劣药的各种情形，药品不良反应的概念及分类。

（2）熟悉处方药和非处方药（OTC）的相关规定，药品不良反应报告和监测的相关规定。

（3）了解基本药物、医保药品、药品召回等制度的相关规定。

技能目标

（1）能正确辨识合格药品和假劣药品。

（2）能区别处方药和非处方药，甲类非处方药和乙类非处方药。

任务一 药 品

一、药品的定义

《药品管理法》明确规定：药品是指用于预防、治疗、诊断人的疾病，有目的地调节人的生理机能并规定有适应证或者功能主治、用法和用量的物质。

药品包括中药材、中药饮片、中成药、化学原料药及其制剂、抗生素、生化药品、放射性药品、血清、疫苗、血液制品和诊断药品等。

药品的定义包含的要点：

（1）规定有使用目的和使用方法是药品区别于食品、毒品、保健品、化妆品等其他物质的基本特征。当人们为了防治疾病，遵照医嘱或说明书，按照一定方法使用某种物质，达到治疗、预防和诊断人的某种疾病的目的，或能有目的地调节某些生理功能时，该物质称为药品。而食品、毒品、保健品、化妆品等物质的使用目的显然与药品不同，使用方法也不完全相同。

（2）该定义确定了药品包括传统药（中药材、中药饮片、中成药）和现代药（化学药品等），其中化学原料药、中药材等物质虽然没有规定用于治疗疾病的用法、用量，但也作为药品管理。这和西方国家不完全相同。

（3）明确了《药品管理法》所管理的是人用药品，而农药和兽药等不在《药品管理法》的管理范围之内。

（4）确定了以"药品"作为药物、原料药、制剂、中药材、成药、中药、西药等用语的总称。

二、药品的分类

1. 传统药和现代药

传统药：历史上流传下来的药物，并在传统医学、药学理论指导下用于疾病治疗的物质。传统药的种类有：

（1）植物药：如人参。

（2）动物药：如水蛭。

（3）矿物药：如芒硝。

现代药：如化学药品、抗生素、生化药品、放射性药品、生物制品、血清、疫苗、血液制品。

2. 处方药和非处方药

处方药：凭执业医师和执业助理医师处方方可购买、调配和使用的药品。

非处方药：由国家药品监督管理部门公布的，不需要凭执业医师和执业助理医师处方，消费者可以自行判断、购买和使用的药品。

3. 新药和仿制药品

新药：未曾在中国境内上市销售的药品。

仿制药品：仿制国家已批准正式生产、并收载于国家药品标准的品种。仿制药是与原研药具有相同的活性成分、剂型、给药途径和治疗作用的药品。

4. 国家基本药物目录、国家基本医疗保险药品目录的药品和特殊管理的药品

国家基本药物：基本药物目录中的药品是那些能够满足大部分人口卫生保健需求的药物，是适应基本医疗卫生需求，剂型适宜，价格合理，能够保障供应，公众可公平获得的药品。因此，基本药物在任何时候都应当能够以充足的数量和合适的剂型提供应用。

国家基本医疗保险药品目录的药物：纳入该保险目录的药品是国家药品标准收载的品种和进口药品，并符合“临床必需、安全有效、价格合理、使用方便，市场能保证供应”的原则。

特殊管理的药品：麻醉药品、精神药品、医疗用毒性药品、放射性药品等。

此外，药品的法定范围包括“中药材、中药饮片、中成药、化学原料药及其制剂、抗生素、生化药品、放射性药品、血清、疫苗、血液制品和诊断药品等”。因此可以将药品大致分为以下三类。

（1）中药：包括中成药、中药材、中药饮片；

（2）化学药：包括化学原料药及其制剂、抗生素；

（3）生物药：包括疫苗、血清、血液制品。

三、药品的特殊性

药品作为商品，具有一般商品的特征。但同时，药品还具有专属性、两重性、质量的重要性、时限性等特殊性质，是特殊的商品。药品的特殊性决定了药品在质量的判别上只有合

格品与不合格品（假药、劣药）的区分。依据药品有关法律的规定，只有质量合格的药品才会被允许生产、流通和使用。药品主要具有以下四个特殊性。

1．专属性

药品用于治病救人，但要在医生指导下使用。什么病用什么药，不像一般商品那样，彼此之间可互相替代。

2．两重性

药品的两重性是指药品在防病治病的同时，也会发生不良反应，如：毒性反应、继发性反应、后遗症反应、特异性反应、耐受与成瘾性、致畸作用等。

药品管理有方，可以治病；若失之管理，使用不当，则可致病，甚至致命。例如盐酸吗啡，使用合理时是镇痛良药，若管理不善，该药品被滥用时又是成瘾的毒品。

药品要求安全有效，安全是前提。对药品宣传应实事求是，科学严谨，不能言过其实，要指出其副作用和不良反应，用药过量会发生危险，所以为了安全，药品必须规定用药剂量、杂质限量等。

3．质量的重要性

药品直接关系到人们的身体健康甚至生命安全，是治病救人的特殊商品，只有符合法定质量标准的药品才能保证疗效。所以，药品只能有合格品，不能和其他商品一样有等级品、等外品和次品等之分。为此，国家制定了《中华人民共和国药品管理法》，对药品实行严格监督管理，并制定和颁布了国家和地方两级药品标准，规定了严格的检验制度。《药品管理法》规定，所有不合格药品不准出厂、不准销售、不准使用。

4．限时性

人只有患病时才需用药，但药品生产、经营部门平时就应有适当药品储备。只能药等人，不能病等药。另外，药品均有有效期，一旦过了有效期，应立即报废销毁。有些药品虽然用量少，效期短，宁可到期报废，也要有所储备。有些药品即使无利可图，也必须保证生产、供应。

在以上特性中，最重要的是质量的重要性。作为药品，质量出不得任何差错，一旦出现质量问题，就可能危害到我们的生命。因此在生产过程中，要严格控制药品质量，把可能影响产品质量的因素在生产过程中一一消除。

四、药品的质量

药品的质量特性是指药品与满足预防、治疗、诊断人的疾病，有目的地调节人的生理功能的要求有关的固有特性。一般指药品的有效性、安全性、均一性、稳定性和经济性。

1．有效性

药品的有效性是指药品具有在规定的适应证、用法和用量的条件下，能满足预防、治疗、诊断人的疾病，有目的地调节人的生理机能的性能。有效性是药品的基本特征，若对防治疾病无效，则不能成为药品。有效性也必须在一定的前提条件下，即有一定的适应证和用法、用量。药品有效程度的表示方法，在国外采用“完全缓解”“部分缓解”“稳定”等来区别；我国对药品的有效性则按在人体能达到所规定的效应程度分为“痊愈”“显效”“有效”。

2．安全性

药品的安全性是指药品在按规定的适应证、用法和用量使用的情况下，对服药者生命安全的影响即人体毒副作用反应的程度。大多数药品均有不同程度的不良反应。因此，只有在衡量其有效性大于毒副反应，或可解除、缓解毒副作用的情况下才可使用某种药物，即药品只有有效性大于不良反应的情况下才能使用。假如某物质对防治、诊断疾病有效，但对人体有致癌、致畸、致突变的严重损害，甚至致人死亡，则该物质不能作为药品。

3．均一性

药品的均一性是指药品的每一单位产品（制剂的单位产品，如一片药、一支注射剂等；原料药的单位产品，如一箱药、一袋药等）都符合有效性、安全性的规定要求，主要表现为物理分布方面的特性，是制剂过程中形成的固有特性。由于人们用药剂量一般与药品的单位产品有密切关系，特别是有效成分在单位产品中含量很少的药品，若含量不均一，则可能因用量过小而无效，或因用量过大而中毒甚至致死。

4．稳定性

药品的稳定性是指药品在规定的条件下保持其有效性和安全性的能力。这里所说的规定的条件包括药品的有效期限以及药品生产、贮存、运输和使用的要求。如某些物质虽具有预防、治疗、诊断疾病的有效性和安全性，但极易变质、不稳定，也不便于运输、贮存，则该物质也不能作为商品药流入医药市场。

5．经济性

药品的经济性是指药品生产、流通过程中形成的价格水平。药品的经济性对药品价值的实现有较大影响。若成本价格过高，超过人们的承受力，也不能作为药品供普通病人使用，而只能供少数人使用。药品经济性对药品生产企业十分重要，若成本低，则可能提高企业的经济效益。

保证药品的质量即保证药品的安全、有效、均一、稳定和经济。

五、药品标准

1．药品标准的定义

药品标准是指对药品的质量指标、生产工艺和检验方法等所作的技术要求和规定，内容包括药品的名称、成分或处方的组成；含量及其检查、检验方法；制剂的辅料；允许的杂质及其限量要求以及药品的作用、用途、用法、用量；注意事项；贮藏方法等。药品标准是药品生产、供应、使用、检验和管理部门共同遵循的法定依据。凡正式批准生产的药品、辅料和基质以及商品经营的中药材，都要制定标准。

其他商品可以从外观、性能等来判断质量好坏，而药品外观难以准确反映其内在质量。如想知道药品是否合格只能依靠药品标准来检验，药品标准是衡量、检验、确定某个药品是否合格的法律依据，在药品质量管理中具有重要的作用。

药品标准分为法定标准和企业标准两种。法定标准属于强制性标准，无法定标准和达不到法定标准的药品意味着其质量不能符合国家对其安全性、有效性和质量可控性的认可，即被称为不符合法定要求的药品，因而不得作为药品生产、销售和使用。

2. 国家药品标准范围

法定标准主要指国家药品标准。《药品管理法》规定：国务院药品监督管理部门颁布的《中华人民共和国药典》和药品标准为国家药品标准。国家药品标准包括《中华人民共和国药典》及其增补本、经国家药品监督管理局批准的药品注册标准和颁布的其他药品标准，以及与药品质量指标、生产工艺和检验方法相关的技术指导原则和规范。

《中华人民共和国药典》简称《中国药典》，由国家药典委员会编纂，国家药品监督管理局颁布。《中国药典》是国家为保证药品质量、保护人民用药安全而制定的法典。药品注册标准，是指国家药品监督管理局批准给申请人特定药品的标准，生产该药品的药品生产企业必须执行该注册标准。药品注册标准不得低于中国药典的规定。

国家药品监督管理局颁布的药品标准是指未列入《中国药典》而由国家药品监督管理局颁布的药品标准，以及与药品质量指标、生产工艺和检验方法相关的技术指导原则和规范。

制药企业为确保本企业生产的药品每一批都能保证质量稳定均一并能达到国家药品标准的要求，制定出本企业内控的药品质量标准，即企业标准。企业标准往往是在国家药品标准基础上建立的更为严格的质量控制指标。

好的药品质量标准应能控制药品的内在质量。药品标准受到技术水平的限制，因此需要根据技术发展情况不断进行修订。

知识链接

《中国药典》概况

1949 年以来我国编纂颁布的《中国药典》主要版本有 11 版，即 1953 年版、1963 年版、1977 年版、1985 年版、1990 年版、1995 年版、2000 年版、2005 年版、2010 年版、2015 年版和 2020 年版。现行的版本为《中国药典》2020 年版。

新版《中国药典》于 2020 年 12 月 30 日起正式实施。该版药典分为四部出版。一部中药收载品种 2 711 种，其中新增 117 种、修订 452 种。二部化学药收载品种 2 712 种，其中新增 117 种、修订 2 387 种。三部生物制品收载品种 153 种，其中新增 20 种、修订 126 种。四部收载通用技术要求 361 个、药用辅料收载品种 335 种。

六、假劣药品的法律规定

（一）假、劣药品的界定

《药品管理法》第九十八条对什么是假劣药品作出了具体规定。

第九十八条　禁止生产（包括配制，下同）、销售、使用假药、劣药。

有下列情形之一的，为假药：

（一）药品所含成分与国家药品标准规定的成分不符；

（二）以非药品冒充药品或者以他种药品冒充此种药品；

（三）变质的药品；

（四）药品所标明的适应证或者功能主治超出规定范围。

有下列情形之一的，为劣药：

（一）药品成分的含量不符合国家药品标准；

（二）被污染的药品；

（三）未标明或者更改有效期的药品；

（四）未注明或者更改产品批号的药品；

（五）超过有效期的药品；

（六）擅自添加防腐剂、辅料的药品；

（七）其他不符合药品标准的药品。

禁止未取得药品批准证明文件生产、进口药品；禁止使用未按照规定审评、审批的原料药、包装材料和容器生产药品。

（二）中药材采用硫黄熏蒸问题的定性

《关于对中药材采用硫黄熏蒸问题的函复》（食药监市函[2004] 137 号）规定“对于在市场流通领域的部分中药材和中药饮片（山药除外），通过采用硫黄熏蒸或浸泡达到外观漂白的行为，应按违反《药品管理法》第四十九条、第七十五条的规定进行查处”。

注：《中国药典》（2000 年版）中规定只有山药可以采用硫黄熏蒸。2005 版删除了山药加工中使用硫黄熏蒸的方法。

《中国药典》（2010 年版）第二增补本首次对中药材及饮片二氧化硫残留限量标准进行了明确规定：除了矿物来源的中草药材，中药材及饮片中亚硫酸盐残留量不得超过 150 mg/kg。山药、牛膝、粉葛、天冬、天麻、天花粉、白及、白芍、白术、党参等 10 种中药材及其饮片中亚硫酸盐残留量不得超过 400 mg/kg。

《中国药典》（2020 年版）中对部分栽培或养殖中药材的性状和显微特征、采收和加工方法及其形成的药材性状开展研究，其中包括部分传统采用硫黄熏蒸改用产地无硫加工方法的药材。此外 2020 年版增加了检测项及部分药材二氧化硫残留量数值。例如 2331 二氧化硫残留量测定法，本法采用酸碱滴定法、气相色谱法、离子色谱法分别作为第一法、第二法、第三法，测定经硫黄熏蒸处理过的药材或饮片中二氧化硫的残留量。可根据具体品种情况选择适宜方法进行二氧化硫残留量测定。

《中国药典》（2020 年版）要求：除另有规定外，药材及饮片（矿物类除外）、二氧化硫残留量不得超过 150 mg/kg。

七、合格药品与假劣药品辨识

判别合格药品和假劣药品，必须清楚什么是假药和劣药，因为药品不存在等级之分，合格药品和假劣药品必居其一。

假药和劣药的定义及其认定是根据《药品管理法》(2019 年版)第九十八条，熟悉这条法律的规定，就可以据此判定一个药品是不是假药或劣药，从而判别是合格药品还是假劣药品。

需要特别注意的是，在药品监督管理实践中，非药品冒充药品的现象因其普遍多见、易混难辨成为药品监督管理的难点领域，也严重影响着消费者的用药安全。因此，认识市场中常见的非药品，并能正确进行与药品的辨识，就显得非常重要。

(一)区分合格药品和假劣药品

1. 外在质量甄别

药品标签或者说明书上必须注明药品的通用名称、成分、规格、生产企业、批准文号、产品批号、生产日期、有效期、适应证或者功能主治、用法、用量、禁忌、不良反应和注意事项等。如没有药品批准文号、进口药品注册证号、医药产品注册证号但冒充药品，则为假药；有效期没有标明或者更改，显示已经过期，找不到生产批号或明显有涂改，则为劣药。

2. 信息查询

到国家药品监督管理局的数据库(http://www.nmpa.gov.cn/)查询核对该药品的信息(图 2-1、图 2-2)。通过比对，如与数据库中关于药品信息、生产厂家信息不符则为假药或劣药。搜索药品监督管理部门发布的假劣药品信息公告，看消费者手中药品是否为公布的假劣药品。

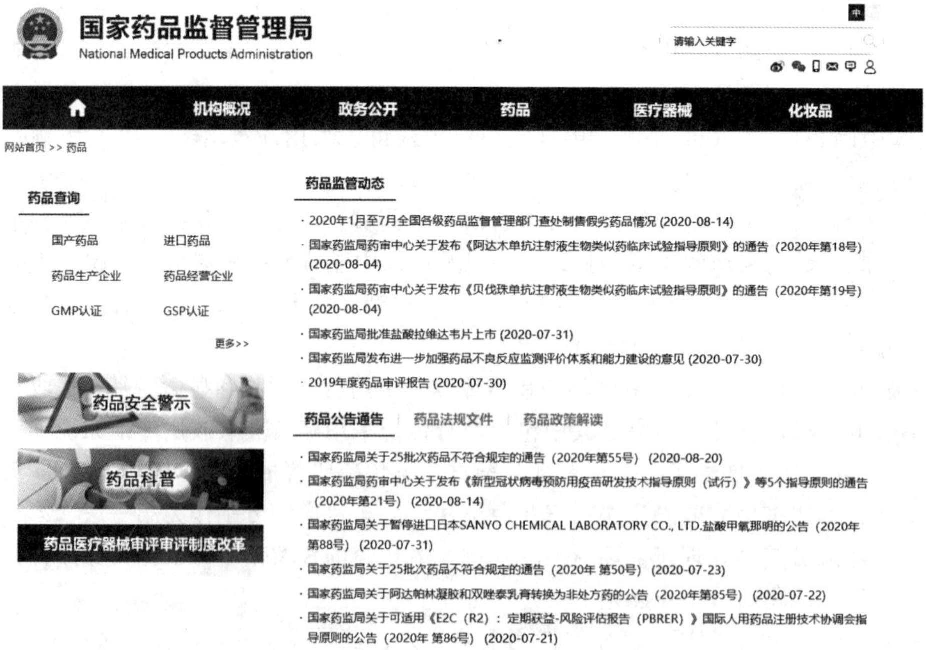

国家药品监督管理局
National Medical Products Administration
中
请输入关键字
机构概况
政务公开
药品
医疗器械
化妆品
网站首页 >> 药品
药品查询
国产药品
进口药品
药品生产企业
药品经营企业
GMP认证
GSP认证
更多>>
药品安全警示
药品科普
药品医疗器械审评审批制度改革
药品监管动态
· 2020年1月至7月全国各级药品监督管理部门查处制售假劣药品情况 (2020-08-14)
· 国家药监局药审中心关于发布《阿达木单抗注射液生物类似药临床试验指导原则》的通告 (2020年第18号) (2020-08-04)
· 国家药监局药审中心关于发布《贝伐珠单抗注射液生物类似药临床试验指导原则》的通告 (2020年第19号) (2020-08-04)
· 国家药监局批准盐酸拉维达韦片上市 (2020-07-31)
· 国家药监局发布进一步加强药品不良反应监测评价体系和能力建设的意见 (2020-07-30)
· 2019年度药品审评报告 (2020-07-30)
药品公告通告
药品法规文件
药品政策解读
· 国家药监局关于25批次药品不符合规定的通告 (2020年第55号) (2020-08-20)
· 国家药监局药审中心关于发布《新型冠状病毒预防用疫苗研发技术指导原则（试行）》等5个指导原则的通告 (2020年第21号) (2020-08-14)
· 国家药监局关于暂停进口日本SANYO CHEMICAL LABORATORY CO., LTD.盐酸甲氧那明的公告 (2020年第88号) (2020-07-31)
· 国家药监局关于25批次药品不符合规定的通告 (2020年 第50号) (2020-07-23)
· 国家药监局关于阿达帕林凝胶和双唑泰乳膏转换为非处方药的公告 (2020年第85号) (2020-07-22)
· 国家药监局关于适用《E2C (R2)：定期获益-风险评估报告 (PBRER)》国际人用药品注册技术协调会指导原则的公告 (2020年 第86号) (2020-07-21)

图 2-1　国家药品监督管理局网站

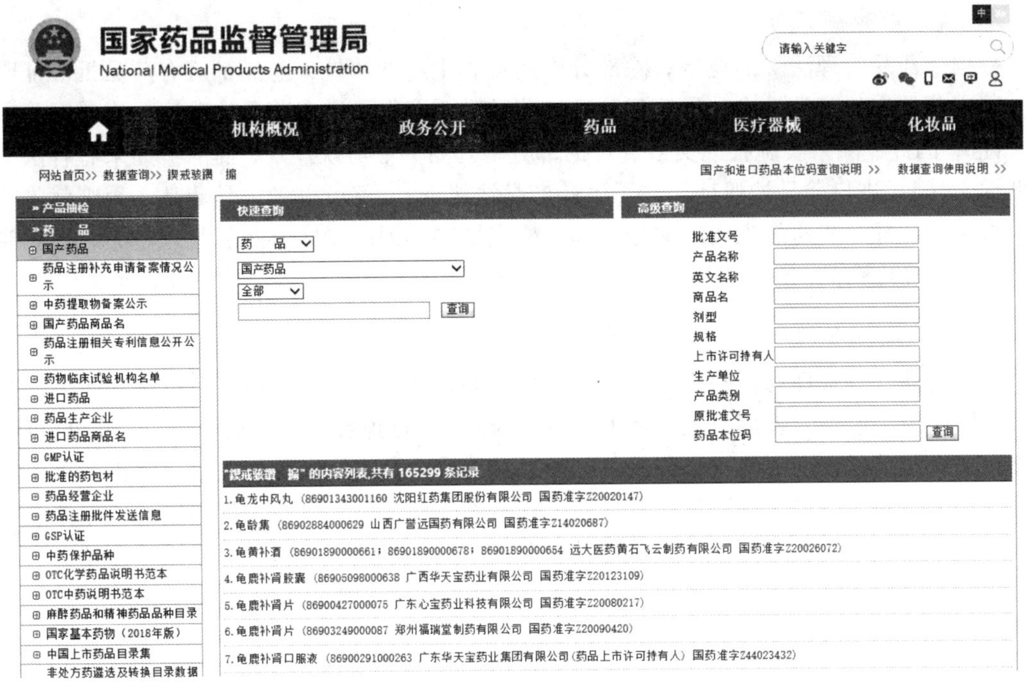

图 2-2　国家药品监督管理局的国产药品数据库

3．内在质量甄别

通过肉眼很难观察药品所含成分是否与国家标准相符，需要送到药品检验部门进行分析，以判定是否为假劣药品。特别是发现白色片剂出现发霉、发黄，或者大小不一，口服液出现浑浊，或有絮状物等现象，更应该将该药品送检。

根据《药品管理法》，如对假药或劣药进行处罚，要药品检验机构的质量检验结果。

（二）区分药品与非药品

非药品冒充药品出售，非药品被消费者当成药品购买、使用，这是药品市场的乱象之一。所谓非药品，是指在法律上没有被批准为药品，但却在产品的标签、说明书中宣称具有功能主治、适应证或者明示暗示预防疾病、治疗功能、药用疗效或者采用与药品名称相同或名称类似的产品。这些非药品虽然外观、宣传与药品类似，却不是药品，不能当成药品使用。非药品的范围比较广，如医疗器械、食品、保健食品、化妆品、消毒品等。正确区分药品，可以从以下三个方面加以识别。

1．看标签、说明书

药品的概念决定了药品是一种能够针对疾病发挥特定的预防、治疗、诊断功能，而且必须是明确标明功能主治或适应证、用法和用量的物质。药品的标签、说明书上标明的所有事项，是按照国家药品标准的规定且须经国家药品监管部门批准后才能进行标注的。而食品、保健品、化妆品、消毒等产品，不得在标签、说明书中宣称具有功能主治、适应证或者明示预防疾病、治疗功能或药用疗效等。

2．看药品批准文号

根据《药品管理法》的规定，除部分中药材和中药饮片外，药品都应有药品批准证明文件，国产药品实行药品批准文号管理，进口药品需要取得《进口药品注册证》或《医药产品注册证》。因此，除未实施批准文号管理的部分中药材、中药饮片外，商品上如果有合法的药品批准文号、《进口药品注册证》或《医药产品注册证》，就可以确定是药品，否则就是非药品。事实上，部分非药品也实施文号管理，格式繁多，因此要区分药品与非药品，最重要的是知道如何确定药品。

3．进行数据查询

国家药品监督管理局网站提供了强大的数据查询功能。所有在市场上销售的药品，都应是获得国家药品监督管理部门正式上市许可的药品，数据库会进行及时更新，因此可以认为，在该数据库药品栏查询到的，且药品名称、批准文号、生产厂家等相关信息都正确无误的，可以确认是药品。反之，在该数据库药品栏查不到的，则属非药品。虽然查到了但信息不正确的，则是假药。其他属于国家药品监督管理部门监管的产品，如医疗器械、化妆品也可以通过该功能查询。要正确区分药品与非药品，可采取以下步骤，具体见图 2-3。

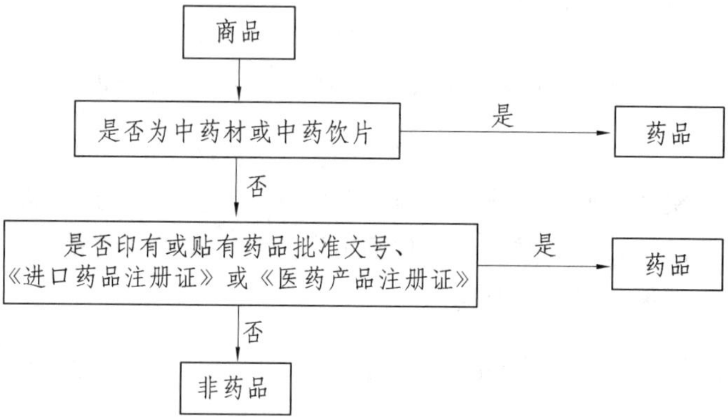

图 2-3　药品与非药品区分步骤

任务二　处方药与非处方药分类管理

案例启发

药企邮寄销售处方药被处罚

2017 年 10 月 31 日，济南市食品药品监督管理局公布了两起网售处方药案，其中山东健康优选大药房连锁有限公司被处以警告并罚款 11 850 元；章丘区健民医药有限公司被处以警告并罚款 19 095 元。2017 年 11 月 23 日，遂宁市食品药品监督管理局公布了两起行政处罚案，其中一起就是网售处方药案。关于该案的公开信息显示，从 2014 年 1 月开始，到 2017 年 6 月 22 日停止，四川回春堂药业连锁有限公司在“天猫医药馆”开办的“回春堂大药房旗舰店”，违规销售处方药“绞股蓝”共 172 瓶，货值 3 440 元，被处以警告并罚款人民币 6 020 元。2018 年 7 月 11 日，海南省儋州市食品药品监督管理局公布了两起不凭处方销售处方药案，海南健甫大药房连锁经营有限公司佳华分店和海南源安隆药品超市连锁有限公司儋州健华药店均因未凭处方而销售处方药被罚款 1 000 元。

问题：处方药为什么要凭处方销售?网上可以销售处方药吗？为什么？你怎样看待这些网上销售处方药的行为?

一、处方药与非处方药的定义

处方药和非处方药不是药品本质的属性，而是管理上的界定。《药品管理法》第五十四条规定：国家对药品实行处方药与非处方药分类管理制度。无论是处方药，还是非处方药都是经过国家药品监督管理部门批准的，其安全性和有效性均有保障。

处方药：必须凭执业医师或执业助理医师处方才可调配、购买和使用的药品（简写为“Rx”）。处方药尽管也经过了国家药品监督管理部门审批，证明其安全有效，但可能由于尚缺乏长期的考察、安全性未明或者不方便使用等原因，不适用于自我使用。此外这种药通常都具有一定的毒副作用及其他潜在的影响，用药方法和时间都有特殊要求，必须在医生指导下使用。

非处方药：患者不需要凭执业医师或执业助理医师处方即可自行根据药品说明书判断、购买和使用的药品。在国外又称之为“可在柜台上买到的药物（over the counter）”，简称 OTC，此已成为全球通用的俗称。这类药毒副作用较少或较轻，而且也容易察觉，不会引起耐药性、成瘾性，与其他药物相互作用也小，在临床上使用多年，疗效肯定。国家根据药品的安全性，又将非处方药分为甲、乙两类，乙类非处方药较甲类更安全。总体来说，非处方药是经过临床较长时间验证、疗效肯定、服用方便、被实践证明消费者可以在药师指导下自主选择的药品，但必须按非处方药标签和说明书所示内容合理使用。

药物作为维护人类健康的特殊物品，在研制、生产、销售、使用的各个环节都受到相应法规的严格控制，参与这些环节的组织机构或者个人都要经过政府主管部门授予相应的权限。对药品的使用者，也就是药品消费者来说，获得和使用某些药品也不是任意的。根据消费者获得和使用药品的权限，目前国际上均将药品分成处方药和非处方药。

迄今为止，西欧、北美等发达国家和地区已经建立了比较成熟的处方药和非处方药的分类管理制度。中国《处方药与非处方药分类管理办法（试行）》于 1999 年 6 月 11 日经国家药品监督管理局审议通过，并由国家药品监督管理局于 1999 年 6 月 18 日公布。该管理办法自 2000 年 1 月 1 日起施行。

二、药品分类管理的目的

处方药与非处方药分类管理是指依照药品安全性和使用便利性，将药品划分为处方药和非处方药两类，根据其特点，分门别类进行管理的一种药品管理制度。

药品分类管理的目的和意义：我国实行药品分类管理，实施药品分类管理符合我国现阶段社会和经济发展的实际需要，是保障人民用药安全有效的监管措施之一，通过制定相应的法律法规，逐步遏制过去不合理的行为，改变药品自由销售状况，引导广大消费者正确合理使用药品。一方面通过实施药品分类管理，可有效加强处方药的销售控制和监督管理，防止消费者因自我行为不当导致药物滥用甚至危及健康；另一方面，通过规范非处方药的管理，引导消费者科学、合理地进行自我药疗，保证公众用药安全有效、方便及时。药品分类管理的核心是要加强处方药的管理，规范非处方药的管理，减少不合理用药的发生，切实保证人民用药的安全有效。

三、处方药与非处方药分类管理的管理要点

我国《药品管理法》《药品管理法实施条例》《处方药与非处方药分类管理办法（试行）》《非处方药专有标识管理规定》《处方药与非处方药流通管理暂行规定》《药品经营质量管理规范》《药品经营许可证管理办法》《药品流通监督管理办法》等法律法规规章对处方药与非处方药分类管理制度作出了规定。

（一）我国实行处方药与非处方药分类管理制度

2000 年 1 月 1 日起实施的《处方药与非处方药分类管理办法（试行）》是我国实行处方药与非处方药分类管理的标志性文件。自办法实施之日起，我国正式实行了这一制度，并在《药品管理法》第五十四条作出明确规定“国家对药品实行处方药与非处方药分类管理制度”。自此，这一药品管理制度以法律形式确立下来。

（二）处方药与非处方药的分类依据

《处方药与非处方药分类管理办法（试行）》规定：“根据药品品种、规格、适应证、剂量及给药途径不同，对药品分别按处方药与非处方药进行管理。”《药品管理法实施条例》规定，国家根据非处方药品的安全性，将非处方药分为甲类非处方药和乙类非处方药。

（三）非处方药的管理

非处方药的管理从包装、标签和说明书、警示语和忠告语、专有标识 4 个方面有着特殊的要求。

（1）包装：非处方药的包装必须印有国家指定的非处方药专有标识。必须符合质量要求，方便储存、运输和使用。每个销售基本单元包装必须附有标签和说明书。

（2）标签和说明书：非处方药标签和说明书除符合规定外，必须经过国家药品监督管理部门批准，用语要科学、易懂，便于消费者自行判断、选择和使用。标签内容不得超出其非处方药说明书的内容范围。

（3）警示语和忠告语：进入药品流通领域的处方药和非处方药，其相应的警示语或忠告语必须由生产企业醒目地印制在药品包装或药品使用说明书上：“请仔细阅读药品使用说明书并按说明使用或在药师指导下购买和使用!”

（4）专有标识：非处方药专有标识由国家药品监督管理局公布，经营非处方药药品的企

业在使用非处方药专有标识时，须按国家药品监督管理局公布的坐标比例和色标要求使用。我国非处方药专有标识图案为椭圆形背景下的OTC（Over the Counter）3个英文字母的组合，这也是国际上对非处方药的习惯称谓。非处方药专有标识图案分为红色和绿色，红色专有标识用于甲类非处方药药品，绿色专有标识用于乙类非处方药药品和用作指南性标志（图2-4、2-5）。

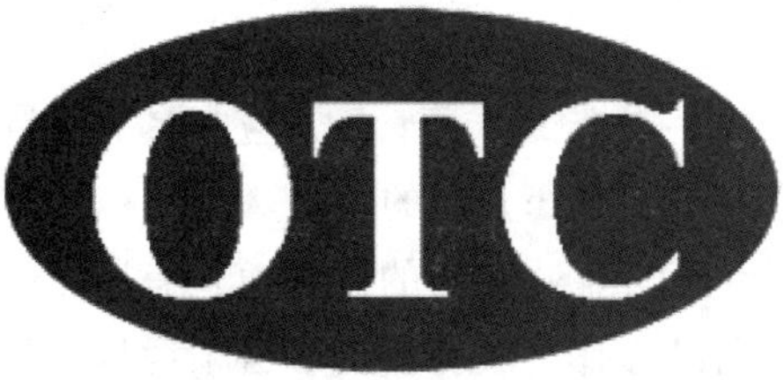

（红色）

图2-4　甲类非处方药专有标识

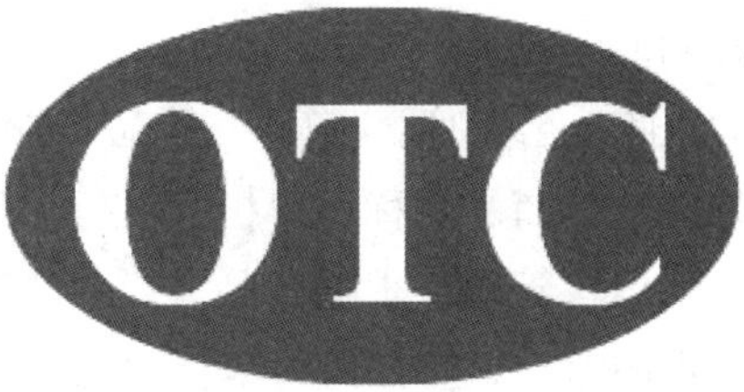

（绿色）

图2-5　乙类非处方药专用标识

使用非处方药专有标识时，药品的使用说明书和大包装可以单色印刷，标签和其他包装必须按照国家食品药品监督管理总局公布的色标要求印刷。单色印刷时，非处方药专有标识下方必须标示“甲类”或“乙类”字样。非处方药专有标识应与药品标签、使用说明书、内包装、外包装一体化印刷，其大小可根据实际需要设定，但必须醒目、清晰，并按照国家药品监督管理局公布的坐标比例使用。非处方药药品标签、使用说明书和每个销售基本单元包装印有中文药品通用名称（商品名称）的一面（侧），其右上角是非处方药专有标识的固定位置。

（四）处方药的管理

处方药的管理从标签和说明书、警示语和忠告语、广告管理3个方面有着特殊的要求。

（1）标签和说明书：我国实行特殊管理的药品（麻醉药品、精神药品、医疗用毒性药品和放射性药品等）一般均属于处方药，其说明书和标签必须印有规定的标识。

（2）警示语和忠告语：对于进入流通领域的处方药而言，生产企业应将相应警示语或忠告语醒目地印制在药品包装或说明书上：“凭医师处方销售、购买和使用！”

（3）广告管理：处方药只能在国务院卫生行政部门和国家药品监督管理部门共同制定的专业性医药报刊上进行广告宣传，不得在大众媒介上发布广告或者以其他方式进行以公众为对象的广告宣传。

（五）“双跨”药品的管理

1.“双跨”药品的界定

“双跨”药品是指同一种药品既是处方药，又是非处方药。常见的有消化系统药、解热镇痛药及一些中成药等。“双跨”品种判定的基本原则主要是看该药品的非处方药适应证（功能主治）是否缩小了原处方药的适应证治疗范围，适应证减少的，应按“双跨”处理。按“双跨”管理后，不能扩大该药品的治疗范围，不能改变该药品的用法，药品用量也不能超出原剂量范围。

2．“双跨”药品的管理要求

“双跨”药品的管理从包装、标签和说明书，商品名管理品，销售管理和广告管理 4 个方面有着特殊的要求。

（1）包装、标签和说明书：“双跨”药品既能按处方药管理，又能按非处方药管理，因此必须分别使用处方药和非处方药两种标签、说明书，其处方药和非处方药的包装颜色应当有明显区别。

（2）商品名管理：“双跨”药品不管是作为处方药还是非处方药管理，应当具有相同的商品名，并且其商品名称不得扩大或暗示药品作为处方药、非处方药的疗效。

（3）销售管理：根据药品分类管理的要求，处方药与非处方药的销售模式有所区别，出于安全性的考虑，处方药的销售更为严格。“双跨”药品在作为处方药时，必须凭执业医师或执业助理医师开具的处方经药师审核后才能购买；而作为非处方药时，患者可以仔细阅读说明书并按说明使用或在药师指导下购买和使用。

（4）广告管理：“双跨”药品作为处方药时不得在大众媒介上发布广告或者以其他方式进行以公众为对象的广告宣传，作为非处方药则可以在大众媒介上进行广告宣传。因此，“双跨”药品在大众媒体发布广告，进行适应证、功能主治或疗效方面的宣传，其宣传内容不得超出其非处方药适应证（或功能主治）范围。

四、非处方药的目录遴选和转换

（一）非处方药的遴选原则

国家药品监督管理局负责非处方药目录的遴选、审批、发布和调整工作。自 1999 年首批非处方药目录根据“应用安全、疗效确切、质量稳定、使用方便”的遴选原则，由医药学专家从我国已上市药品中遴选出，并由国家药品监督管理局公布以来，国家药品监督管理部门多次组织专家进行非处方药品遴选筛查，截至 2004 年，相继公布了六批非处方药目录，被列入目录品种总计有 4 462 个，其中化学药品 954 个，中成药 3 484 个，基本完成了对上市药物进行了处方药与非处方药的分类。

（二）处方药与非处方药的转换评价

从 2004 年起，我国实施处方药与非处方药转换评价工作，并对非处方药目录的遴选实行动态管理，至 2014 年底，已有约 600 多种处方药转换为非处方药，同时，也将不符合非处方药分类标准的药品重新确定为处方药，如盐酸麻黄碱滴鼻液在 2001 年被遴选为非处方药，在 2008 年根据《反兴奋剂条例》和《关于开展处方药与非处方药转换评价工作的通知》又被转换回处方药。

1．处方药转换为非处方药

申请药品应符合“应用安全、疗效确切、质量稳定、使用方便”的基本原则，同时，药品的各种属性均应体现“适于自我药疗”。

（1）申请程序及处理：药品生产企业提出处方药转换为非处方药的申请或建议，相关资料直接报送国家药监局药品评价中心。药品评价中心依据相关技术原则和要求组织开展技术评价，通过技术评价并拟予转换的品种，将在药品评价中心网站进行为期 1 个月的公示。国家药监局根据药品评价中心技术评价意见，审核公布转换为非处方药的药品名单及非处方药说明书范本。药品生产企业应参照公布的非处方药说明书范本，规范非处方药说明书和标签，并及时向所在地省级药品监督管理部门提出补充申请，经核准后使用。

（2）乙类非处方药的确定：乙类非处方药是指在一般情况下，消费者不需要医生及药师的指导，可以自我购买和使用的药品，与甲类非处方药相比，其安全性更好，消费者自行使用的风险更低。乙类非处方药应是用于常见轻微疾病和症状，以及日常营养补充等的非处方药药品。

以下情况下不应作为乙类非处方药：① 儿童用药（有儿童用法用量的均包括在内，维生素、矿物质类除外）；② 化学药品含抗菌药物、激素等成分的；③ 中成药含毒性药材（包括大毒和有毒）和重金属的口服制剂、含大毒药材的外用制剂；④ 严重不良反应发生率达万分之一以上；⑤ 中成药组方中包括无国家或省级药品标准药材的（药食同源的除外）；⑥ 中西药复方制剂；⑦ 辅助用药。

2．非处方药转换为处方药

国家药品监督管理部门应当开展对已批准为非处方药品种的监测和评价工作，对存在不安全隐患或不适宜按非处方药管理的品种将及时转换为处方药，按处方药管理。

五、处方药与非处方药的流通管理

1．生产、批发、企业销售

（1）处方药、非处方药的生产销售、批发销售业务必须由具有《药品生产企业许可证》《药品经营企业许可证》的药品生产、批发企业经营。药品生产、批发企业应当按规定向零售企业和医疗机构销售处方药、非处方药，不得直接向病患者推荐、销售处方药。

（2）生产企业应在进入流通领域的处方药和非处方药的包装或说明书上醒目地印刷相应的警示语或忠告语。

处方药的警示语或忠告语：“凭医师处方销售、购买和使用！”

甲类非处方药、乙类非处方药的警示语或忠告语：“请仔细阅读药品使用说明书并按说明使用或在药师指导下购买和使用！”

2．药店零售

（1）经营处方药、甲类非处方药的零售企业必须具有《药品经营许可证》。在药品零售网点数量不足、布局不合理的地区，普通商业企业可以销售乙类非处方药，但必须具有当地地市级以上药品监督管理部门颁发的乙类非处方药准销标志。具体实施办法由省级药品监督管理部门制定。

（2）经营处方药、甲类非处方药的药品零售企业，必须配备驻店执业药师或者药师以上药学技术人员。经营乙类非处方药的药品零售企业，以及农村乡镇以下地区设立药品零售企业的，应当配备经设区的市级药品监督管理机构或者省、自治区、直辖市人民政府药品监督管理部门直接设置的县级药品监督管理机构组织考核合格的业务人员，有条件的应当配备执业药师。

（3）经营处方药和甲类非处方药的药品零售企业，执业药师或者其他依法经资格认定的药学技术人员不在岗时，应当挂牌告知，并停止销售处方药和甲类非处方药。如违反此规定，应责令限期改正，给予警告；逾期不改正的，处以一千元以下的罚款。

（4）零售乙类非处方药的商业企业必须配备专职的具有高中以上文化程度，经专业培训后，由省级药品监督管理部门或其授权的药品监督管理部门考核合格并取得上岗证的人员。

（5）零售药店中的处方药与非处方药应当分柜摆放，并有处方药、非处方药专用标识。

（6）处方药和非处方药不得采用有奖销售、附赠药品或礼品销售等销售方式。

（7）处方药不得采用开架自选的方式陈列和销售；药品生产、经营企业不得以搭售、买药品赠药品、买商品赠药品等方式向公众赠送处方药或者甲类非处方药；药品生产、经营企业不得以采用邮售、互联网交易等方式直接向公众销售处方药。

（8）经营处方药和甲类非处方药的药品零售企业，执业药师或者其他依法经资格认定的药学技术人员不在岗时，应当挂牌告知，并停止销售处方药和甲类非处方药。

（9）零售药店不得经营九大类药品：麻醉药品、放射性药品、一类精神药品、终止妊娠药品、蛋白同化制剂、肽类激素（胰岛素除外）、药品类易制毒化学品、疫苗以及我国法律法规规定的其他药品零售企业不得经营的药品。原国家食品药品监督管理总局办公厅于 2014 年 2 月 24 日印发《关于药品零售企业销售米非司酮以外避孕处方药有关问题的复函》（食监药办药化监函〔2014〕98 号），明确米非司酮具有终止妊娠作用，目前上市销售的所有含米非司酮成分的药品均为处方药，此类药品即便标称为仅用于紧急避孕，也不得在零售药店销售。

（10）零售药店的处方药必须凭执业医师或执业助理医师处方销售、购买和使用，不得采用开架自选销售的方式。执业药师或药师必须对医师处方进行审核、签字后依据处方正确调配、销售药品。对处方不得擅自更改或代用。对有配伍禁忌或超剂量的处方，应当拒绝调配、销售，必要时，经处方医师更正或重新签字，方可调配、销售。零售药店对处方必须留存 2 年以上备查。

（11）零售药店必须凭处方销售的十大类药品：注射剂、医疗用毒性药品、二类精神药品、九大类药店不得经营的药品以外其他按兴奋剂管理的药品、精神障碍治疗药（抗精神病、抗焦虑、抗躁狂、抗抑郁药）、抗病毒药（逆转录酶抑制剂和蛋白酶抑制剂）、肿瘤治疗药、含麻醉药品的复方口服溶液和曲马多制剂、未列入非处方药目录的抗菌药和激素，以及国家药品监督管理部门公布的其他必须凭处方销售的药品。

（12）零售药店的甲类非处方药、乙类非处方药可不凭医师处方销售、购买和使用，但患者可以要求在执业药师或药师的指导下进行购买和使用。执业药师或药师应对患者选购非处方药提供用药指导或提出寻求医师治疗的建议。

（13）零售药店必须从具有《药品经营许可证》《药品生产许可证》的药品批发企业、药品生产企业采购处方药和非处方药，并按有关药品监督管理规定保存采购记录备查。

任务三 国家基本药物和基本医疗保险药品管理

案例启发

中国基药招标第一案

2013 年 9 月 22 日，山东省药品集中采购服务中心发布了山东省 2013 年国家基本药物集中采购文件。作为山东市场基本药物 100 mg 阿司匹林肠溶片多年中标企业的沈阳奥吉娜药业集团却在此次招标中被挡在门外。在研究和阅读山东省基药招标文件后，奥吉娜药业认为，文件中设置了对外省集中采购中标企业投标者的排斥和歧视条款。在多次质疑、申诉无果之后，奥吉娜以“2013 年国家基药招标中设置对外省及中小药企投标者排除和歧视性条框，导致企业未能中标”为由，分别将山东省卫计委、山东省财政厅告上法庭。该药企成为国内第一家在基药招标采购中起诉政府主管部门的药企，法学界、医药界专家将两案并称为“中国基药招标第一案”。

济南市历下区人民法院、济南市市中区人民法院依法受理，分别于 2014 年 3 月 26 日、2014 年 5 月 5 日开庭公开审理，并分别于 2014 年 11 月 24 日、2014 年 12 月 10 日，做出了《行政裁定书》和《行政判决书》，济南市历下区人民法院一审驳回了原告对山东省卫计委的诉讼请求。济南市市中区法院同样驳回了原告奥吉娜药业对山东省财政厅的诉讼请求。2014 年 12 月 22 日，奥吉娜药业不服一审判决，依法提起上诉。

问题：什么是国家基本药物？如何才能成为国家基本药物？医疗卫生机构如何配备使用基本药物？

一、国家基本药物的概念

“基本药物”的概念是世界卫生组织在 1977 年首次提出的，我国从 1979 年开始引入“基本药物”的概念。2009 年，国务院发布《关于建立国家基本药物制度的实施意见》，建立基本药物制度被列为深化医改的五项重点改革任务之一。2018 年 9 月，《国务院办公厅关于完善国家基本药物制度的意见》（国办发〔2018〕88 号）正式印发，对 2009 年基本药物制度建立以来存在的问题进一步加以完善。

我国基本药物的概念是指“适应基本医疗卫生需求，剂型适宜，价格合理，能够保障供应，公众可公平获得的药品”。

具体来说，“适应基本医疗卫生需求”是指优先满足群众的基本医疗卫生需求，避免贪新求贵；“剂型适宜”是指药品剂型易于生产保存，适合大多数患者；“价格合理”是指个人承受得起，国家负担得起，生产经营企业有合理的利润空间；“能够保障供应”是指生产和配送企业有足够的数量满足群众用药需要；“公众可公平获得”是指人人都有平等获得的权利。

二、国家基本药物制度功能定位

实施基本药物制度是党中央、国务院在卫生健康领域作出的重要战略部署。完善国家基本药物制度是深化医改、强化医疗卫生基本公共服务的重要举措。《国务院办公厅关于完善国家基本药物制度的意见》旨在强化基本药物“突出基本、防治必需、保障供应、优先使用、保证质量、降低负担”的功能定位，主要从以下5方面进行了调整完善。

（1）更加注重临床需要，突出药品临床价值，目录实行动态调整，对新审批上市、疗效有显著改善且价格合理的药品，可适时启动调入程序。

（2）更加注重发挥好政府和市场两方面作用，强调对市场供应易短缺的基本药物，通过市场撮合、定点生产、纳入储备等措施保证供应。

（3）更加注重做好上下级医疗机构用药衔接，强调各级医疗机构全面配备、优先使用基本药物，助力分级诊疗制度建设。

（4）四是更加注重与仿制药质量和疗效一致性评价联动，强调按程序将通过一致性评价的药品品种优先纳入基本药物目录，逐步将未通过一致性评价的基本药物仿制药品种调出目录。

（5）五是更加注重与医保支付报销政策做好衔接，医保部门按程序将符合条件的基本药物优先纳入医保目录范围或调整甲乙分类，逐步提高实际保障水平。

三、我国现阶段主要的基本药物政策

我国现阶段主要的基本药物政策涉及基本药物的遴选、生产、流通、使用、支付、监测等环节。针对基本药物容易出现供应短缺、配送不及时、医院不使用等情况，重点制定了动态调整优化目录、切实保障生产供应、全面配备优先使用、降低群众药费负担、提升质量安全水平、与医保目录衔接等六个方面的政策措施。

（一）动态调整优化目录

1．基本药物目录调整优化原则

对基本药物目录定期评估、动态调整，突出药品临床价值，坚持中西药并重，满足常见病、慢性病、应急抢救等主要临床需求，兼顾儿童等特殊人群和公共卫生防治用药需求。

2．基本药物遴选原则

根据2015年2月13日公布的《国家卫生和计划生育委员会关于印发国家基本药物目录管理办法的通知》（国卫药政发〔2015〕52号）规定，国家基本药物遴选应当按照防治必需、安全有效、价格合理、使用方便、中西药并重、基本保障、临床首选和基层能够配备的原则，结合我国用药特点，参照国际经验，合理确定品种（剂型）和数量。

此原则下，基药目录会优先考虑临床价值高的品种。现阶段的目录遴选也将更加注重突出药品的临床价值。坚持动态调整和调入、调出并重。原则上每3年一次。对新审批上市、疗效较已上市药品有显著改善且价格合理的药品，可适时启动调入程序。优先调入有效性和安全性证据明确、成本效益比显著的药品品种；重点调出已退市的，发生严重不良反应较多、经评估不宜再作为基本药物的，以及有风险效益比或成本效益比更优的品种替代的药品。同时，允许地方增补药品是制度建设初期的过渡性措施，原则上各地不再增补药品。

基本药物目录的覆盖面更广，品种的数量在覆盖临床主要病种的基础上，不仅满足常见病、慢性病、应急抢救等临床需求，而且重点聚焦癌症、儿童、慢性病等病种，为不同疾病患者提供多种用药的选择。

2018 年版国家基本药物目录共调入药品 187 种，调出 22 种，目录总品种数量由原来的 520 种增加到 685 种。其中西药 417 种、中成药 268 种（含民族药）。这些品种重点聚焦癌症、慢性病等病种，新增品种包括了抗肿瘤用药 12 种、临床急需儿童用药 22 种以及世界卫生组织推荐的全球首个全口服、泛基因型、单一片剂的丙肝治疗新药。调出目录的品种主要是临床已有可替代的药品，或者不良反应多、疗效不确切、临床已被逐步淘汰的品种等。

目录将进一步规范剂型、规格，685 种药品涉及剂型 1 110 余个、规格 1 810 余个，这对于指导基本药物生产流通、招标采购、合理用药、支付报销、全程监管等将具有重要意义。

新增的品种中，索磷布韦维帕他韦片是全球首个也是国内唯一一个全口服、泛基因型、单一片剂的丙肝治疗新药，理论上可以使国内约 80% 的丙肝病毒感染者达到治愈的效果，在我国临床治疗的需求非常高。此外，包括吉非替尼、伊马替尼、埃克替尼、利妥昔单抗、曲妥珠单抗、培美曲塞、卡培他滨等，也成为此次的新增抗肿瘤药品种。抗肿瘤用药的数量，在 2009 版基药目录为零，2012 版基药目录调整至 26 种，此次又增加了 12 种，调整力度显而易见。

2018 年版目录具有以下特点：一是增加了品种数量，能够更好地服务各级各类医疗卫生机构，推动全面配备、优先使用基本药物。二是优化了结构，突出常见病、慢性病以及负担重、危害大疾病和公共卫生等方面的基本用药需求，注重儿童等特殊人群用药。三是进一步规范剂型、规格，685 种药品涉及剂型 1 110 余个、规格 1 810 余个，这对于指导基本药物生产流通、招标采购、合理用药、支付报销、全程监管等将具有重要意义。四是继续坚持中西药并重，增加了功能主治范围，覆盖更多中医临床证候。五是强化了临床必需，这次目录调整新增的药品品种中，有 11 个药品为非医保药品，主要是临床必需、疗效确切的药品，比如直接抗病毒药物索磷布韦维帕他韦，专家一致认为可以治愈丙肝，疗效确切。

（二）切实保障生产供应

坚持集中采购方向，落实药品分类采购。做好上下级医疗机构用药衔接，推进市（县）域内公立医疗机构集中带量采购，推动药价降低。对易短缺基本药物，通过市场撮合确定合理采购价格、定点生产、统一配送或纳入储备等措施保证供应。

在保障供应方面更加注重发挥好政府和市场两个方面的作用。鼓励药品生产企业技术改造、完善采购配送机制、加强药品短缺预警应对，强调要提前预防药品短缺，通过系统监测预警及早应对药品易短缺问题，多渠道、多方式保障基本药物不断档、不缺货。特别强调对临床疗效确切、价格又比较低廉的药品，一定要通过制度来保障供应，确保基本药物供应更有保障。

（三）全面配备优先使用

坚持基本药物主导地位，明确公立医疗机构基本药物使用比例。实施临床使用监测，开展药品临床综合评价。深化医保支付方式改革，制定药品医保支付标准，引导合理诊疗、合理用药。

在配备使用方面更加注重基层和二级以上的医疗机构用药的衔接，助力推进分级诊疗。强调各级医疗机构全面配备、优先使用基本药物，规范上下级医疗机构用药的品种、剂型、规格，强调各级医疗机构统一执行集中采购确定品种、剂型、规格、厂家、价格，实现上下联动，解决上下级医疗机构用药不衔接的问题，为基层首诊、双向转诊，小病在基层、康复回社区提供用药保障。为患者在基层就近就医提供更多的便利，让患者少跑路、少花钱。同时通过医保支付方式改革和财政补助等方式建立医疗机构和医务人员合理诊疗、合理用药的激励约束机制。

2009 年，我国基本药物制度开始实施。2011 年，我国所有政府办的基层医疗机构全部配备使用基本药物，并实行药品零差价销售，随后几年基药制度又覆盖了村卫生室。基本药物制度的初衷是切断基层医疗机构以药补医收入的链条，让群众享受公平可及的药品，在实施的过程中也确实对合理用药及减少药品灰色收入方面发挥了一定的积极作用。但与此同时，基本药物制度的实施也出现了一些不足需要完善，主要存在问题有：部分药品由于垄断导致药价高；部分药品短缺；药品配送不及时等。

基本药物制度实施以来，在分级诊疗制度的推行及各地城乡医保合二为一的大背景下，基层用药基本已经放开。特别是 2014 年国家卫计委印发了《关于进一步加强基层医疗卫生机构药品配备使用管理工作的意见》后，各省陆续出台相关政策，支持基层医疗机构采购非基药。如浙江、重庆准许采购非基药比例提升至 50%，甘肃卫生院非基药比例提升至 45%，社区卫生服务中心提升至 50%，山东省是 30%，四川、安徽、陕西等共计 10 余个省对基层医疗机构用药都采取部分放开的态度。总体上，全国基层医疗机构用药在坚持基药为主导的前提下，通过制定公立医疗机构基本药物使用比例、允许基层医疗机构使用非基药的比例，引导合理诊疗、合理用药。

（四）降低群众药费负担

按程序优先将基本药物纳入医保目录范围，逐步提高实际保障水平。鼓励地方探索降低患者负担的有效方式，最大程度减少患者药费支出。

通过集中带量采购降低药价、合理用药降低费用，在医保和财政提供支撑保障的同时，将基本药物制度与分级诊疗、家庭医生签约服务、慢性病健康管理等有机结合，鼓励各地在高血压、糖尿病、严重精神障碍等慢性疾病管理中，在保证药效前提下优先使用基本药物，逐步提高基本药物的实际保障水平，最大程度减少患者药费支出，让患者愿意使用基本药物。

（五）提升质量安全水平

对基本药物实施全品种覆盖抽检，加强对基本药物生产环节的监督检查，强化质量安全监管。注重与仿制药质量和疗效一致性评价联动，对通过一致性评价的药品品种，按程序优先纳入基本药物目录，并且鼓励医疗机构优先采购和使用。逐步将未通过一致性评价的基本药物品种调出目录。

（六）基药目录与医保目录的衔接

2018 版基药目录已经正式发布，这意味着，我国仍将维持基本药物目录、基本医保目录的“双目录”局面。与以往不同的是，2009 年、2012 年两版基药目录，均是在医保目录内部遴选品种，而且绝大部分治疗性药品都是医保目录的甲类部分。而 2018 年版基药目录，则是“先进基药，后进医保”的实施路径。因此，接下来将涉及基药与医保的衔接问题。

为此，国家医疗保障局将逐步完善医保目录的动态调整机制，其中将通盘考虑与基本药物的衔接问题，把目录外的治疗性的基本药物按程序优先纳入到医保目录。

2018 年，国家医疗保障局根据国务院的要求推动了目录外抗癌药的准入谈判。2018 年 10 月 10 日，国家医疗保障局印发了《关于将 17 种药品纳入国家基本医疗保险、工伤保险和生育保险药品目录乙类范围的通知》。17 种抗癌药纳入医保报销目录，与平均零售价相比，平均降幅达 56.7%。通过谈判的方式切实降低目录外的抗癌药品价格并纳入到医保目录范围，一方面让群众用得上、用得起这种药，另一方面让企业的合理利润得到保证，同时也保证医保基金能够承受。

知识链接

2019 年国家医保药品目录调整工作方案（征求意见稿）中对调整内容的表述调入的西药和中成药应当是 2018 年 12 月 31 日（含）以前经国家药品监督管理局注册上市的药品。优先考虑国家基本药物、癌症及罕见病等重大疾病治疗用药、慢性病用药、儿童用药、急救抢救用药等。根据药品治疗领域、药理作用、功能主治等进行分类，组织专家按类别评审。对同类药品按照药物经济学原则进行比较，优先选择有充分证据证明其临床必需、安全有效、价格合理的品种。调入分为常规准入和谈判准入两种方式，在满足有效性、安全性等前提下，价格（费用）与药品目录内现有品种相当或较低的，可以通过常规方式纳入目录，价格较高或对医保基金影响较大的专利独家药品应当通过谈判方式准入。

四、基本医疗保险药品的管理

（一）我国基本医疗保险体系

2016 年 1 月 12 日，国务院办公厅发布了《国务院关于整合城乡居民基本医疗保险制度的意见》（国发〔2016〕3 号），要求整合城镇居民基本医疗保险（以下简称城镇居民医保）和新型农村合作医疗（以下简称新农合）两项制度，建立统一的城乡居民基本医疗保险（以下简称城乡居民医保）制度，并提出了整合的总体要求、基本原则以及基本制度政策。

为了促进和完善基本医疗保障体系建设、实现全民医保，我国建立起三大类保障性药品目录，分别是基本药物目录、“医保”目录和“新农合”报销目录。目前，整合城镇居民基本医疗保险和新型农村合作医疗的工作正在进行中。

基本医疗保险是为补偿劳动者因疾病风险造成的经济损失而建立的一项社会保险制度。基本医疗保险是社会保险制度中最重要的险种之一，它与基本养老保险、工伤保险、失业保险、生育保险等共同构成现代社会保险制度。

目前，我国建立的基本医疗保险制度主要有三种，分别是：2001 年起实施的城镇职工基本医疗保险制度，覆盖所有党政群机关、企事业单位；2005 年起实施的新型农村合作医疗制度，覆盖农业人口（含外出务工人员）；2007 年起实施的城镇居民基本医疗保险制度，覆盖未纳入城镇职工基本医疗保险的非农业户口城镇居民。

其中，城镇职工基本医疗保险由用人单位和职工按照国家规定共同缴纳基本医疗保险费，建立医疗保险基金，参保人员患病就诊发生医疗费用后，由医疗保险经办机构给予一定的经济补偿，以避免或减轻劳动者因患病、治疗等所带来的经济风险。新型农村合作医疗和城镇居民基本医疗保险根据《国务院关于整合城乡居民基本医疗保险制度的意见》（国发〔2016〕3 号）从 2017 年开始整合为城乡居民基本医疗保险，实行个人缴费和政府补贴相结合，报销标准按照国家规定执行。

1．城镇职工基本医疗保险制度

1998 年国务院发布《关于建立城镇职工基本医疗保险制度的决定》（国发〔1998〕44 号），在全国范围全面进行职工医疗保障制度改革。

（1）覆盖范围：城镇所有用人单位，包括企业、机关、事业单位、社会团体、民办非企业单位及其职工，都要参加城镇职工基本医疗保险。随着原劳动保障部对于灵活就业人员、农民工、非公有制经济组织参保政策的明确，城镇职工基本医疗保险实际上覆盖了城镇全体从业人员。据国家统计局统计公报显示，至 2018 年末全国参加职工基本医疗保险人数 31 673 万人，较上年增加 1 351 万人。

（2）筹资标准：医疗保险费由用人单位和职工共同缴纳。用人单位缴费率控制在职工工资总额的 6% 左右，在职职工缴费率为本人工资的 2%，退休人员个人不缴费。具体缴费比例由各统筹地区根据实际情况确定。目前，用人单位缴费率全国平均水平为 7.37%，个人缴费率全国平均为 2%。城镇职工以本年 7 月 1 日至次年 6 月 30 日为一个保险年度（社保年度）。

（3）统筹层次：目前，我国医保制度已基本实现市级统筹，有 27 个省区市做到了省内住院费用的即时结算。但不同省份医保缴费水平不同，各省之间医疗水平不一，成为跨省就医结算难的症结所在。

（4）待遇支付：城镇职工基本医疗保险基金由统筹基金和个人账户构成。职工个人缴纳的基本医疗保险费，全部计入个人账户。用人单位缴纳的基本医疗保险费分为两部分，一部分用于建立统筹基金，一部分划入个人账户。划入个人账户的比例一般为用人单位缴费的 30% 左右，具体比例由统筹地区根据个人账户的支付范围和职工年龄等因素确定。

个人账户主要支付门诊费用、住院费用中个人自付部分以及在定点药店购药费用。统筹基金用于支付符合规定的住院医疗费用和部分门诊大病医疗费用，起付标准为当地职工年平均工资的 10%（实际在 5% 左右），最高支付限额（封顶线）为当地职工年平均工资的 6 倍左右。2016 年，职工基本医疗保险享受医疗服务总人次达 12.3 亿人次，政策范围内住院医疗费用基金支付比例为 81%。

2．我国新型农村合作医疗

（1）覆盖范围和统筹层次：所有农村居民都可以家庭为单位自愿参加新型农村合作医疗。新型农村合作医疗制度一般采取以县（市）为单位进行统筹。

（2）统筹标准：新型农村合作医疗制度实行个人缴费、集体扶持和政府资助相结合的筹资机制。从 2003 年起，农民个人每年的缴费标准不应低于 10 元，地方财政对参加新型合作医疗的农民补助每年不低于人均 10 元，中央财政对中西部地区除市区以外的参加新型合作医疗的农民每年按人均 10 元安排合作医疗补助资金。根据《国务院办公厅关于印发深化医药卫生体制改革 2014 年重点工作任务的通知》（国办发〔2014〕24 号），各级财政对新农合和城镇居民医保人均补助标准在 2013 年的基础上提高 40 元，达到 320 元。农民和城镇居民个人缴费标准在 2013 年的基础上提高 20 元，全国平均个人缴费标准达到每人每年 90 元左右。

3．城乡居民基本医疗保险

（1）统一覆盖范围：城乡居民医疗保险覆盖范围包括现有城镇居民医保和新农合所有应参保（合）人员，即覆盖除职工基本医疗保险应参保人员以外的其他所有城乡居民。农民工和灵活就业人员依法参加职工基本医疗保险，有困难的可按照当地规定参加城乡居民医保。各地要完善参保方式，促进应保尽保，避免重复参保。

（2）统一筹资政策：坚持多渠道筹资，继续实行个人缴费与政府补助相结合为主的筹资方式，鼓励集体、单位或其他社会经济组织给予扶持或资助。在精算平衡的基础上，逐步建立与经济社会发展水平、各方承受能力相适应的稳定筹资机制。逐步建立个人缴费标准与城乡居民人均可支配收入相衔接的机制。逐步建立个人缴费标准与城乡居民人均可支配收入相衔接的机制。合理划分政府与个人的筹资责任，在提高政府补助标准的同时，适当提高个人缴费比重。

知识链接

《关于做好 2018 年城乡居民基本医疗保险工作的通知》

2018 年 7 月，新成立的国家医疗保障局与财政部、人力资源社会保障部、国家卫生健康委员会联合印发了《关于做好 2018 年城乡居民基本医疗保险工作的通知》。这是国家层面首次从统筹城乡的角度，对城乡居民医保年度重点工作进行统一部署，体现了国家医保局职能整合和相关部门衔接过渡。

通知指出，2018 年城乡居民医保财政补助和个人缴费标准同步提高。各级财政人均补助标准在 2017 年基础上新增 40 元，达到每人每年不低于 490 元。其中，中央财政对基数部分的补助标准不变，对新增部分按照西部地区 80% 和中部地区 60% 的比例安排补助，对东部地区各省份分别按一定比例补助。省级财政要加大对深度贫困地区倾斜力度，进一步完善省级及以下财政分担办法，地方各级财政要按照规定足额安排本级财政补助资金并及时拨付到位。2018 年城乡居民医保人均个人缴费标准同步新增 40 元，达到每人每年 220 元。

通知要求，2018 年城乡居民医保人均新增财政补助中的一半（人均 20 元）用于大病保险，重点聚焦深度贫困地区和因病因残致贫返贫等特殊贫困人口，完善大病保险对贫困人口降低起付线、提高支付比例和封顶线等倾斜支付政策。

2019 年全国范围内统一的城乡居民医保制度将全面启动实施。通知要求，未出台整合方案和尚未启动运行的地区要抓紧出台方案并尽快启动实施；已启动运行的要实现制度深度融合，提高运行质量，增强保障功能。整合过程中，要结合全民参保计划，巩固城乡居民医保覆盖面，确保稳定连续参保，实现应保尽保，避免重复参保；完善新生儿、大学生以及已取得居住证的常住人口等特殊人群参保登记及缴费办法，确保及时参保，杜绝发生参保“空档期”。

此外，通知还要求各地改进管理服务，推广基本医保、大病保险和医疗救助等保障制度“一站式”结算，巩固完善异地直接结算，为城乡居民提供方便快捷的服务。

（3）统一保障待遇：遵循保障适度、收支平衡的原则，均衡城乡保障待遇，逐步统一保障范围和支付标准，为参保人员提供公平的基本医疗保障。妥善处理整合前的特殊保障政策，做好过渡与衔接。城乡居民医保基金主要用于支付参保人员发生的住院和门诊医药费用。稳定住院保障水平，政策范围内住院费用支付比例保持在 75% 左右。进一步完善门诊统筹，逐步提高门诊保障水平。逐步缩小政策范围内支付比例与实际支付比例间的差距。

（4）统一医保目录：统一城乡居民医保药品目录和医疗服务项目目录，明确药品和医疗服务支付范围。各省（区、市）要按照国家基本医保用药管理和基本药物制度有关规定，遵循临床必需、安全有效、价格合理、技术适宜、基金可承受的原则，在现有目录的基础上，适当考虑参保人员需求变化进行调整，有增有减、有控有扩，做到种类基本齐全、结构总体合理。完善医保目录管理办法，实行分级管理、动态调整。

（5）统一定点管理：统一城乡居民医保定点机构管理办法，强化定点服务协议管理，建立健全考核评价机制和动态的准入退出机制。对非公立医疗机构与公立医疗机构实行同等的定点管理政策。原则上由统筹地区管理机构负责定点机构的准入、退出和监管，省级管理机构负责制订定点机构的准入原则和管理办法，并重点加强对统筹区域外的省、市级定点医疗机构的指导与监督。

（6）统一基金管理：城乡居民医保执行国家统一的基金财务制度、会计制度和基金预决算管理制度。城乡居民医保基金纳入财政专户，实行“收支两条线”管理。基金独立核算、专户管理，任何单位和个人不得挤占挪用。基金使用遵循以收定支、收支平衡、略有结余的原则，确保应支付费用及时足额拨付，合理控制基金当年结余率和累计结余率。

根据国家统计局公报，截至 2018 年年末，参加城乡居民基本医疗保险人数 89 741 万人，增加 2 382 万人。

（二）医疗保险用药管理

为了推进基本医疗保障体系的建设，我国建立起三大类保障性药品目录，分别是基本药物目录、“医保”目录和“新农合”药品目录。就三类药品目录的关系而言，“医保”目录和“新农合”药品目录是以国家基本药物目录为基础的，目前，我国基本药物目录已全部纳入“医保”目录和“新农合”药品目录。

2009 年 9 月 30 日，卫生部发布了《关于调整和制订新型农村合作医疗报销药物目录的意见》(以下简称《新农合报销目录》)；2017 年 2 月 21 日，人力资源和社会保障部发布了《国家基本医疗保险、工伤保险和生育保险药品目录（2017 年版）》(以下简称《药品目录》)。载入《药品目录》里面的药品，通常被称作医保药品。

《药品目录》适用于基本医疗保险、工伤保险和生育保险，是基本医疗保险、工伤保险和生育保险基金支付参保人员药品费用和强化医疗保险医疗服务管理的政策依据及标准。《新农合报销目录》是各省市实施新型农村合作医疗使用的药品目录，不同地区可能制定不同的目录，报销比例也可以不同。

1.《药品目录》的组成

《药品目录》西药部分和中成药部分所列药品为基本医疗保险、工伤保险和生育保险基金准予支付费用的药品，共 2 523 个，包括西药 1 297 个，中成药 1 238 个（含民族药 88 个）。其中仅限工伤保险基金准予支付费用的品种 5 个，仅限生育保险基金准予支付费用的品种 4 个。中药饮片部分用排除法，规定基金不予支付费用的药品。参保人员使用目录内西药、中成药和目录外中药饮片所发生的费用，具体给付标准按基本医疗保险、工伤保险和生育保险的有关规定执行。《药品目录》收载的西药甲类药品 402 个，中成药甲类药品 192 个，其余为乙类药品。基本医疗保险基金支付药品费用时区分甲、乙类，工伤保险和生育保险支付药品费用时不分甲、乙类。

2.《药品目录》的分类和支付规定

《药品目录》分为凡例、西药、中成药、中药饮片四部分。凡例是对《药品目录》的编排格式、名称剂型规范、限定支付范围等内容的解释和说明，西药部分包括化学药和生物制品，中成药部分包括中成药和民族药,中药饮片部分采用排除法规定了基金不予支付费用的饮片。参保人员使用目录内西药、中成药及目录外中药饮片发生的费用，按基本医疗保险、工伤保险、生育保险有关规定支付。国家免费提供的抗艾滋病病毒药物和国家公共卫生项目涉及的抗结核病药物、抗疟药物和抗血吸虫病药物，参保人员使用且在公共卫生支付范围的，基本医疗保险、工伤保险和生育保险基金不予支付。

3.《药品目录》的制定

《药品目录》中的西药和中成药在《国家基本药物》的基础上遴选，并分“甲类目录”和“乙类目录”。“甲类目录”的药品是临床治疗必须，使用广泛，疗效好，同类药品中价格低的价格。“乙类目录”的药品是可供临床治疗选择使用，疗效好，同类药品中比“甲类目录”药品价格略高的药品。

4.甲乙类药品区别支付

统筹地区对于甲类药品，要按照基本医疗保险的规定全额给付，不得再另行设定个人自付比例。对于乙类药品可根据基金承受能力，先设定一定的个人自付比例，再按基本医疗保险的规定给付。对于国家免费提供的抗艾滋病病毒药物和国家基本公共卫生项目涉及的抗结核病药物、抗疟药物和抗血吸虫病药物，参保人员使用且符合公共卫生支付范围的，基本医疗保险、工伤保险和生育保险基金不予支付；不符合公共卫生支付范围的，基本医疗保险、工伤保险和生育保险基金按规定支付。

5.甲乙类药品的调整

国家统一规定的甲类药品，各省（区、市）社会保险主管部门对《药品目录》甲类药品不得进行调整，各统筹地区于 2009 年 12 月份开始执行使用。乙类药品，各省（自治区、直辖市）可按规定进行调整后，再由所辖统筹地区执行使用。民族药和中药饮片部分，各地按现有政策继续执行。

各省（自治区、直辖市）调整乙类药品时，不得要求企业申报，不得以任何名目向企业收取费用。对国家基本药物和仅限工伤保险的品种，不得将其从目录中调出。对《药品目录》规定的药品限定支付范围，可以进行调整但不得取消。对药品名称不得使用或标注商品名。各省（自治区、直辖市）乙类药品调整品种应按规定报国家人力资源和社会保障部备案，调整品种总数（含调入、调出和调整限定支付范围的药品品种）不得超过国家乙类药品数量的15%。各省（区、市）乙类药品调整情况应该按规定报国家人力资源和社会保障部备案。

6．严格执行目录

各统筹地区要严格执行本省（自治区、直辖市）基本医疗保险、工伤保险和生育保险药品目录，并按规定更新定点医疗机构纳入基金支付范围的医院制剂清单，但不得以任何名义调整《药品目录》或另行制定药品目录。应做好《药品目录》内药品名称的对应工作，及时更新信息管理系统的药品数据库，有条件的省可统一更新药品数据库。要按照药品通用名称支付参保人员药品费用，不得按商品名进行限定，不能以药品数据库没有更新为由拒付参保人员费用。

7．加强目录的使用管理

各地要加强定点医疗机构和零售药店使用《药品目录》的管理。医师开具处方应遵循诊治原则，对于每一最小分类下的同类药品原则上不宜叠加使用。对按西医诊断开具中成药、按中医诊断开具西药等不合理用药、重复用药和药物滥用等，要明确相应的处罚措施并纳入定点协议管理。要采取措施鼓励医师按照先甲类后乙类、先口服制剂后注射制剂、先常释剂型后缓（控）释剂型等原则选择药品，鼓励药师在调配药品时首先选择相同品种剂型中价格低廉的药品。

8．完善保险用药分类支付

各地要进一步完善医疗保险用药分类支付管理办法。

（1）对于《药品目录》内同一品种剂型规格的药品，可探索设定最高支付限额标准。

（2）对乙类药品中主要起辅助治疗作用的药品，可适当加大个人自付比例，拉开与其他乙类药品的支付比例档次。

（3）对临床紧急抢救与特殊疾病治疗所必需的目录外药品，要建立定点医疗机构申报制度并明确相应的审核管理办法。

（4）对于《药品目录》内可用于自我药疗的药品，原则上规定为，参保人员住院使用时由基本医疗保险统筹基金支付，门诊使用时限个人帐户支付。

（5）对于未列入《药品目录》但由目录内西药品种组成的复合药（包括含药大输液），如果其价格不高于其所组成药品价格之和的，可视同乙类药品按规定予以支付，具体管理办法由各地制订。

知识链接

《城镇职工基本医疗保险用药范围管理暂行办法》(劳社部发〔1999〕15号)的有关规定

“甲类目录”的药品是临床治疗必需，使用广泛，疗效好，同类药品中价格低的药品。“乙类目录”的药品是可供临床治疗选择使用，疗效好，同类药品中比“甲类目录”药品价格略高的药品。

以下药品不纳入《药品目录》：① 主要起营养滋补作用的药品；② 部分可以入药的动物及动物脏器，干（水）果类；③ 用中药材和中药饮片炮制的各类酒制剂；④ 各类药品中的果味制剂、口服泡腾剂；⑤ 血液制品、蛋白类制品（特殊适应证与急救、抢救除外）；⑥ 劳动保障部规定基本医疗保险基金不予支付的其他药品。

（三）基本医疗保险医药机构的管理

1．规范程序

依法设立的各类医药机构均可根据医疗保险医药服务的需要和条件，根据自身服务能力，自愿向统筹地区经办机构提出申请，并如实提供服务范围、服务规模、服务质量、服务特色、价格收费等方面的材料，配合做好经办机构评估工作。

统筹地区人力资源社会保障部门，要制定医药机构评估规则和程序。经办机构开展评估要注重听取参保人员、专家、行业协会等各方面意见，探索通过第三方评价的方式开展评估，保证程序公开透明，结果公正合理。经办机构根据评估结果，统筹考虑医药服务资源配置、服务能力和特色、医疗保险基金的支撑能力和信息系统建设以及参保人员就医意向等因素，与医药机构平等沟通、协商谈判。

要根据“公平、公正、公开”的原则，鼓励医药机构在质量、价格、费用等方面进行竞争，选择服务质量好、价格合理、管理规范的医药机构签订服务协议。双方签订的服务协议，应报同级社会保险行政部门备案。

2．完善服务协议

服务协议除应包括服务人群、服务范围、服务内容、服务质量、费用结算、违约处理等基本内容外，要适应预算管理、付费方式改革、医药价格改革、医保医疗行为监管、异地就医结算等政策和管理要求，进一步细化总额控制指标、具体付费方式、付费标准、费用审核与控制、药品和诊疗项目以及医用材料管理、监督检查、医保医生管理、信息数据传输标准等内容，并根据医保政策和管理的需要及时补充完善。

有条件的地方可以通过长期协议与短期（如年度）协议相结合的办法探索动态协议管理。经办机构和医药机构双方的基本权益和义务，购买的医疗、药品服务范围等可在长期协议中约定；医药机构一段时期（如年、季度、月）提供的服务量、付费方式、付费办法和标准、考核指标以及其他管理要求等可在短期协议中明确。

五、国家医疗保障局

国家医疗保障局是根据第十三届全国人民代表大会第一次会议批准的国务院机构改革方案，组建的中华人民共和国国家医疗保障局，是国务院直属机构。其主要职责如下：

（1）拟订医疗保险、生育保险、医疗救助等医疗保障制度的法律法规草案、政策、规划和标准，制定部门规章并组织实施。

（2）组织制定并实施医疗保障基金监督管理办法，建立健全医疗保障基金安全防控机制，推进医疗保障基金支付方式改革。

（3）组织制定医疗保障筹资和待遇政策，完善动态调整和区域调剂平衡机制，统筹城乡医疗保障待遇标准，建立健全与筹资水平相适应的待遇调整机制。组织拟订并实施长期护理保险制度改革方案。

（4）组织制定城乡统一的药品、医用耗材、医疗服务项目、医疗服务设施等医保目录和支付标准，建立动态调整机制，制定医保目录准入谈判规则并组织实施。

（5）组织制定药品、医用耗材价格和医疗服务项目医疗服务设施收费等政策，建立医保支付医药服务价格合理确定和动态调整机制，推动建立市场主导的社会医药服务价格形成机制，建立价格信息监测和信息发布制度。

（6）制定药品、医用耗材的招标采购政策并监督实施，指导药品、医用耗材招标采购平台建设。

（7）制定定点医药机构协议和支付管理办法并组织实施，建立健全医疗保障信用评价体系和信息披露制度，监督管理纳入医保范围内的医疗服务行为和医疗费用，依法查处医疗保障领域违法违规行为。

（8）负责医疗保障经办管理、公共服务体系和信息化建设。组织制定和完善异地就医管理和费用结算政策。建立健全医疗保障关系转移接续制度。开展医疗保障领域国际合作交流。

（9）完成党中央、国务院交办的其他任务。

（10）职能转变。国家医疗保障局应完善统一的城乡居民基本医疗保险制度和大病保险制度，建立健全覆盖全民城乡统筹的多层次医疗保障体系，不断提高医疗保障水平，确保医保资金合理使用、安全可控，推进医疗、医保、医药“三医联动”改革，更好保障人民群众就医需求、减轻医药费用负担。

（11）与国家卫生健康委员会的有关职责分工。国家卫生健康委员会、国家医疗保障局等部门在医疗、医保、医药等方面加强制度、政策衔接，建立沟通协商机制，协同推进改革，提高医疗资源使用效率和医疗保障水平。

任务四 药品不良反应报告和监测管理

案例启发

案例 1　警惕仙灵骨葆口服制剂引起的肝损伤风险

原国家食品药品监督管理总局于 2016 年 12 月 9 日发布第 72 期药品不良反应信息通报，提醒广大医务人员和患者警惕仙灵骨葆口服制剂引起的肝损伤风险。仙灵骨葆口服制剂是一类补肾壮骨药，具有滋补肝肾、接骨续筋、强身健骨的功效，临床上用于骨质疏松和骨质疏松症、骨折、骨关节炎、骨无菌性坏死等。2004 年 01 月 01 日～2016 年 07 月 21 日，国家药品不良反应监测数据库中共收到仙灵骨葆口服制剂不良反应报告 2 665 例，不良反应/事件主要为胃肠系统损害、皮肤及其附件损害、中枢及外周神经系统损害等，在严重不良反应报告中，肝胆系统损害所占比例明显高于总体报告中的相应比例。

案例 2　深圳龙岗两药店收到全国首例罚单

药企、药店没有安排人员负责不良反应监测上报也会被罚。深圳市龙岗区永某盛药房、桐某堂药店就因此收到了药监部门开出的行政处罚决定书和责令改正通知书，这一举动在药企引起强烈反响，也让企业对药品不良反应监测工作有了新的认识。深圳市药品不良反应监测中心通过大力推进监测网络建设，大面积地培训医护人员和相关行业从业人员，大大提升了医疗机构和药品生产、零售机构对药品不良反应的重视程度。

2013 年，深圳市全年共收集药品不良反应监测报告 6 574 例，同比增长了 21.7%；收集多重耐药性（MDR）报告 612 例，同比增长了 86.6%；收集药物滥用监测报告 8 950 例，同比增长了 140%。

问题：什么是药品不良反应监测？为什么要开展不良反应监测？有哪些规定？

一、药品不良反应及相关术语

世界卫生组织（WHO）对药品不良反应的定义是：人们为了预防、诊断、治疗疾病，或为了调整生理功能，正常地使用药物而发生的任何有害的、非预期的反应。

新修订的《药品不良反应报告和监测管理办法》（卫生部令第 81 号）对药品不良反应及其相关术语作了如下定义：

（1）药品不良反应（adverse drug reaction，ADR）：合格药品在正常用法用量下出现的与用药目的无关的有害反应。药品不良反应是药品固有特性所引起的，任何药品都有可能引起不良反应。

（2）严重药品不良反应。包括因使用药品引起以下损害情形之一的反应：① 导致死亡；② 危及生命；③ 致癌、致畸、致出生缺陷；④ 导致显著的或者永久的人体伤残或者器官功能的损伤；⑤ 导致住院或者住院时间延长；⑥ 导致其他重要医学事件，如不进行治疗可能出现上述所列情况的。

（3）新的药品不良反应：药品说明书中未载明的不良反应。说明书中已有描述，但不良反应发生的性质、程度、后果或者频率与说明书描述不一致或者更严重的，按照新的药品不良反应处理。

（4）药品不良反应报告和监测：药品不良反应的发现、报告、评价和控制的过程。

（5）药品不良事件（ADE）：药物治疗期间所发生的任何不利的医学事件，但该事件并非一定与用药有因果关系。

（6）药品群体不良事件：同一药品在使用过程中，在相对集中的时间、区域内，对一定数量人群的身体健康或者生命安全造成损害或者威胁，需要予以紧急处置的事件。药品不良事件不同于药品不良反应，它通常指药品作用于机体，除发挥治疗功效外，有时还会产生某些与药品治疗目的无关的对人体有损害的反应，它不以“合格药品”为前提条件。

（7）同一药品：同一生产企业生产的同一药品名称、同一剂型、同一规格的药品。

（8）药品重点监测：为进一步了解药品的临床使用和不良反应发生情况，研究不良反应的发生特征、严重程度、发生率等，而开展的药品安全性监测活动。

二、建立药品不良反应报告制度的目的

有些药品不良反应是难预测的。而且新药上市前临床试验的样本量有限，病种单一，多数情况下排除特殊人群（老人、孕妇和儿童），因此一些罕见不良反应、迟发性反应、发生于特殊人群的不良反应难于发现。有些问题必须在大量人群使用后方能发现。因此，应警惕药品的不良反应，尤其应警惕新上市药品的不良反应。

目前，我国药品安全监管的工作重点正在从药品上市前严格审批到上市前严格把关与上市后安全性监测、再评价两者并重转移，药品不良反应监测与再评价逐渐成为药品安全监管、促进公众合理用药、保护公众用药安全的重要技术保障。

据原国家食品药品监督管理局通报称，近年来，尤其是 2006 年以来，亮菌甲素（齐二药事件）、鱼腥草注射剂、盐酸克林霉素磷酸酯（欣弗事件）、静丙（广州佰易事件）、甲氨蝶呤、阿糖胞苷（上海华联事件）以及康泰克、万络、关木通、肝素钠、茵栀黄、双黄连、糖脂宁、痔血胶囊等药品因为不良反应事件严重而被停用。回溯这些事件，在每起事件的发现、报告、评价、控制等环节，建设中的 ADR 监测体系和药品严重不良事件应急处理机制发挥了至关重要的作用。

建立报告制度的主要目的就是为了进一步了解药品的不良反应情况，及时发现新的、严重的药品不良反应，以便国家药品监督管理部门及时对有关药品加强管理，避免同样药品、同样不良反应的重复发生，保护更多人的用药安全和身体健康。

《药品管理法》明确规定“国家实行药品不良反应报告制度”，ADR 监测是全社会的共同义务，是所有涉药单位的法律职责，是各级政府主管部门的法定职能。卫生部《药品不良反应报告和监测管理办法》已于 2011 年 5 月发布，自 2011 年 7 月 1 日起施行。

三、药品不良反应的分类

目前，药品不良反应分类有很多种，这里仅介绍一种最简单的药理学分类。这种分类是根据药品不良反应与药理作用的关系将药品不良反应分为三类：A 型反应、B 型反应和 C 型反应。

1．A 型反应

A 型反应是由药物的药理作用增强所致，其特点是可以预测，常与剂量有关，停药或减量后症状很快减轻或消失，发生率高，但死亡率低。通常表现包括副作用、毒性作用、继发反应、过度作用、首剂效应、后遗效应、停药综合征等。

2．B 型反应

B 型反应是与正常药理作用完全无关的一种异常反应，与用药剂量无关，一般很难以预测，常规毒理学筛选不能发现，发生率低，但死亡率高。通常表现包括特异性体质反应、药物过敏反应、变态反应等。

3．C 型反应

C 型反应是指 A 型和 B 型反应之外的异常反应。发病机制尚不清楚，一般在长期用药后出现，潜伏期较长，没有明确的时间关系，难以预测。通常与致癌、致畸以及长期用药后致心血管疾病、纤溶系统变化等有关。

四、药品不良反应评价标准

临床发生的不良反应，可根据以下五个要点判断是否与药物有关以及是否为某种药物引起的药物不良反应。

（1）用药与不良反应/事件的出现有无合理的时间关系。

（2）反应是否符合该药已知的不良反应类型。

（3）停药或减量后，反应是否消失或减轻。

（4）再次使用可疑药品是否会再次出现同样反应/事件。

（5）反应/事件是否可用并用药的作用、患者病情的进展、其他治疗的影响来解释。在进行药品不良反应评价时，可根据以上五个原则对关联性作出评价。例如，在不良反应分析的五个原则选项中，若前四个选项都选择“是”，则关联性评价应选“肯定”；若前四个选项中有三个选择“是”，则关联性评价应选“很可能”；若前四个选项中有两个选择“是”，则关联性评价应选“可能”。

五、药品不良反应的报告和监测管理

（一）管理机构

（1）行政管理机构国家药品监督管理部门负责全国药品不良反应报告和监测的管理工作，省、自治区、直辖市药品监督管理部门，设区的市级、县级药品监督管理部门负责本行政区域内药品不良反应报告和监测的管理工作。

（2）技术管理机构国家药品不良反应监测中心负责全国药品不良反应报告和监测的技术工作。省级药品不良反应监测机构、设区的市级、县级药品不良反应监测机构负责本行政区域内的药品不良反应报告和监测的技术工作。

（二）报告和监督主体

《药品不良反应报告和监测管理办法》规定，药品生产企业（包括进口药品的境外制药厂商）、药品经营企业、医疗机构是我国药品不良制度的法定报告主体，应当按照规定报告所发现的药品不良反应。药品生产、经营企业和医疗机构应当建立药品不良反应报告和监测管理制度。药品生产企业应当设立专门机构并配备专职人员，药品经营企业和医疗机构应当设立或者指定机构并配备专（兼）职人员，承担本单位的药品不良反应报告和监测工作。

从事药品不良反应报告和监测的工作人员应当具有医学、药学、流行病学或者统计学等相关专业知识，具备科学分析评价药品不良反应的能力。

药品上市许可持有人是药品安全责任的主体，应当指定药品不良反应监测负责人，设立专门机构，配备专职人员，建立健全相关管理制度，直接报告药品不良反应，持续开展药品风险获益评估，采取有效的风险控制措施。持有人应当按照可疑即报原则，直接通过国家药品不良反应监测系统报告发现或获知的药品不良反应。报告范围包括患者使用药品出现的与用药目的无关且无法排除与药品存在相关性的所有有害反应，其中包括因药品质量问题引起的或者可能与超适应证用药、超剂量用药、禁忌证用药等相关的有害反应。

国家药品监督管理部门主管全国药品不良反应报告和监测工作，地方各级药品监督管理部门主管本行政区域内的药品不良反应报告和监测工作。

（三）药品不良反应的报告时限和要求

药品生产、经营企业和医疗机构获知或者发现可能与用药有关的不良反应，应当通过国家药品不良反应监测信息网络报告；不具备在线报告条件的，应当通过纸质报表报所在地药品不良反应监测机构，由所在地药品不良反应监测机构代为在线报告。报告内容应当真实、完整、准确。

1．责任报告单位的报告时限要求

（1）药品生产、经营企业和医疗机构应主动收集药品不良反应，获知或者发现药品不良反应后应当详细记录、分析和处理，填写《药品不良反应/事件报告表》并报告。

（2）药品生产、经营企业和医疗机构发现或者获知新的、严重的药品不良反应应当在15日内报告，其中死亡病例须立即报告；其他药品不良反应应当在30日内报告。有随访信息的，应当及时报告。

（3）药品生产企业应当对获知的死亡病例进行调查，详细了解死亡病例的基本信息、药品使用情况、不良反应发生及诊治情况等，并在15日内完成调查报告，报药品生产企业所在地的省级药品不良反应监测机构。

2．个人报告要求

个人发现新的或者严重的药品不良反应，可以向经治医师报告，也可以向药品生产、经营企业或者当地的药品不良反应监测机构报告，必要时提供相关的病历资料。

3．报告范围

新药监测期内的国产药品应当报告该药品的所有不良反应；其他国产药品，报告新的和严重的不良反应。

进口药品自首次获准进口之日起 5 年内，报告该进口药品的所有不良反应；满 5 年的报告新的和严重的不良反应。

（四）药品群体不良事件的报告和要求

（1）药品生产、经营企业和医疗机构获知或者发现药品群体不良事件后，应当立即通过电话或者传真等方式报所在地的县级药品监督管理部门、卫生行政部门和药品不良反应监测机构，必要时可以越级报告；同时填写《药品群体不良事件基本信息表》，对每一病例还应当及时填写《药品不良反应/事件报告表》，通过国家药品不良反应监测信息网络报告。

（2）药品生产企业获知药品群体不良事件后应当立即开展调查，详细了解药品群体不良事件的发生、药品使用、患者诊治以及药品生产、储存、流通、既往类似不良事件等情况，在 7 日内完成调查报告，报所在地省级药品监督管理部门和药品不良反应监测机构；同时迅速开展自查，分析事件发生的原因，必要时应当暂停生产、销售、使用和召回相关药品，并报所在地省级药品监督管理部门。

（3）药品经营企业发现药品群体不良事件应当立即告知药品生产企业，同时迅速开展自查，必要时应当暂停药品的销售，并协助药品生产企业采取相关控制措施。

（4）医疗机构发现药品群体不良事件后应当积极救治患者，迅速开展临床调查，分析事件发生的原因，必要时可采取暂停药品的使用等紧急措施。

（5）医疗机构要严格执行《药品不良反应报告和监测管理办法》的有关规定，指定专、兼职人员负责本单位使用药品的 ADR 报告和监测工作，发现可能与用药有关的 ADR 要详细记录、调查、分析、评价、处理，并在规定期限内向所在地的省级 ADR 监测中心报告，必要时可以按规定越级报告。各级卫生主管部门在职责范围内，依法对已确认的 ADR 采取相关的紧急措施。

（五）境外发生的严重药品不良反应

（1）进口药品和国产药品在境外发生的严重药品不良反应（包括自发报告系统收集的、上市后临床研究发现的、文献报道的），药品生产企业应当填写《境外发生的药品不良反应/事件报告表》，自获知之日起 30 日内报送国家药品不良反应监测中心。

（2）进口药品和国产药品在境外因药品不良反应被暂停销售、使用或者撤市的，药品生产企业应当在获知后 24 小时内书面报国家药品监督管理局和国家药品不良反应监测中心。

（六）管理机构在不良反应（事件）监测中的职责

1．个例药品不良反应（事件）监测中的职责

（1）设区的市、县级药品不良反应机构应当对收到的药品不良反应报告的真实性、完整性和准确性进行审核。严重药品不良反应报告的审核和评价应当自收到报告之日起 3 个工作日内完成，其他报告的审核和评价应当在 15 个工作日内完成。

（2）设区的市级、县级药品不良反应监测机构应当对死亡病例进行调查，详细了解死亡病例的基本信息、药品使用情况、不良反应发生及诊治情况等，自收到报告之日起 15 个工作日内完成调查报告，报同级药品监督管理部门和卫生行政部门，以及上一级药品不良反应监测机构。

（3）省级药品不良反应监测机构应当在收到下一级药品不良反应监测机构提交的严重药品不良反应评价意见之日起 7 个工作日内完成评价工作。对死亡病例，事件发生地和药品生产企业所在地的省级药品不良反应监测机构均应当及时根据调查报告进行分析、评价，必要时进行现场调查，并将评价结果报省级药品监督管理部门和卫生行政部门，以及国家药品不良反应监测中心。

（4）国家药品不良反应监测中心应当及时对死亡病例进行分析、评价，并将评价结果报国家药品监督管理局和国家卫健委。

2．药品群体不良事件

（1）设区的市级、县级药品监督管理部门获知药品群体不良事件后，应当立即与同级卫生行政部门联合组织开展现场调查，并及时将调查结果逐级报至省级药品监督管理部门和卫生行政部门。

（2）省级药品监督管理部门与同级卫生行政部门联合对设区的市级、县级的调查进行督促、指导，对药品群体不良事件进行分析、评价，对本行政区域内发生的影响较大的药品群体不良事件，还应当组织现场调查，评价和调查结果应当及时报国家药品监督管理局和国家卫健委。

（3）对全国范围内影响较大并造成严重后果的药品群体不良事件，国家药品监督管理局应当与国家卫健委联合开展相关调查工作。

（4）药品监督管理部门可以采取暂停生产、销售、使用或者召回药品等控制措施。卫生行政部门应当采取措施积极组织救治患者。

3．境外发生的严重药品不良反应

国家药品不良反应监测中心应当对收到的药品不良反应报告进行分析、评价，每半年向国家药品监督管理局和国家卫健委报告，发现提示药品可能存在安全隐患的信息应当及时报告。

（七）药品重点监测

药品生产企业应当经常考察本企业生产药品的安全性，对新药监测期内的药品和首次进口 5 年内的药品，应当开展重点监测，并按要求对监测数据进行汇总、分析、评价和报告；对本企业生产的其他药品，应当根据安全性情况主动开展重点监测。

省级以上药品监督管理部门根据药品临床使用和不良反应监测情况，可以要求药品生产企业对特定药品进行重点监测；必要时，也可以直接组织药品不良反应监测机构、医疗机构和科研单位开展药品重点监测。

（八）评价与控制

1．药品生产企业、经营企业和医疗机构

药品生产企业应当对收集到的药品不良反应报告和监测资料进行分析、评价，并主动开展药品安全性研究。药品生产企业对已确认发生严重不良反应的药品，应当通过各种有效途径将药品不良反应、合理用药信息及时告知医务人员、患者和公众；采取修改标签和说明书，暂停生产、销售、使用和召回等措施，减少和防止药品不良反应的重复发生。对不良反应大的药品，应当主动申请注销其批准证明文件。

药品生产企业应当将药品安全性信息及采取的措施报所在地省级药品监督管理部门和国家药品监督管理局。

药品经营企业和医疗机构应当对收集到的药品不良反应报告和监测资料进行分析和评价，并采取有效措施减少和防止药品不良反应的重复发生。

2．管理部门

省级药品不良反应监测机构应当每季度对收到的药品不良反应报告进行综合分析，提取需要关注的安全性信息，并进行评价，提出风险管理建议，及时报省级药品监督管理部门、卫生行政部门和国家药品不良反应监测中心。

省级药品监督管理部门根据分析评价结果，可以采取暂停生产、销售、使用和召回药品等措施，并监督检查，同时将采取的措施通报同级卫生行政部门。

国家药品不良反应监测中心应当每季度对收到的严重药品不良反应报告进行综合分析，提取需要关注的安全性信息，并进行评价，提出风险管理建议，及时报国家药品监督管理局和国家卫健委。

国家药品监督管理局根据药品分析评价结果，可以要求企业开展药品安全性、有效性相关研究。必要时，应当采取责令修改药品说明书，暂停生产、销售、使用和召回药品等措施，对不良反应大的药品，应当撤销药品批准证明文件，并将有关措施及时通报国家卫健委。

省级以上药品不良反应监测机构根据分析评价工作需要，可以要求药品生产、经营企业和医疗机构提供相关资料，相关单位应当积极配合。

实训 3 药品与非药品药店实地调查

实训目的

（1）了解药店非药品销售的情况，增加感性认识。

（2）能快速正确判断、识别药品与非药品，具备药品辨识的基本技能。

实训环境

（1）社会零售药店。

（2）电脑、手机、网络。

实训内容

1. 调研当地零售药店的非药品销售情况

（1）全班学生分组，每组 4 ~ 6 人。小组可进行内部分工、合作。

（2）小组任选一个调研方向：① 零售药店非药品销售情况；② 零售药店药品销售情况（非处方药销售情况、处方药销售情况）。

（3）选择第 1 个调研方向的小组提前收集药品、外包装与药品类似的产品、食品、化妆品等产品包装，对照正确的药品批准文号格式，进行对比。做到能正确书写药品批准文号、能正确识别非药品，借助文号正确判断医疗器械、保健食品、化妆品、普通食品、消毒产品等产品的大类类别。

选择第 2 个调研方向的小组提前收集药店药品分类标识、处方药与非处方药的说明书和标签，熟悉甲、乙类非处方药的标识。

（4）选择第 1 个调研方向的小组提前上网查阅有关零售药店多元化经营的报道、文章。选择第 2 个调研方向的小组对照教材中有关药品管理、处方药、非处方药分类管理的法律规定进行学习，并上网查阅相关文章。

（5）各小组各自拟出调研提纲、设计好调查问卷。

（6）通过老师或自行联系当地零售药店，调研药店数量在 5 ~ 10 家。尽量涵盖不同规模的药店，包含单体店、连锁门店。

（7）准备好身份证明、介绍信、笔记本、调查问卷等。在药店允许的情况下，必要时可准备录音、照相设备。

2. 调研后完成以下实训任务

任务 1：掌握药品、非药品辨识的方法，具备快速、正确辨识药品、非药品大类的基本技能；掌握处方药、非处方药辨识的方法，具备快速、正确辨识处方药、非处方药大类的基本技能。

具体要求：列出在调研中收集的代表产品的名称、文号，尽量大类齐全。

任务 2：药店多元化经营情况。

具体要求：

（1）调研零售药店中，非药品所涉及的类别、品种、销售占比、摆放面积占比等总体情况。

（2）对零售药店多元化经营原因、存在问题、发展方向等问题进行思考、分析、探讨，形成 1 000 字左右的调研报告。

任务 3：药店分类管理情况。

具体要求：

（1）调研零售药店中，执业药师或者其他依法经资格认定的药学技术人员在职、在岗、履行职责情况。

（2）调研零售药店中，药品与非药品分区经营、分柜摆放、药品不得采用有奖销售、附赠药品或礼品销售等规定的执行情况；调研处方药与非处方药分区经营、分柜摆放、处方药凭处方销售、不得进行有奖销售、促销等规定的执行情况。

（3）针对调研中发现的问题，形成 1 000 字左右的调研报告。

项目二 目标检测

1. A 型题（单项选择题）

（1）擅自添加着色剂、防腐剂、香料、矫味剂及辅料的属于（　　）。

A. 国家基本药物　　B. 特殊管理药品　　C. 劣药

D. 假药　　E. 新药

（2）药品所标明的适应证或者功能主治超出规定范围的，属于（　　）。

A. 国家基本药物　　B. 特殊管理药品　　C. 劣药

D. 假药　　E. 新药

（3）药品质量特性不包括（　　）。

A. 有效性　　B. 安全性　　C. 均一性

D. 稳定性　　E. 实用性

（4）根据《中华人民共和国药品管理法》，以下按假药论处的情形是（　　）。

A. 超过有效期的

B. 变质的

C. 擅自添加着色剂、防腐剂及辅料的

D. 不注明或者更改生产批号的

E. 直接接触药品的包装材料未经批准的

（5）国家基本药物的遴选原则是（　　）。

A. 临床常用、价格合理、中西医并重、基本保障、市场供应充足

B. 临床必需、安全有效、价格合理、使用方便、市场能够保障供应

C. 保证品种和质量、引入竞争机制、合理控制成本、方便购药和便于管理

D. 防治必需、安全有效、质诚优先、价格低廉、中西医并重、临床常用和基本能够配备

E. 防治必需、安全有效、价格合理、使用方便、中西药并重、基本保障、临床首选和基本能够配备

（6）根据《处方药与非处方药分类管理办法（试行）》，关于药品按处方药和非处方药分类管理的说法，正确的是（　　）。

A. 按照药品品种、规格、给药途径及疗效的不同进行分类

B. 按照药品类别、规格、适应证、成本效益比的不同进行分类

C. 按照药物经济学评价指标中的风险效益比或成本效益比的不同进行分类

D. 按照药品品种、包装规格、适应证、剂量和给药途径的不同进行分类

E. 按照药品品种、规格、适应证、剂量和给药途径的不同进行分类

（7）不能纳入基本医疗用药范围的是（　　）。

A.《中华人民共和国药典》(2020 年版)收载的药品

B. 国家药品监督管理部门批准正式进口的药品

C. 特殊适应证与急救、抢救用的血液制品和蛋白类制品

D. 起营养滋补作用的药品

E. 符合国家药品监督管理部门颁发标准的药品

2. B 型题(配伍题)

[(8)~(9)]

A. 中成药　　B. 疫苗　　C. 生物制品

D. 非临床治疗首选的药品　　E. 发生严重不良反应的药品

根据《国家基本药物目录管理办法(暂行)》

(8)不纳入国家基本药物目录遴选范围的药品是(　　)。

(9)应当从国家基本药物目录中调出的药品是(　　)。

[(10)~(13)]

A. 甲类目录　　B. 乙类目录　　C. 口服泡腾片

D. 中药饮片　　E. 中成药

根据《城镇职工基本医疗保险用药范围管理暂行办法》

(10)不纳入医保用药范围的是(　　)。

(11)省级主管部门可以调整的是(　　)。

(12)省级主管部门不可以调整的是(　　)。

(13)在医保目录中列出的品种属于医保基金不予支付的药品是(　　)。

3. X 型题(多项选择题)

(14)我国国家药品标准包括(　　)。

A.《中国药典》

B. 国务院药品监督管理部门颁布的药品标准

C. 省级药监部门制定的中药饮片炮制规范

D.《中国药典》增补本

E. 企业标准

(15)根据《中华人民共和国药品管理法》,应按劣药论处的情形包括(　　)。

A. 变质的

B. 超过有效期的

C. 擅自添加香料的

D. 不注明生产批号的

E. 国家药品监督管理部门规定禁止使用的

4. 名词解释

(1)药品:

(2)非处方药:

(3)国家基本药物:

项目三 药品监督管理

【学习目标】

知识目标

（1）掌握国家药品监督管理局及直属机构的主要职责。

（2）熟悉我国药品监督管理机构。

（3）了解药品监督管理相关法律法规。

技能目标

通过学习，掌握国家药品监督管理局及地方药品监督管理部门主要职能等资料查阅能力，并通过查阅相关机构主要职责及法律法规，指导药学工作实践和有效维护自身及企业合法利益及权益。

任务一 药品行政监督和技术监督

案例启发

2019 年 2 月 25 日，广东省药监局发布关于药品抽查检验信息的通告，通告内容为：2018 年 12 月，全省共抽查检验 85 个药品生产企业、737 个药品经营企业和 236 个医疗机构的 946 个品种共 2 147 批次药品。经核查确认，本期抽验信息公布如下：915 个品种 2 088 批次经检验符合药品标准规定，13 个品种 14 批次经检验不符合药品标准规定，主要不符合规定项目有性状、装量差异、重量差异、含量测定等。广东省药品监督管理局责成有关市药品监督管理局对检验不合格药品采取查封、扣押、暂停销售、召回等必要的控制措施，依据相关法律法规对生产企业和被抽样单位进行查处，并对这些药品继续进行跟踪抽查检验。

问题：请指出上述案例中提到的药品监督管理机构。

一、概　述

为了有效保障公众用药权益，维护人民群众身体健康，保护合法医药企业的正当权益，建立并维护良好健康的药品市场秩序，药品监督管理非常重要。

（一）药品监督管理

药品监督管理是指药品监督管理行政机关依照相关法律法规，对药品的研制、生产、流通和使用环节进行管理的过程。即药品监督管理行政机关依法按照法定药品的标准、法规、制度、政策等，对药品（包括进出口药品）的研制、生产、流通、使用及对影响药品质量等工作进行监督管理的过程。在我国，国家药品监督管理局是药品监督管理的直属机构，药品监督管理统计工作则由地方各级药品监督管理部门负责。

（二）我国药品监督管理的组成及内容

我国药品监督管理由药品行政监督和药品技术监督两部分组成，包括了药品管理、药事组织管理、执业药师管理三方面内容。

1．我国药品监督管理组成

药品行政监督是指国家行政机关对药品进行的所有监督管理。药品行政监督依据药品技术监督技术提供的信息提出相应的科学监管决策，并依法实行相应的科学监管。药品技术监督为药品行政监督提供技术支撑和信息服务。二者相互依存，既有联系又有区别，缺一不可。

2．我国药品监督管理内容（表 3-1）

表 3-1　我国药品监督管理内容

序号	主要内容	具体内容
1	药品管理	药品生产、流通、使用及药品进入市场的管理，如药品的广告、药品注册、质量监督、非法药品查处退出管理等
2	药事组织管理	药事组织的市场进入或条件、行为、退出管理，如药事组织许可证管理、研发规范管理、药事组织监督查处等
3	执业药师管理	对药学技术人员的职业进入、行为、退出管理，如执业药师资格的认证、注册管理，执业药师继续教育及监督查处等

（三）药品质量监督管理的原则

我国药品质量监督管理有四项原则，一是以社会效益为最高准则；二是质量第一的原则；三是法治化与科学化高度统一的原则；四是专业监督管理与群众性的监督管理相结合的原则。药品是防病治病的物质基础，药品生产、经营活动的目的就是为了保证民众用药安全、有效，药品质量监督管理必须以社会效益为最高准则。同时，药品是一种特殊商品，其质量至关重要，药品的质量问题直接关系到民众的生命安全，因此我们必须遵循质量第一原则。为了确保民众用药安全可靠，医药企业合法权益得到保障，药品质量监督管理的科学化与法治化高度统一及有效监督管理显得尤为重要。

二、我国药品监督管理体制与法律体系

1983 年 3 月前，我国药品监督管理工作由卫生行政管理部门主管。1998 年 4 月，组建我国新中国成立以来第一个独立药品监督管理部门，直属国务院领导的机构——国家药品监督管理局（简称 SDA）。2013 年，经过整合组建了国家食品药品监督管理总局（简称 CFDA）。2018 年 3 月，组建中华人民共和国国家药品监督管理局，由国家市场监督管理总局管理。2018 年 9 月，国家药品监督管理局英文简称由“CFDA”变为“NMPA”。

1．我国药品监督管理体制

我国药品监督管理体系由药品监督管理机构和药品监督管理技术支撑机构两大机构组成，自上而下设置有国家级、省级、地市级、县区级、乡镇级管理体系。药品监督管理机构有国家药品监督管理局及地方药品监督管理部门。药品管理工作涉及多个政府职能部门，除药品监督管理部门外，其涉及管理工作相关部门有卫生健康部门、中医药管理部门、医疗保障部门、发展和改革宏观调控部门、人力资源和社会保障部门、市场监管部门、工业和信息化部门、商务部门、海关、公安部门、网信办、新闻出版广电部门等，各部门之间各司其职，相互独立又相互联系，协调管理。药品监督管理技术支撑机构为药品监督管理提供技术支撑和保障，主要有中国食品药品检定研究院、国家药典委员会、国家药品监督管理局药品审评中心、国家药品监督管理局食品药品审核查验中心、国家药品监督管理局药品评价中心、国家中药品种保护审评委员会、国家药品监督管理局行政事项受理服务和投诉举报中心、国家药品监督管理局执业药师资格认证中心、国家药品监督管理局高级研修学院等。

2．我国药品监督管理法律体系

法是调整社会关系的规范，由国家制定或认可，以国家强制力为最后保证手段的规范体系。我国法律体系有宪法、法律、行政法规、地方性法规、部门规章、地方政府规章等，其效力渊源各有不同。如宪法是全国人民代表大会制定的根本大法，具有最高效力；法律是全国人大及其委员会制定的规范性文件，分为基础法和专门法两大类，由国家主席签署主席令公布；行政法规是国家最高行政机关国务院根据宪法和法律制定，由总理签署国务院令公布；地方性法规是省、自治区、直辖市人大及其常委会制定报全国人大常委会批准生效；部门规章是国务院各部、委员会和具有行政管理职能直属机构，根据法律和行政法规制定在本部门权限范围的规章；地方政府规章是省、自治区、直辖市和较大的市人民政府，根据法律和行政法规和本省地方性法规制定规章。

药品监督管理相关的法律有：《中华人民共和国药品管理法》《中华人民共和国禁毒法》《药品管理法实施条例》《中药品种保护条例》《易制毒化学品管理条例》《血液制品管理条例》《医疗用毒性药品管理办法》等。

药品管理地方性法规由地方名加条例命名，如《广东省药品管理条例》等。

药品管理现行的部门规章有 20 多部，如《药品注册管理办法》《药品生产监督管理办法》《食品药品行政处罚程序规定》等。

药品管理地方政府规章由地方名加办法或规定命名，如《浙江省医疗机构药品和医疗器械使用监督管理办法》等。

三、我国药品行政监督管理机构及其主要职责

我国药品监督管理机构有国家药品监督管理局及地方药品监督管理部门，涉及管理工作相关部门有卫生健康部门、中医药管理部门、发展和改革宏观调控部门、人力资源和社会保障部门、市场监管部门、工业和信息化部门、商务部门、海关、公安部门等。2018 年 3 月，国务院整合国家工商行政管理总局、国家质量监督检验检疫总局等职责，组建国务院直属机构——国家市场监督管理总局。鉴于药品的特殊性，单独组建国家药品监督管理局。药品监

督管理机构只设置到省级，省药品监督管理局隶属于省市场监督管理局，地方药品监督则由下设地市县市场监督管理局实行分级管理。

（一）国家药品监督管理局主要职责

（1）负责药品（含中药、民族药，下同）、医疗器械和化妆品安全监督管理。拟订监督管理政策规划，组织起草法律法规草案，拟订部门规章，并监督实施。研究拟订鼓励药品、医疗器械和化妆品新技术新产品的管理与服务政策。

（2）负责药品、医疗器械和化妆品标准管理。组织制定、公布国家药典等药品、医疗器械标准，组织拟订化妆品标准，组织制定分类管理制度，并监督实施。参与制定国家基本药物目录，配合实施国家基本药物制度。

（3）负责药品、医疗器械和化妆品注册管理。制定注册管理制度，严格上市审评审批，完善审评审批服务便利化措施，并组织实施。

（4）负责药品、医疗器械和化妆品质量管理。制定研制质量管理规范并监督实施。制定生产质量管理规范并依职责监督实施。制定经营、使用质量管理规范并指导实施。

（5）负责药品、医疗器械和化妆品上市后风险管理。组织开展药品不良反应、医疗器械不良事件和化妆品不良反应的监测、评价和处置工作。依法承担药品、医疗器械和化妆品安全应急管理工作。

（6）负责执业药师资格准入管理。制定执业药师资格准入制度，指导监督执业药师注册工作。

（7）负责组织指导药品、医疗器械和化妆品监督检查。制定检查制度，依法查处药品、医疗器械和化妆品注册环节的违法行为，依职责组织指导查处生产环节的违法行为。

（8）负责药品、医疗器械和化妆品监督管理领域对外交流与合作，参与相关国际监管规则和标准的制定。

（9）负责指导省、自治区、直辖市药品监督管理部门工作。

（二）省药品监督管理部门主要职责

（1）负责药品、医疗器械和化妆品安全监督管理。贯彻落实药品、医疗器械、化妆品监督管理的法律法规和政策。组织拟订药品、医疗器械、化妆品监督管理的有关地方性法规、政府规章草案和政策、规划，并监督实施。参与基本药物目录的有关工作。

（2）负责制定药品、医疗器械、化妆品监管制度。负责药品、医疗器械、化妆品生产环节的许可、检查和处罚，以及药品批发许可、零售连锁总部许可、互联网销售第三方平台备案及检查、处罚。

（3）负责药品、医疗器械、化妆品质量管理。依职责指导和监督实施药品、医疗器械、化妆品生产、经营、使用质量管理规范。

（4）负责药品、医疗器械、化妆品上市后风险管理。组织开展药品不良反应、医疗器械不良事件和化妆品不良反应监测、评价和处置工作。依法承担药品、医疗器械和化妆品安全应急管理工作。

（5）负责指导执业药师注册、管理以及药品、医疗器械、化妆品专业技术人员继续教育工作。

（6）负责组织指导药品、医疗器械、化妆品监督检查和稽查执法。制定监督检查和稽查执法制度，依职责指导和监督药品、医疗器械、化妆品生产、经营、使用环节监督检查和稽查执法。

（7）负责指导州（市）、县（区）市场监督管理部门的药品、医疗器械、化妆品安全监管工作。

（三）地市级市场监督管理局

药品经营销售等行为的监管、药品零售、医疗器械、化妆品经营许可、检查、处罚，药品、医疗器械使用环节质量的检查和处罚等均由地市级市场监督管理局负责。

（四）药品监督管理相关部门职能分工

1．国家卫生健康委员会

国家药品监督管理局与国家卫生健康委员会制定国家药典，建立重大药品、医疗器械相关不良事件的通报及处置机制。

2．商务部

商务部负责拟定药品流通的发展规划和相关政策，国家药品监督管理局配合商务部拟定药品流通的发展规划和相关政策开展工作。同时，商务部在发放易制毒化学品进口许可前，须征得国家药品监督管理局同意。

3．公安部

公安部门负责组织指导药品、医疗器械、化妆品犯罪案件侦查工作。药品监督管理部门发现违法行为，可按照有关规定及时移送公安机关，公安机关审查后依法进行相应处置，公安机关可依法提请药品监督管理部门提供检验、鉴定、认定等协助。

四、我国药品监督管理技术机构

药品监督管理技术机构为药品行政监督提供技术支撑及保障，主要有中国食品药品检定研究院、国家药典委员会、国家药品监督管理局药品审评中心等。

（一）中国食品药品检定研究院

中国食品药品检定研究院是国家检验药品、生物制品质量的法定机构和最高技术仲裁机构。中国食品药品检定研究院依法承担药品、医疗器械、食品、化妆品、包装材料等多领域产品的审批注册检验、进口检验、监督检验、安全评价及生物制品批签发等。

（二）国家药典委员会

国家药典委员会成立于 1950 年，负责组织编纂《中华人民共和国药典》及制定、修订国家药品标准，是法定的国家药品标准工作专业管理机构。

（三）国家药品监督管理局药品审评中心

国家药品监督管理局药品审评中心是国家药品注册技术评审机构。负责药物上市许可、仿效药质量和疗效一致性等技术评审，协调药品评审相关检查检验等。

（四）国家药品监督管理局食品药品审核查验中心

国家药品监督管理局食品药品审核查验中心主要负责组织制定修订药品、医疗器械、化妆品检查制度规范和技术文件；承担药物临床试验、非临床研究机构资格认定（认证）和研制、药品注册等现场检查等。

（五）国家药品监督管理局药品评价中心

国家药品监督管理局药品评价中心（国家药品不良反应监测中心）为国家药品监督管理局所属公益一类事业单位，负责组织制定修订药品不良反应、医疗器械不良事件、化妆品不良反应监测与上市后安全性评价以及药物滥用监测技术标准和规范，并组织开展相应监测、上市后安全性评价并指导地方相关监测与上市后安全性评价等工作。

（六）国家中药品种保护审评委员会

国家中药品种保护审评委员会主要承担国家中药品种保护、保健食品、化妆品的技术审评和食品许可指导工作。

（七）国家药品监督管理局行政事项受理服务和投诉举报中心

国家药品监督管理局行政事项受理服务和投诉举报中心主要负责药品、医疗器械、化妆品行政事项的受理服务和审批结果的相关文书的制作、送达等。

（八）国家药品监督管理局执业药师资格认证中心

国家药品监督管理局执业药师资格认证中心主要负责执业药师资格准入制度及执业药师队伍发展研究，承担执业药师资格考试、认证注册、全国执业药师管理信息系统的建设、管理和维护等相关工作。

（九）国家药品监督管理局高级研修学院

国家药品监督管理局高级研修学院是国家药品监督管理局直属事业单位和唯一的教育培训机构，唯一的国家级药品安全应急演练中心，是我国药品监管领域权威性专业教育培训机构。

任务二　药品行政执法

案例启发

2009 年 7 月，从××职业学校药学专业毕业的小李进入××药店实习。药店有免费为附近居民测量血压、血糖等服务。小李前期实习工作就是为附近居民测量血压、血糖等。期间，小李注意到一名姓陈的阿姨的情况有异，在给陈阿姨测量血压、血糖时，发现陈阿姨近一周以来，每日空腹血糖测量值均高于 6.1 mmol/L。陈阿姨反映近期总感觉乏力嗜睡，小李根据自己所学知识判断陈阿姨可能患有糖尿病。小李建议陈阿姨前往正规医院就诊治疗，同时推荐陈阿姨在药店购买服用一些降血糖的保健性药物。

问题：小李的行为是否属于“非法行医”的违规行为？执法人员应如何处理？

一、药品行政执法概述

行政执法既是执法的一种也是行政行为的一种，其主体是国家行政机关，它属于具体行政行为范畴。药品行政执法是指药监部门依照行政执法程序及药品相关法律法规，对具体事件进行处理并直接影响相对人权利与义务的具体行政法律行为，是国家行政机关在执行宪法、法律、行政法规等所采取的具体办法和步骤，是为了保证行政法规的有效执行，而对特定的人或事件所做的具体的行政行为。在我国，具体行政行为有行政许可、行政检查、行政强制、行政处罚等几大类。

二、药品行政许可

行政许可是指行政机关根据公民、法人或其他组织的申请，经依法审查，准予其从事特定活动的行为。药品领域主要有药品生产许可、医疗机构制剂许可、药品经营许可、药品注册许可、进口药品注册许可等等，通过审核颁发相应许可证书。行政许可遵循合法性原则，公开、公平、公正原则，便民、效率原则，信赖保护原则，不得转让原则，监督原则。行政许可从行政许可性质、功能及适用条件来说分为五类：普通许可、特许、认可、核准、登记。行政许可具有五大特征，一是依法申请的行政行为；二是一种外部行政行为；三是一种要式行政行为；四是行政许可的内容是国家一般禁止的活动；最后行政行为是行政主体赋予相对方某种法律资格或是法律权利的具体行政行为。

三、药品行政监督检查

药品行政监督检查是指药品监督管理部门依法对从事药品生产、经营、使用活动的药事实践单位（如药品生产、经营企业、医疗机构等）遵守药品相关法律、法规和规章的情况进行督促检查。检查的具体内容主要是从事药品生产、经营、使用活动的药事实践单位是否依法正当行使权利和履行义务。

四、药品行政强制

行政强制是指行政机关为实现预防或制止正在发生或可能发生的违法行为、危险状态以及不利后果，或者是为了保全证据、确保案件查处工作的顺利进行等行政目的，而对相对人的人身或财产采取强制性措施的行为，它包括行政强制措施和行政强制执行。

行政机关在行政管理过程中，为防止证据损毁、制止违法行为、避免危害发生或扩大等情形，依法对客体可采取行政强制措施。行政强制措施种类有5种，分别是：①限制公民人身自由；②查封场所、设施或者财物；③扣押财物；④冻结存款、汇款；⑤其他行政强制措施。

对不履行行政决定的客体，依法强制履行义务，可采取行政强制执行，其方式有6种，分别是：①加处罚款或滞纳金；②划拨存款、汇款；③拍卖或者依法处理查封，扣押的场所、设施或财物；④排除妨碍、恢复原状；⑤代履行；⑥其他强制执行方式。

五、行政处罚

（一）行政处罚定义及其种类

行政处罚是指特定的国家行政机关对有违法行为尚未构成犯罪的相对人给予行政制裁的具体行政行为。

《中华人民共和国行政处罚法》规定行政处罚有四类共7种处罚。7种处罚分别是：警告、罚款、没收违法所得非法财物、责令停产停业、暂扣或者吊销许可证、行政拘留及行政法律法规规定的其他行政处罚。它们分别归为下列四类：一是人身罚，指特定行政主体限制和剥夺违法行为人人身自由的行政处罚，是行政处罚中最为严厉的一种，如行政拘留；二是资格罚，它包括责令停产停业、吊销许可证或执照等；三是财产罚，指行政主体依法对违法行为给予的剥夺财产权的处罚形式，如罚款、没收违法所得非法财物等；四是声誉罚，主要有警告和通报批评两种形式。

（二）行政处罚的原则

行政处罚应遵循以下原则：①处罚法定原则，即不符合规定、没有法定依据的不遵守法定程序行政处罚是无效的；②处罚公平公正原则；③处罚与违法行为相适应的原则；④处罚与教育相结合的原则；⑤不免除民事责任，不取代刑事责任原则。

（三）行政处罚追究时效及适用

（1）行政处罚适用条件：必须已经实施了违法行为，且该违法行为违反了行政法规范；行政相对人具有责任能力；行政相对人的行为依法应当受到处罚；违法行为未超过追究时效。

（2）行政处罚追究时效：违法行为在2年内未被发现的（计算时间应从违法行为实施之日起计算，但违法行为具有持续或继续状态的，从违法行为终了之日起算），不再给予行政处罚，上述时效及时间推算方法如遇另有规定的法律除外。

（3）行政处罚适用方式：主要强调不予行政处罚以及从轻或减轻处罚两种情形。

有下列情形之一的，不予行政处罚：不满十四周岁的人有违法行为的；违法行为在2年内未被发现的（除法律另有规定外）；精神病人在不能辨认或者控制自己行为时有违法行为的；违法行为轻微并及时纠正没有造成危害后果的。

有下列情形之一的，可以从轻或减轻处罚：主动消除或减轻违法行为危害后果的；受他人胁迫违法行为的；配合行政机关查处违法行为有立功表现的；已满十四周岁不满十八周岁的人有违法行为的。

（四）行政处罚的程序

行政处罚的程序主要有简易程序、一般程序、听证程序。

1. 简易程序（当场处罚程序）

当违法事实清楚、有法定依据、拟作出数额较小的罚款（对公民处 50 元以下，对法人或者其他组织处 1 000 元以下的罚款）或者警告时，可以适用简易程序，当场处罚。简易程序包括：① 表明身份（执法人员应向当事人出示执法身份证件）；② 确认违法事实，说明处罚理由和依据；③ 制作行政处罚决定书；④ 交付行政处罚决定书；⑤ 备案。

2. 一般程序（普通程序）

适用于处罚较重、情节复杂当场不能做出判断的情形。一般程序包括：① 立案（对两年以内未发现的行政违法行为，不予立案追究）；② 调查（调查时，行政执法人员不得少于二人并应出示证件）；③ 处理决定（据情况作出行政处罚、不予行政处罚、移送司法机关处理三种决定）；④ 说明理由并告知权利；⑤ 当事人陈述和申辩；⑥ 制作处罚决定书；⑦ 送达行政处罚决定书。

3. 听证程序

适用于行政机关作出较大数额罚款、吊销许可证或执照、责令停业停产等行政处罚之前，当事人有要求举行听证的权利，行政机关应当事人要求组织听证，不得收取当事人听证费用。听证程序包括：① 听证申请的提出；② 听证通知；③ 听证的主持与参与；④ 辩论；⑤ 制作听证笔录；⑥ 填写《听证意见书》。

任务三 药品行政复议和行政诉讼

案例启发

任务二的案例中，小李的行为被执法人员以“非法行医”进行了处罚，罚款 1 000 元。药店不服处罚，向当地药品监督管理局提起行政复议。

问题：对于不服行政处罚的当事人，该怎样合法维护自身权益？

对于不服行政执法的当事人，可以根据实际情况依法提出相应申诉。我国法律规定有权利的救济制度，法律救济方式有行政复议、行政诉讼、国家赔偿、民事诉讼。本节重点介绍药品行政复议及药品行政诉讼。

一、药品行政复议

行政复议是指行政相对人认为行政主体的具体行政行为侵犯其合法权益，依法向行政复议机关提出复查该具体行政行为的申请，行政复议机关依照法定程序对被申请的具体行政行为进行合法、适当性审查，并作出行政复议决定的一种法律制度。

（一）药品行政复议受案范围

1．有下列情形之一的可以提请卫生行政复议

（1）对行政机关作出的警告、罚款、没收违法所得、没收非法财物，责令停产停业、暂扣或者吊销许可证、执照、行政拘留等行政处罚决定不服的；

（2）对行政机关作出的限制人身自由或者查封、扣押、冻结财产等行政强制措施不服的；

（3）对行政机关作出的有关许可证、执照、资质证、资格证等证书变更、中止、撤销的决定不服的；

（4）认为行政机关侵犯其合法的经营自主权的；

（5）认为行政机关违法集资、征收财物、摊派费用或者违法要求履行其他义务的；

（6）认为符合法定条件，申请行政机关颁发许可证、执照、资质证、资格证等证书，或者申请行政机关审批、登记有关事项，行政机关没有依法办理的；

（7）申请行政机关履行保护人身权利、财产权利、受教育权利的法定职责，行政机关没有依法履行的；

（8）认为行政机关的其他具体行政行为侵犯其合法权益的。

2．不可申请复议事项

（1）对行政机关作出的行政处分或者其他人事处理决定；

（2）对民事纠纷的调解或者其他处理行为。

（二）行政复议原则

行政复议须遵循合法原则、公正公开原则、及时便民原则、书面复议原则、一级复议原则、对具体行政行为合法件和合理性进行审查的原则、不适用调解原则、行政复议机关依法独立行使复议职权的原则。

（三）行政复议程序

（1）申请：相对人自知道该具体行政行为之日起60日内可提出行政复议申请，申请可采用书面形式，口头申请的行政复议机关应当当场记录申请人基本情况、复议请求、主要事实、理由和时间。

（2）受理：行政复议机关收到申请后应在5个工作日内审查，依法受理事项。

（3）审理：由申请人提出或者行政复议机关负责法制工作的机构以为必要时，原则上采取书面审查的办法，向有关组织或人员进行调查，听取申请人、被申请人及第三人意见。行政复议举证责任由被申请人承担。

（4）决定：行政复议机关收到申请后应在60日内作出行政复议决定，行政复议决定有维持决定，责令履行法定职责，撤销、变更或者确认决定，责令赔偿决定四种。

二、药品行政诉讼

（一）药品行政诉讼受案范围

（1）对行政拘留、暂扣或者吊销许可证和执照、责令停产停业、没收违法所得、没收非法财物、罚款、警告等行政处罚不服的；

（2）对限制人身自由或者对财产的查封、扣押、冻结等行政强制措施和行政强制执行不服的；

（3）申请行政许可，行政机关拒绝或者在法定期限内不予答复，或者对行政机关作出有关行政许可的其他决定不服的；

（4）申请行政机关履行保护人身权、财产权等合法权益的法定职责，行政机关拒绝履行或者不予答复的；

（5）认为行政机关侵犯其经营自主权的；

（6）认为行政机关滥用行政权力排除或者限制竞争的；

（7）认为行政机关违法集资、摊派费用或者违法要求履行其他义务的。

（二）行政诉讼原则

行政诉讼应具备民事诉讼、刑事诉讼适用的一般原则外，还有其特殊适用原则。其特殊运用原则一是具体行政行为不停止执行的原则；二是对具体行政行为的合法性审查的原则；三是被告承担举证责任的原则；最后是不适用调节和反诉的原则。

（三）行政诉讼程序

行政诉讼的程序主要有起诉与受理，审理与判决。

（1）起诉与受理：对法院受案范围的行政案件不服的，可在收到决定书之日起 15 日内向上一级行政机关申请复议。复议机关逾期不作决定的，相对人可在复议期满 15 日内再向法院提出诉讼。也可以从知道作出行政行为之日起 6 个月内直接向法院提起诉讼。

（2）审理与判决：我国行政诉讼实行两审终审制，即相对人不服一审裁判，可上诉，二审裁判为终审裁判。

实训 4 我国药品监督管理机构互联网查询与检索

实训目的

（1）掌握查询查阅我国药品监督管理各职能机构最新工作动态的操作能力。

（2）熟悉我国药品监督管理行政监督、技术监督相关机构及其相应工作职能。

（3）了解我国药品监督管理涉及的相关职能部门及其工作职责。

实训环境

学习教材及提供互联网环境。

实训内容

（1）登录国家药品监督管理局官网（http://www.nmpa.gov.cn/）。

（2）查阅我国药品监督管理相关职能部门并查阅其中某部门最新动态。

（3）查阅我国药品监督管理行政监督及技术监督机构并查阅其中某个部门最新动态或者及工作职责等。

（4）实训任务：

① 通过查阅我国药品监督管理相关职能部门的资料，用结构图将我国药品监督管理行政监督及技术监督相关机构列举出来。

② 查阅相关资料，对我国药品监督管理机构的发展沿革进行整理概述（800字内）。

实训评价

表 3-2　实训评价

序号	完成项目	项目分值	项目得分
1	登录国家药品监督管理局官网	10	
2	查阅相关部门最新动态	10	
3	查阅行政或技术监督部门工作职责	10	
4	制作药品监督管理机构结构图	30	
5	完成药品监督管理机构的发展沿革概述	40	
合　计		100	

项目三 目标检测

1. A 型题（单项选择题）

（1）我国国家药品监督管理局简称是（　　）。

A. SDA　　B. FDA　　C. SFDA　　D. NMPA

（2）下列哪一个不属于药品技术监督管理机构（　　）？

A. 国家药典委员会　　B. 公安机关

C. 中国食品药品检定研究院　　D. 国家中药品种保护审评委员会

（3）相对人自知道具体行政行为之日起（　　）日内可提出行政复议？

A. 30　　B. 15　　C. 20　　D. 60

（4）（　　）负责组织指导药品、医疗器械等犯罪案件侦查工作。

A. 国家药品监督管理局　　B. 市场监督管理局

C. 公安机关　　D. 食品药品检定机构

（5）下列不属于国家药品监督管理局工作职责的是（　　）。

A. 负责药品、医疗器械和化妆品注册管理

B. 负责指导省、自治区、直辖市药品监督管理部门工作

C. 负责编纂《中华人民共和国药典》

D. 负责执业药师资格准入管理

2. X 型题（多项选择题）

（1）药品监督管理是对药品的（　　）进行管理的过程。

A. 研制　　B. 流通　　C. 生产　　D. 使用环节

（2）我国药品监督管理由（　　）两部分组成。

A. 药品行政监督　　B. 执业药师管理

C. 药品技术监督　　D. 药事组织管理

（3）下列哪些属于药品行政监督管理机构（　　）？

A. 国家卫生健康委员会　　B. 国家药品监督管理局

C. 省市场监督管理局　　D. 国家药典委员会

（4）我国药品监督管理包括了（　　）内容。

A. 药事组织管理　　B. 执业药师管理

C. 合理用药管理　　D. 药品管理

（5）行政处罚的程序主要有（　　）。

A. 法律程序　　B. 简易程序　　C. 一般程序　　D. 听证程序

3. 名词解释

（1）行政许可：

（2）药品监督管理：

（3）药品行政执法：

（4）行政复议：

4. 思考题

（1）药品行政监督与药品技术监督各自工作职责及二者之间的关系。

（2）提请卫生行政复议的条件。

项目四 药品注册管理

【学习目标】

知识目标

（1）掌握药品注册申请的类型；新药的定义、药品批准证明文件、优先审批、特殊审批。

（2）熟悉仿制药、进口药品、药品再注册、药品补充申请的内容。

技能目标

（1）能进行药品注册类型的辨别。

（2）知道什么情况下进行优先审批、什么情况下进行特殊审批。

任务一 药品注册申请

案例启发

氯碘羟喹是一种1933年上市的抗阿米巴病药物，因后来发现它能防治旅行者腹泻，而迅速风靡许多国家，包括日本。50年代后期，日本医生发现许多病人患亚急性脊髓视神经病（简称SMON病），患者具有双足麻木、刺痛、无力、瘫痪、失明等症状。

由于日本各地报告的类似病例越来越多，日本厚生省于1967年拨出专款，成立了专项委员会对该病的病因进行流行病学调查。该委员会成员包括微生物学、药理学、神经病学、神经病理学、流行病学、统计学及其他临床学科等方面的专家共计64人。4年后直至1971年，终于查清氯碘羟喹与SMON病的因果关系。据统计，日本各地因服用此药而患SMON病的患者有11 000多人，死亡几百人。

至1972年，日本各地均有受害者向法院提起诉讼。据不完全统计，受理此类案件共有32个地方法院、7个高等法院。至1979年，各地法院先后作出判决：尽管这是一起在质量检验合格、正常用法用量情况下的药品不良反应，相关制药企业仍要进行适当赔偿。这个事件相关企业共计赔偿患者1 195亿日元，按当时汇率计算约7亿多元人民币。

问题：如果日本严格执行药品注册再进行上市，是否可以避免此情况的发生？

一、药品注册的概念

（一）药品注册

药品注册，指国家药品监督管理局根据药品注册申请人的申请，依照法定程序，对拟上市销售药品的安全性、有效性、质量可控性等进行系统评价，并做出是否同意进行药品临床研究、生产或者进口药品的审批过程。

药品的注册管理是控制药品市场准入的前置性管理制度，是对药品上市的事前管理，是世界各国统一的管理模式之一。尽管世界各国由于社会经济制度不同，运用不同的药品注册管理模式，但是其管理的出发点与宗旨是一致的，即建立和规范药品注册管理制度，从制度上保证申报过程的真实性、科学性、规范性。运用规范化的法定程序来控制药品市场的准入，强化药品安全性，严把药品上市关，从而保障人体用药的安全性、有效性和质量可控性。

在我国，通过药品注册的药品，由国家药品监督管理部门颁发药品注册证书和批准文号。一药一号是药品身份的证明、药品生产合法性的标志、辨别真假药的重要依据。如贵阳某药业有限公司妇科再造丸的批准文号为：国药准字 Z20025056。

图 4-1 贵阳某药业有限公司妇科再造丸的批准文号

（二）药品注册申请人

药品注册申请人是指提出药品注册申请并能承担相应法律责任的机构。境内申请人应该是在中国境内合法登记并能独立承担民事责任的机构；境外申请人应当是境外合法制药的厂商。境外申请人办理进口药品注册，应当由其驻中国境内的办事机构或者由其委托的中国境内代理机构办理。

多个单位联合研制新药，应当由其中一个单位申请注册，其他单位不可重复申请；如需联合申请，应当共同署名作为该新药的申请人。新药申请获批后的每个品种，包括同一品种的不同规格，只能由一个单位生产。

（三）药品注册监管

由国家药品监督管埋局主管全国药品注册工作，负责药物临床试验、药品生产和进口的审批，且对药品注册实行主审集体负责制、相关人员公示制和回避制、责任追究制，受理、检验、审评、审批、送达等环节接受社会监督。

（四）药品注册的特点

药品注册是体现国家权力、维护公众利益的一种政府行为，是依法行政的一部分。药品注册有以下特点：

（1）药品注册是一种依法申请的行政行为，即药品注册只有当事人主动申请才发生，行政主体不主动做出决定；

（2）药品注册在法律上是一种行政许可行为，即指基于当事人的申请，行政主体经过对申请的审查而决定是否准许或者认可当事人所申请的活动或资格的行政行为。药品注册的表现形式为发放许可证。

（五）药品注册的基本原则

我国在药品注册管理上遵循公平、公正、公开的原则。遵守 WTO 非歧视性原则、市场开放原则、公平贸易原则和权利义务平衡原则，不断与国际市场接轨。

二、药品注册申请的分类

药品注册申请分类包括：新药申请、仿制药申请、进口药品申请、补充申请、药品再注册申请。

（1）新药申请：未在中国境内外上市销售药品的临床试验或上市申请。根据物质基础的原创性和新颖性，将新药分为创新型新药和改良型新药。

（2）仿制药申请：生产与原研药品质量和疗效一致的药品的注册申请。但是生物制品按新药申请程序来申报。

（3）进口药品申请：境外生产的药品在中国境内上市销售的注册申请。

（4）补充申请：新药申请、仿制药申请或者进口药品申请经批准后，改变、增加或者取消原批准事项或内容的注册申请。

（5）再注册申请：药品批准证明文件有效期满后申请人拟继续生产或者进口该药品的注册申请。

三、药品注册管理机构

主管全国药品注册工作的是国家药品监督管理部门，其负责对药物临床试验、药品生产及进口进行审批。根据国家药品监管部门《关于调整药品注册受理工作的公告》要求，只要是依据现行的法律、法规和规章，由国家药品监督管理局审评、审批和备案的注册申请，均由国家药品监督管理局受理，包括新药临床试验申请、新药生产（含新药证书）申请、仿制药申请及国家药品监督管理局审批的补充申请等；由省级药品监督管理部门审批、备案的药品注册申请仍由省级药品监督管理部门受理。集中受理实施后，由国家药品监督管理局食品药品审核查验中心统一组织会同药品注册检查资源实施现场核查。需要进行注册检验或是核查中认为需要抽样检验的，由检查部门按照规定抽取样品送中国食品药品检定研究院或者是省级药品检验机构检验。药品检验机构负责对注册药品进行质量标准复核。

为了进一步加强药品注册管理，原本由国家药品监督管理部门做出的药物临床试验审批决定（含国产和进口）、药品补充申请审批决定（含国产和进口）、进口药品再注册审批决定，均调整为由药品审评中心以国家药品监督管理局名义作出。其余药品注册申请的审批，按现程序由国家药品监督管理局做出决定。

四、我国药品注册相关文件

药品注册工作是保障药品质量的根本，也是药品监管工作的核心，不断改进药品注册管理制度也是不断提高药品质量监管水平的重要保障。我国现行的《药品注册管理办法》于

2020 年 1 月 15 日经国家市场监督管理总局 2020 年第 1 次局务会议审议通过，自 2020 年 7 月 1 日起施行。目前，与我国药品注册相关的法律规范性文件见表 4-1。

表 4-1 我国现行药品注册规范性文件

年 份	制定的有关法律法规
2008	《中药注册管理补充规定》（国食药监注〔2008〕3 号）
2009	《药品技术转让注册管理规定》（国食药监注〔2009〕518 号）
2012	《药品进口管理办法》（卫生部海关总署第 86 号令）
2015	《关于改革药品医疗器械审评审批制度的意见》（国发〔2015〕44 号）
	《关于授权国务院在部分地方开展药品上市许可持有人制度试点和有关问题的决定》
2016	《总局关于发布化学药品注册分类改革工作方案的公告》（2016 年第 51 号）
2017	《药物非临床研究质量管理规范》（局令第 34 号）
	《关于推进药品上市许可持有人制度试点工作有关事项的通知》（食药监药化管〔2017〕68 号）
	《关于深化审评审批制度改革鼓励药品医疗器械创新的意见》（厅字〔2017〕42 号）
	《总局关于调整药品注册受理工作的公告》（2017 年第 134 号）
2018	《关于改革完善仿制药供应保障及使用政策的实施意见》（国办发〔2018〕20 号）
2019	《中华人民共和国药品管理法》（主席令第 31 号）
	《中华人民共和国药品管理法实施条例》（国务院令第 709 号）
2020	《药品注册管理办法》（国家市场监督管理总局令第 27 号）
	《药物临床试验质量管理规范》（国家药监局 2020 年第 57 号）

五、药品注册的分类

根据现行的《药品注册管理办法》，按药品有效成分的不同可将药品注册划分为中药与天然药物、化学药品、生物制品三大类。

（一）中药、天然药物注册分类

1．未在国内上市销售，从植物、动物、矿物等物质中提取的有效成分及其制剂

指国家药品标准中未收载的从植物、动物、矿物等物质中提取的天然的单一成分及其制剂，其中单一成分的含量应当占总提取物的 90% 以上。

2．新发现的药材及其制剂

指未被国家药品标准或省、自治区、直辖市地方药材规范（即“法定标准”）收载的药材及其制剂。

3．新的中药材代用品

指用于替代国家药品标准中药成方制剂处方中的毒性药或者处于濒危状态药材，但未被法定标准收载的药用物质。

4．药材新的药用部位及其制剂

指具有法定标准药材，其原动、植物的新的药用部位及其制剂。

5．未在国内上市销售的从植物、动物、矿物等物质中提取出来的有效部位及其制剂

指国家药品标准中未收载的，从单一植物、动物、矿物等物质中提取的由一类或数类成分组成的有效部位及其制剂，其有效部位含量应占提取物的 50% 以上。

6．未在国内上市销售的中药、天然药物复方制剂

7．改变国内已上市销售的中药、天然药物给药途径的制剂

指不同给药途径或吸收部位之间相互改变的制剂。

8．改变国内已上市销售中药、天然药物剂型的制剂

指在给药途径不变的前提下改变剂型的制剂。

9．仿制药

指注册申请我国已批准上市销售的中药或天然药物。

（二）化学药品注册分类

化学药品注册分类共分为 5 个类别，具体如下：

1．1 类：境内外均未上市的创新药

指含有新的结构明确的、具有药理作用的化合物，且具有临床价值的药品。

2．2 类：境内外均未上市的改良型新药

指在已知活性成分的基础上，对其结构、剂型、处方工艺、给药途径、适应证等进行优化，且具有明显临床优势的药品。

3．3 类：境内申请人仿制境外上市但境内未上市原研药品的药品

该药品应与原研药品的质量和疗效一致。

原研药品指境内外首个获准上市，且具有完整和充分的安全性、有效性数据作为上市依据的药品。

4．4 类：境内申请人仿制已在境内上市原研药品的药品

该类药品应与原研药品的质量和疗效一致。

5．5 类：境外上市的药品申请在境内上市

新注册分类 1、2 类别药品，按照《药品注册管理办法》中新药的程序申报；含有新的结构明确的、具有药理作用的化合物的新复方制剂，按照新注册分类 1 进行申报。新注册分类 3、4 类别药品，按照《药品注册管理办法》中仿制药的程序申报；新注册分类 5 类别药品，按照《药品注册管理办法》中进口药品的程序申报。

新注册分类的注册申请所核发的药品批准文号（进口药品注册证/医药产品注册证）效力与原注册分类的注册申请核发的药品批准文号（进口药品注册证/医药产品注册证）效力等同。

（三）生物制品注册分类

生物制品按其用途分为治疗用生物制品和预防用生物制品，分别分为 15 类。

任务二　新药注册管理

案例启发：注射用盐酸左布比卡因的申报

盐酸左布比卡因主要用于外科硬膜外阻滞麻醉。某单位将注射用盐酸左布比卡因按化学药品新药 5 类申报，结果未被批准。不批准理由：第一，未对已知杂质 2,6-二甲基苯胺（主要降解产物）进行研究；第二，稳定性研究中缺少右旋异构体的考察。

问题：新药注册有哪几类？新药研发过程有几个步骤？审批程序有什么规定？

一、新药的定义

根据《国务院关于改革药品医疗器械审评审批制度的意见》（国发〔2015〕44 号），将药品分为新药和仿制药；将新药的定义由“未曾在中国境内上市销售的药品”调整为“未在中国境内外上市销售的药品”。

化学药新注册分类 1 类为创新药，指含有新的结构明确、具有药理作用的化合物；新注册分类 2 类为改良型新药，指在已知活性成分的基础上对其结构、剂型、处方工艺、给药途径、适应证等进行优化，且具有明显临床优势的药品。

中药、天然药物注册分类 1 ~ 6 的品种为新药。

二、新药研发过程

新药研发包括苗头化合物的发现、先导化合物的结构优化、候选药物的临床评价等一系列药物研究开发过程。由于不同类型新药所具有的创新程度均不一致，其研究内容及研究阶段划分也无法做到统一。以创新度最高的新化学实体（先导化合物）为例，可将新药研制分为三个阶段：一是临床前研究阶段，主要包括新活性成分的发现与筛选，并开展药理药效研究和毒理试验（安全性评价试验）；二是新药的临床试验阶段；三是生产和上市后研究。

（一）新药临床前研究

为了申请药品注册而进行的药物临床前研究，指的是非人体的研究，也可以称为非临床研究。此研究是用来评价药物的安全性，并确定一个新的化合物是否具备进入临床试验的条件（即是否在药效、毒性及作为一个药物所需的各种理化性质方面达到要求）。该研究阶段主要内容包括了药物的理化性质及纯度、合成工艺、提取方法、处方筛选、剂型选择、制备工艺、质量指标、检验方法、稳定性、药理、毒理、动物药代动力学研究等。中药制剂还包括了原药材的来源、加工及炮制等研究；生物制品还包括菌毒种、细胞株、生物组织等起始原材料的来源、保存条件、质量标准、生物学特征、遗传稳定性及免疫学的研究等。其流程一般为：小试产品→药效筛选→制备工艺优化数据→质量标准→中试放大→药理毒理→药剂工艺→稳定性实验→资料整理报批。

药物的非临床安全性评价研究是药物研发的基本工作，是为了评价药物安全性，而在实验室条件下用实验系统进行的试验，包括安全药理学试验、单次给药毒性试验、重复给药毒性试验、生殖毒性试验、遗传毒性试验、致癌性试验、局部毒性试验、免疫原性试验、依赖性试验、毒代动力学试验以及与评价药物安全性有关的其他试验。

新版《药物非临床研究质量管理规范》（GLP）已于 2017 年 6 月 20 日经国家食品药品监督管理总局局务会议审议通过，自 2017 年 9 月 1 日起施行。用于注册申报材料的档案，保存期应在药物上市后至少五年；未用于注册申报材料的研究档案（如终止的研究），其保存期为总结报告批准日后至少五年；其他不属于研究档案范畴的资料应当在其生成后保存至少十年。

（二）新药临床试验

新药的临床试验是在人体（病人或健康志愿者）身上进行药物的系统性研究，以验证试验药物的作用、不良反应及（或）试验药物的吸收、分布、代谢和排泄，它是药品上市的最终试验，其目的是确定试验药物的疗效及安全性。临床研究的结果对批准或不批准该药上市的决定至为重要。

新药在批准上市前，申请新药注册应该完成Ⅰ、Ⅱ、Ⅲ期临床试验；某些特殊情况下，经批准也可仅进行Ⅱ期、Ⅲ期临床试验，或者只进行Ⅲ期临床试验。各期临床试验的目的和主要内容见表 4-2。

表 4-2　药品研制临床试验阶段

阶　段	内　容	病例数
Ⅰ期 临床试验	初步的临床药理学及人体安全性评价试验。观察人体对于新药的耐受程度和药代动力学，为制定给药方案提供依据	20～30 例
Ⅱ期 临床试验	治疗作用初步评价阶段。其目的是初步评价药物对目标适应证患者的治疗作用和安全性，包括为Ⅲ期临床试验研究设计和给药剂量方案的确定提供依据。此阶段的研究设计可以根据具体的研究目的，采取多种形式，包括随机盲法对照临床试验	不少于 100 例
Ⅲ期 临床试验	治疗作用确证阶段。其目的是进一步验证药物对目标适应证患者的治疗作用以及安全性；评价利益与风险的关系，最终为药物注册申请的审查提供了充分依据。试验一般应为具有足够样本量的随机盲法对照试验	据不同病种及剂型要求，病例数不得少于 300 例
Ⅳ期 临床试验	新药上市后的应用研究阶段。其目的是考察在广泛使用条件下的药物的疗效和不良反应	不少于 2 000 例

为深化药品审评审批制度改革，鼓励创新，进一步推动我国药物临床试验规范研究和提升质量，国家药品监督管理局会同国家卫生健康委员会组织修订了《药物临床试验质量管理规范》（GCP），自 2020 年 7 月 1 日起施行。

（三）新药生产上市申请与审批

新药完成临床试验后，申请人向国家药品监督管理部门报送申请生产的申报资料，同时向中国食品药品检定研究院报送制备标准品的原材料及有关标准物质的研究资料。

改变剂型但不改变给药途径、增加新适应证的注册申请获得批准后不发给新药证书，但靶向制剂，缓释、控释制剂等特殊剂型除外。

国家严格控制口服制剂改注射制剂，如果口服制剂能够满足临床需求，不再批准注射制剂上市；严格控制肌内注射制剂改静脉注射制剂，肌内注射制剂可以满足临床需求的，不再批准静脉注射制剂上市。大容量注射剂、小容量注射剂、注射用无菌粉针之间互改剂型的申请，无明显临床优势的不予批准。

三、新药注册

（一）药品批准证明文件

药品批准证明文件是药品注册申请或批后，国家药品监督管理部门发给注册申请人的法定证明文件，被用来证明注册药品是依法获准的，是取得“合法身份”的证明。药品批准证明文件有：新药证书、药品注册批件附件（质量标准、说明书、药品包装）、药品批准文号等。

1．新药证书

新药证书是新药批准后，国家药品监督管理局发给新药申请人的法定权属证明文件。如果生产企业同时申请生产，则同时发给批准文号。在《药品注册管理办法》的规定时间内，国内只允许一家持有新药证书并能生产该药品的企业存在。

新药证书号的格式为：国药证字 H（Z、S）+4 位年号 +4 位顺序号，其中 H 代表化学药品，Z 代表中药，S 代表生物制品。

2．药品注册批件

药品注册批件是国家药品监督管理局批准某药品生产企业生产该品种，发给“批准文号”的法定文件，通俗点说，就是这个药品的“出生证”，也就是通常说的“生产批件”。

3．药品注册证书

药品注册证书有效期为五年，药品注册证书有效期内持有人应当持续保证上市药品的安全性、有效性和质量可控性，并在有效期届满前六个月申请药品再注册。

4．批准文号

批准文号是国产药品的身份证明，相当于药品的身份证号。同一种药品，如果政策许可，可能会有多家药企申请注册，经国家审查合格后，会批准给多家药厂生产，因此各个药品生产企业都会有该药品的《药品注册批件》，但是各药企的“批准文号”是不一样的。

境内生产药品批准文号格式为：国药准字 H（Z、S）+ 四位年号 + 四位顺序号。中国香港、澳门和台湾地区生产药品批准文号格式为：国药准字 H（Z、S）C + 四位年号 + 四位顺序号。

境外生产药品批准文号格式为：国药准字 H（Z、S）J + 四位年号 + 四位顺序号。其中 H 代表化学药，Z 代表中药，S 代表生物制品。

药品批准文号，不因上市后的注册事项的变更而改变。中药另有规定的从其规定。

5．进口药品注册证及医药产品注册证

该注册证即境外或港澳台地区药品的批准证明文件，是进口药品的身份证明，自 1999 年开始实施。2002 年起对境外进口核发《进口药品注册证》；中国香港、澳门和台湾地区的制药厂商申请注册的药品，核发《医药产品注册证》。

6．药品质量标准、说明书、药包材注册证

原国家食品药品监督管理局办公室《关于明确药品批准证明文件及附件证明效力的通知》（食药监办注〔2013〕5 号）规定，经国家局核准的药品说明书是药品批准证明文件的重要组成部分，各种网络形式公布的信息应该与上述药品批准证明文件一致。

原国家食品药品监督管理局 2004 年 7 月发布的《直接接触药品的包装材料和容器管理办法》（局令第 13 号）规定，国家食品药品监督管理局制定注册药包材产品目录，并对目录中的产品实行注册管理。符合规定的，由国家药品监督管理局核发《药包材注册证》。

（二）优先审批、特殊审批

1．优先审批的有关规定

药品上市许可申请时，以下具有明显临床价值的药品，可以申请适用优先审评审批程序：

（1）临床急需的短缺药品、防治重大传染病和罕见病等疾病的创新药和改良型新药；

（2）符合儿童生理特征的儿童用药品新品种、剂型和规格；

（3）疾病预防、控制急需的疫苗和创新疫苗；

（4）纳入突破性治疗药物程序的药品；

（5）符合附条件批准的药品；

（6）国家药品监督管理局规定其他优先审评审批的情形。

2．特殊审批的有关规定

（1）《新药注册特殊审批管理规定》中，规定对符合下列情形的新药注册申请实行特殊审批：

① 未在国内上市销售的从植物、动物、矿物等物质中提取的有效成分及其制剂，新发现的药材及其制剂；

② 未在国内外获准上市的化学原料药及其制剂、生物制品；

③ 治疗艾滋病、恶性肿瘤、罕见病等疾病且具有明显临床治疗优势的新药；

④ 治疗尚无有效治疗手段的疾病的新药。

（2）《关于药品注册审评审批若干政策的公告》（2015 年第 230 号）规定，符合下列条件之一的，实行单独排队，加快审评审批：

① 防治艾滋病、恶性肿瘤、重大传染病和罕见病等疾病的创新药注册申请；

② 儿童用药注册申请；

③ 老年人特有和多发疾病用药注册申请；

④ 列入国家科技重大专项和国家重点研发计划的药品注册申请；

⑤ 使用先进技术、创新治疗手段、具有明显治疗优势的临床急需用药注册申请；

⑥ 转移到中国境内生产的创新药注册申请；

⑦ 申请人在欧盟、美国同步申请并获准开展药物临床试验的新药临床试验申请，或在中国境内用同一生产线生产并在欧盟、美国同步申请上市且已通过其药品审批机构现场检查的药品注册申请；

⑧ 临床急需且专利到期前 3 年的药品临床试验申请和专利到期前 1 年的药品生产申请。

（3）为加快临床急需的境外上市新药审评审批，近十年在美国、欧盟或日本上市但未在我国境内上市的新药，符合下列情形之一的，纳入专门通道审评审批的品种范围：

① 用于治疗罕见病的药品；

② 用于防治严重危及生命疾病，且尚无有效治疗或预防手段的药品；

③ 用于防治严重危及生命疾病，且具有明显临床优势的药品。

（三）新药监测期内相关规定

（1）新药进入监测期之日起，国家药品监督管理部门将不再受理其余申请人的同品种生产、改变剂型和进口该药的注册申请。已经受理但尚未批准进行药物临床试验的其他申请人同品种申请予以退回；新药监测期满后，申请人可以提出仿制药申请或者进口药品申请。在监测期内的新药，国家药品监督管理局不批准其他企业生产、改变剂型和进口。

（2）新药进入监测期之日起，国家药品监督管理局已经批准其他申请人进行药物临床试验的，可以按照药品注册申报与审批程序继续办理该申请，符合规定的，国家药品监督管理部门批准该新药的生产或者进口，并对境内药品生产企业生产的该新药一并进行监测。

（3）处于新药监测期内的药品，有关药品生产、经营、使用及检验、监督企业或单位如果发现新药存在严重质量问题、严重或者非预期的不良反应的，必须及时向省级药品监督管理部门报告。省级药品监督管理部门收到报告后应当立即组织调查，并报告国家药品监督管理部门。

（4）药品生产企业应该经常考察处于监测期内的新药的生产工艺、质量、稳定性、疗效及不良反应等情况，并且每年向所在地的省级药品监督管理部门报告。药品生产企业没有履行新药监测期责任的，省级药品监督管理部门应责令其改正。

（5）新药监测期可以根据现有的安全性研究资料和境内外研究状况确定，自新药批准生产之日起计算，最长不得超过 5 年。针对不同类型的新药，分别规定中药、天然药物、化学药品、治疗用生物制品、预防用生物制品的相应监测期限（表 4-3）。

表 4-3　新药监测期期限

监测期限	中药、天然药物	化学药品	治疗用生物制品	预防用生物制品
5 年	1 类	1 类	1 类	1 类
4 年	2～6 类	2.2，2.3	2～12 类	2～8 类
3 年	7～8 类	2.1，2.4	14（不包括 12）	9～11 类

任务三 仿制药品、进口药品、补充申请、再注册的管理

案例启发

2019 年 12 月 14 日，国家药监局药品审评中心发布通知，再次组织对国内化合物专利权到期、终止、无效且尚无仿制申请的国外已上市药品进行筛选，初步筛选出硫酸阿扎那韦等 7 个具有明确临床价值的药品，拟纳入《第二批专利权到期、终止、无效且尚无仿制申请的药品清单》。

经检索国家专利数据，上述 7 个药品截至 2018 年 10 月未发现国内有效的化合物专利。申请人如参考上述名单进行研发申报，应关注相关专利的最新情况，在提交注册申请时应提供不侵犯专利的声明。

问题：仿制药是什么药？与专利药相比有何区别？

一、仿制药品

仿制药是“仿制与原研药品质量和疗效一致的药品”。仿制药分为两类，一是仿制境外已经上市而境内尚未上市的原研药；二是仿制境内已经上市的原研药。仿制药应该与原研药品具有相同的活性成分、剂型、规格、给药途径和适应证。

因为仿制药的研发费用较低，并能显著降低药品的价格，因此国家在鼓励药品创新的同时也重视仿制药的研究。

长期以来，我国仿制药注册审评以《中华人民共和国药典》、局颁标准、部颁标准等作为审查标准，造成了“仿标准而不仿产品”的情况。同时，拥有相同通用名的药品由多家企业同时生产的情况在我国较为普遍，而不同的生产企业在研发能力、生产工艺、生产设备等方面差距较大，导致了我国同通用名药品的质量和疗效参差不齐。现在，我国政府高度重视这一问题。2015 年 8 月，国务院启动药品医疗器械审评审批制度改革，将仿制药质量和疗效一致性评价（简称“仿制药一致性评价”）作为改革的重点任务之一。

知识链接

仿制药一致性评价是指对已经批准上市的仿制药，按与原研药品质量和疗效一致的原则，分期分批进行质量一致性评价，使其在临床上与原研药品可以相互替代。药品生产企业应将其产品按照规定的方法与参比制剂进行质量一致性评价，并向药品监管局报送评价结果。

二、进口药品

进口药品的注册是指境外制药厂商生产的药品申请在国内销售的注册申请，同时也包括港、澳、台地区的药品申请到内地销售。

（1）进口药品的境外申请人应当是申报品种在生产国家或地区的合法制药厂商；境外申请人办理进口药品注册，应当由其驻中国境内的办事机构或者由其委托的中国境内代理机构办理。

（2）《药品注册管理办法》第 84 条规定：申请进口的药品应当获得境外制药厂商所在生产国家或者地区的上市许可。2017 年 10 月，国家药品监督管理局在《关于调整进口药品注册管理有关事项的决定》中首次规定取消部分进口药品在境外上市的要求。具体为“对于提出进口药品临床试验申请、进口药品上市申请的化学药品新药以及治疗用生物制品创新药，取消应当获得境外制药厂商所在生产国家或者地区的上市许可的要求。”未在生产国家或者地区获得上市许可，但经国家药品监督管理局确认该药品安全、有效而且临床需要的，可以批准进口；该药品的生产应当符合所在国家或者地区药品生产质量管理规范及我国《药品生产质量管理规范》的要求。

三、补充申请的管理

（一）药品补充申请的定义

补充申请是指新药申请、仿制药申请或者进口药品申请经过批准后，改变、增加或者取消原批准事项或者内容的注册申请。

补充申请的申请人应是药品批准证明文件的持有人或者药品注册的申请人。新药技术转让，进口药品分包装，药品试行标准转正亦按照补充申请办理。

（二）补充申请的类型

补充申请的类型主要包括以下三种：

（1）变更研制新药已获药品批准证明文件及其附件中载明事项的；

（2）变更生产的仿制药品已获药品批准证明文件及其附件中载明事项的；

（3）变更进口药品已获药品批准证明文件及其附件中载明事项的。

申请人应当参照相关技术指导原则，评估其变更对药品安全性、有效性、质量可控性的影响，并进行相关的技术研究工作。

四、药品再注册

（一）药品再注册的定义

国务院药品监督管理部门核发的药品批准文号、《进口药品注册证》、《医药产品注册证》的有效期为 5 年。有效期届满，需要继续生产或者进口的，应该在有效期届满前 6 个月申请再注册。

再注册申请指药品批准证明文件有效期满后，申请人拟继续生产或者进口该药品的注册申请。由于特殊药品实施年度生产计划审批管理，因此药品的再注册主要是针对新药、仿制药和进口药品。

（二）药品再注册申报与审批

根据《国务院机构改革和职能转变方案》和《国务院关于机构设置的通知》（国发〔2013〕14 号），药品再注册行政许可职责已下放省级药品监督管理部门。

进口药品的再注册申请由国家药品监督管理局受理，在 6 个月内完成审查，符合规定的予以再注册；不符合规定的，发出不予以再注册的通知，并说明理由。

实训 5 辨别药品通用名、商品名和商标

实训目的

（1）学会区分药品的通用名和商品名，了解其代表的含义。

（2）认识什么是药品的商标，并了解其代表的含义。

实训环境

校内模拟药房。

实训内容

（1）药品通用名：由世界卫生组织编定的在全球范围通用和在药品标准中列入的名称，如阿司匹林、头孢曲松钠、复方伪麻片。任何药品包装、标签说明书上都应该标识通用名，通用名应该最为醒目，选购药品时，消费者一定要弄清药品的通用名。

（2）药品商品名：药品生产企业为了市场竞争和知识产权保护的需要，往往给自己生产的药品注册商品名以示区别，如斯利安为叶酸片的商品名；扑尔敏是马来酸氯苯那敏片的商品名。一种药品由于生产企业、注册商标和剂型规格的不同，可能有很多种商品名。如：氯雷他定片（通用名），不同药厂用它生产制剂商品名有息斯敏、开瑞坦等；但药品商品名（包括外文名和中文名）一律不得用作药品通用名。

（3）药品商标。注册商标是指国家工商行政管理局商标局依照法定程序核准注册的商标。按照法律的规定，申请注册的商标可以是文字、图形，或者文字和图形的组合。商标一旦获准注册，注册人即享有该商标的专用权，任何人未经注册人同意，不得在相同或类似的商品上使用该商标或与该商标近似的商标，否则将构成商标侵权，要追究法律责任。

《商标法实施细则》第七条规定："国家规定并由国家工商行政管理局公布的人用药品和烟草制品，必须使用注册商标。"药品是特殊的商品，它必须使用注册商标。

在药品的包装上都应有药名。药名分通用名和商品名。通用名是国家规定的统一名称，同种药品的通用名一定是相同的。商品名是由不同生产药厂对自己制剂产品所起的名字，并经过注册具有专用权。

实训任务

任务 1：辨识通用名、商品名、商标

根据学生人数分为一定数量的小组，自行收集不同药品、或是相同药品不同剂型的药品

包装盒，每组不低于 10 个。对收集到的药品名称进行分析，学会区分药品的通用名、商品名和商标。

任务 2：收集药品信息

请同学们把本组收集到的药品信息进行整理，列表写出所收集药品的通用名、商品名、功能主治，完成实训报告。

项目四 目标检测

1. 名词解释

（1）新药：

（2）仿制药：

（3）GLP：

（4）GCP：

2. A 型题（单项选择题）

（1）现行《药品注册管理办法》的实施时间是（　　）。

A. 2020 年 7 月 1 日　　B. 2005 年 5 月 1 日

C. 2007 年 10 月 1 日　　D. 2006 年 8 月 1 日

（2）以下哪一项是 1 期临床试验的目的？（　　）

A. 观察人体对于新药的耐受程度和药物代谢动力学

B. 初步评价药物对目标适应症患者的治疗作用和安全性

C. 验证药物对目标适应症患者的治疗作用和安全性，评价利益与风险关系

D. 考察在广泛使用条件下的药物的疗效和不良反应

（3）治疗作用确证阶段属于哪期临床试验？（　　）

A. Ⅰ期临床试验　　B. Ⅱ期临床试验

C. Ⅲ期临床试验　　D. Ⅳ期临床试验

（4）根据《药品注册管理办法》，药品应当按照规定进行补充申请的是（　　）。

A. 改变剂型　　B. 增加新适应证

C. 改变原批准事项或者内容　　D. 改变给药途径

（5）新药监测期自新药批准生产之日起计算，最长不得超过（　　）。

A. 1 年　　B. 2 年　　C. 4 年　　D. 5 年

3. 简答题

（1）简述我国优先审批的特色之处及其作用。

（2）简述我国境内生产药品批准文号格式，并举例说明。

项目五　药品生产管理

【学习目标】

知识目标

（1）掌握药品生产准入、药品生产质量管理规范（GMP）的基本要求。

（2）熟悉药品生产监管的法规。

（3）了解 GMP 合规性检查的过程。

技能目标

能通过查阅法规、收集资料，按程序完成药品生产准入申报、GMP 生产企业自检、认证申报等药品生产准入及质量管理工作。

任务一　药品生产与监督管理

案例启发

2018 年，长春长生生物科技有限责任公司（以下简称“长春长生公司”）因冻干人用狂犬病疫苗生产存在记录造假等严重违反《药品生产质量管理规范》的行为，吉林省食药监局已收回长春长生公司《药品 GMP 证书》，同时已按要求停止狂犬病疫苗的生产。长春长生公司对有效期内所有批次的冻干人用狂犬病疫苗（Vero 细胞）全部实施召回。

2018 年 7 月 18 日多地疾控部门停用、封存长春长生公司狂犬病疫苗。

针对长春长生公司狂犬病疫苗生产违规事件，多地疾控部门已陆续做出回应。据不完全统计，截至 2018 年 7 月 22 日，至少已有 20 个省、自治区和直辖市的疾控部门就长春长生疫苗事件进行发声。包括上海、河南、海南、重庆、山东、山西、广西、河北 8 个省市在内的疾控中心明确表示，全面停用或是暂停使用长春长生狂犬病疫苗。湖南、福建、广东 3 省疾控中心表示，该省境内没有涉事批次狂犬病疫苗。另外，还有西藏、北京、天津、江西四地疾控部门称，未采购长春长生公司狂犬病疫苗产品或是未采购此次涉事疫苗批次。

2018 年 8 月 7 日，为做好接种长春长生公司狂犬病疫苗接种者的续种补种工作，国家卫健委会同国家药监局制定了《接种长春长生公司狂犬病疫苗续种补种方案》。要求各地认真组织，切实做好续种补种工作。工作中如出现问题，请及时向国家卫健委疾控局和国家药监局药化监管司报告。

2018 年 10 月 16 日，国家药品监督管理局和吉林省食品药品监督管理局依法从严对长春长生生物科技有限责任公司违法违规生产狂犬病疫苗作出行政处罚。

行政处罚决定书认定，长春长生公司生产记录造假行为违反了《中华人民共和国药品管理法》及其实施条例，以及《药品生产质量管理规范》《药品生产监督管理办法》《生物制品批签发管理办法》等法律法规和规章。

依据行政处罚管辖有关规定，国家药品监督管理局和吉林省食品药品监督管理局分别对长春长生公司作出多项行政处罚。国家药品监督管理局撤销长春长生公司狂犬病疫苗（国药准字 S20120016）药品批准证明文件；撤销涉案产品生物制品批签发合格证，并处罚款 1 203 万元。吉林省食品药品监督管理局吊销其《药品生产许可证》；没收违法生产的疫苗、违法所得 18.9 亿元，处违法生产、销售货值金额三倍罚款 72.1 亿元，罚没款共计 91 亿元；此外，对涉案的高俊芳等十四名直接负责的主管人员和其他直接责任人员作出依法不得从事药品生产经营活动的行政处罚。涉嫌犯罪的，由司法机关依法追究刑事责任。

问题：什么是《药品生产许可证》？什么是《药品 GMP 证书》？

一、药品生产和药品生产企业

（一）药品生产的概念、分类及特点

1．药品生产的概念

药品生产是指将原料加工制成能够供医疗使用的药品的过程。

2．药品生产的分类

按照生产药品的产品不同，药品生产可分为原料药生产和制剂生产。

3．药品生产的特点

（1）机械化、自动化程度要求高。对药品而言，生产人员本身就是污染源之一。因此，药品生产要求有较高的机械化、自动化程度。

（2）生产过程中使用仪器设备较多，且生产设备具有较强的多用性（即可用于生产多种药品）。

（3）卫生要求严格。生产车间的卫生洁净程度及厂区的卫生状况都会对药品质量产生较大影响，甚至不同品种或同一品种不同批次的药品之间都互为污染源。因此，药品生产对生产环境的卫生要求十分严格，厂区、路面及运输等不得对药品的生产造成污染，生产人员、设备及药品的包装物等均不得对药品造成污染。

（4）对生产条件有较高的要求。温度、湿度、空气洁净度等直接影响药品质量，是药品生产过程中需要严格控制的因素。

（5）产品有严格的质量基线要求。药品不允许有“等外品”“处理品”等，必须是符合药品标准的合格品；且产品一旦出现质量问题，通常不能“返修”。因此，客观上要求药品生产处于零差错率状态。

（6）产品的生产及其内在质量检验的专业性较强。

（7）生产环节多、生产过程较为复杂。

（8）通常产生较多的“三废”。
（9）固定成本较高、规模的经济性较强。
（10）产品的种类、规格、剂型繁多。

（二）药品生产企业的概念和分类

1. 药品生产企业的概念

药品生产企业是指生产药品的专营企业或者兼营企业，是应用现代科学技术，获准从事药品生产活动，实行自主经营、独自核算、自负盈亏，具有法人资格的基本经济组织。

2. 药品生产企业的分类

药品生产企业按经济所有制类型的不同，可分为全民所有制、集体所有制、民营企业、股份公司、中外合资、中外合作、外资企业等；按企业规模可分为大型企业、中型企业和小型企业；按所生产的产品大致可分为化学药生产企业（包括原料和制剂）、中药制剂生产企业、生化制药企业、中药饮片生产企业和生物制品生产企业等。

二、药品生产企业的开办

《药品管理法》第四十一条规定了我国对药品生产企业实行药品生产许可证制度，这也是药品生产企业的生产准入制度，“从事药品生产活动，应当经所在地省、自治区、直辖市人民政府药品监督管理部门批准，取得药品生产许可证。无药品生产许可证的，不得生产药品。”因此要开办药品生产企业，必须获得药品生产许可证。

（一）开办药品生产企业需要具备的条件

《药品生产监督管理办法》（国家市场监督管理总局令第 28 号）第六条规定，从事药品生产，应当符合以下条件：

（1）有依法经过资格认定的药学技术人员、工程技术人员及相应的技术工人，法定代表人、企业负责人、生产管理负责人（以下称生产负责人）、质量管理负责人（以下称质量负责人）、质量受权人及其他相关人员符合《药品管理法》《疫苗管理法》规定的条件；
（2）有与药品生产相适应的厂房、设施、设备和卫生环境；
（3）有能对所生产药品进行质量管理和质量检验的机构、人员；
（4）有能对所生产药品进行质量管理和质量检验的必要的仪器设备；
（5）有保证药品质量的规章制度，并符合药品生产质量管理规范要求。

从事疫苗生产活动的，还应当具备下列条件：
（1）具备适度规模和足够的产能储备；
（2）具有保证生物安全的制度和设施、设备；
（3）符合疾病预防、控制需要。

（二）申办许可需提交的材料

《药品生产监督管理办法》第七条规定，从事制剂、原料药、中药饮片生产活动，申请人应当按照本办法和国家药品监督管理局规定的申报资料要求，向所在地省、自治区、直辖市药品监督管理部门提出申请。

委托他人生产制剂的药品上市许可持有人，应当具备本办法第六条第一款第一项、第三项、第五项规定的条件，并与符合条件的药品生产企业签订委托协议和质量协议，将相关协议和实际生产场地申请资料合并提交至药品上市许可持有人所在地省、自治区、直辖市药品监督管理部门，按照本办法规定申请办理药品生产许可证。

申请人应当对其申请材料全部内容的真实性负责。

根据国家药监局关于实施新修订《药品生产监督管理办法》有关事项的公告（2020 年第 47 号）要求提交以下材料：

（1）药品生产许可证申请表；

（2）基本情况，包括企业名称、生产线、拟生产品种、剂型、工艺及生产能力（含储备产能）；

（3）企业的场地、周边环境、基础设施、设备等条件说明以及投资规模等情况说明；

（4）营业执照（申请人不需要提交，监管部门自行查询）；

（5）组织机构图（注明各部门的职责及相互关系、部门负责人）；

（6）法定代表人、企业负责人、生产负责人、质量负责人、质量受权人及部门负责人简历、学历、职称证书和身份证（护照）复印件；依法经过资格认定的药学及相关专业技术人员、工程技术人员、技术工人登记表，并标明所在部门及岗位；高级、中级、初级技术人员的比例情况表；

（7）周边环境图、总平面布置图、仓储平面布置图、质量检验场所平面布置图；

（8）生产工艺布局平面图（包括更衣室、盥洗间、人流和物流通道、气闸等，并标明人、物流向和空气洁净度等级），空气净化系统的送风、回风、排风平面布置图，工艺设备平面布置图；

（9）拟生产的范围、剂型、品种、质量标准及依据；

（10）拟生产剂型及品种的工艺流程图，并注明主要质量控制点与项目、拟共线生产情况；

（11）空气净化系统、制水系统、主要设备确认或验证概况；生产、检验用仪器、仪表、衡器校验情况；

（12）主要生产设备及检验仪器目录；

（13）生产管理、质量管理主要文件目录；

（14）药品出厂、上市放行规程；

（15）申请材料全部内容真实性承诺书；

（16）凡申请企业申报材料时，申请人不是法定代表人或负责人本人，企业应当提交《授权委托书》；

（17）按申请材料顺序制作目录。

中药饮片等参照自行生产的药品上市许可持有人申请要求提交相关资料。疫苗上市许可持有人还应当提交疫苗的储存、运输管理情况，并明确相关的单位及配送方式。

（三）药品生产许可的申请与审批

开办药品生产企业的申请人，应当向拟办企业所在地省、自治区、直辖市药品监督管理部门提出申请。省、自治区、直辖市药品监督管理部门收到申请后，应当根据下列情况分别作出处理：

（1）申请事项依法不属于本部门职权范围的，应当即时作出不予受理的决定，并告知申请人向有关行政机关申请；

（2）申请材料存在可以当场更正的错误的，应当允许申请人当场更正；

（3）申请材料不齐全或者不符合形式审查要求的，应当当场或者在 5 个工作日内发给申请人《补正材料通知书》，一次性告知申请人需要补正的全部内容，逾期不告知的，自收到申请材料之日起即为受理；

（4）申请材料齐全、符合形式审查要求，或者申请人按照要求提交全部补正材料的，予以受理。

省、自治区、直辖市药品监督管理部门应在自收到申请之日起 30 个工作日内作出决定。经审查符合规定的，予以批准，并自书面批准决定之日起 10 个工作日内核发《药品生产许可证》；不符合规定的，作出不予批准的书面决定，并说明理由，同时告知申请人享有依法申请行政复议或者提起行政诉讼的权利。

新开办药品生产企业、药品生产企业新建药品生产车间或者新增生产剂型的，应当自取得药品生产证明文件或者经批准正式生产之日起 30 日内，按照国家药品监督管理局的规定向相应的药品监督管理部门申请《药品生产质量管理规范》认证。

三、药品生产许可证的管理

《药品生产许可证》分正本和副本，正本、副本具有同等法律效力，有效期为 5 年，由国家药品监督管理局统一印制。

（一）药品生产许可证书内容

《药品生产许可证》载明的项目有：许可证编号、分类码、企业名称、统一社会信用代码、法定代表人、住所（经营场所）、企业负责人、生产负责人、质量负责人、质量受权人、生产地址和生产范围、发证机关、发证日期、有效期限等项目。其中由药品监督管理部门核准的许可事项为：企业负责人、生产范围、生产地址。

（二）药品生产许可证的变更管理

《药品生产许可证》的变更有两种，分为许可事项变更和登记事项变更。《药品生产许可证》变更后，原发证机关应当在《药品生产许可证》副本上记录变更的内容和时间，并按照变更后的内容重新核发《药品生产许可证》正本，收回原《药品生产许可证》正本，变更后的《药品生产许可证》有效期不变。

由药品监督管理部门核准的许可事项为：企业负责人、生产范围、生产地址。药品生产企业变更许可证许可事项的，应当在原许可事项发生变更后 30 日内，向原发证机关提出《药品生产许可证》变更申请。未经批准，不得擅自变更许可事项。原发证机关应当自收到企业变更申请之日起 10 个工作日内作出是否准予变更的决定。

与工商行政管理部门核发的营业执照中载明的相关内容一致的登记事项为：企业名称、

法定代表人、注册地址等项目。药品生产企业变更许可证登记事项的，应当在工商行政管理部门核准变更后 30 日内，向原发证机关申请《药品生产许可证》变更登记。原发证机关应当自收到企业变更申请之日起 10 个工作日内办理变更手续。

（三）《药品生产许可证》的其他管理

1.《药品生产许可证》的换发

《药品生产许可证》有效期届满，需要继续生产药品的，药品生产企业应当在有效期届满前 6 个月，向原发证机关申请换发《药品生产许可证》。

原发证机关结合企业遵守法律法规、GMP 和质量体系运行情况，按照《药品生产监督管理办法》关于药品生产企业开办的程序和要求进行审查，在《药品生产许可证》有效期届满前作出是否准予其换证的决定；符合规定准予换证的，收回原证，换发新证。

2.《药品生产许可证》的补发

若《药品生产许可证》有遗失，药品生产企业应当立即向原发证机关申请补发，原发证机关按照原核准事项在 10 个工作日内补发《药品生产许可证》。

3.《药品生产许可证》的缴销

药品生产企业终止生产药品或者关闭的，由原发证机关缴销《药品生产许可证》，并通知工商行政管理部门。

四、药品委托生产的管理

药品委托生产是指药品生产企业（委托方）在因技术改造暂不具备生产条件和能力或产能不足暂不能保障市场供应的情况下，将其持有药品批准文号的药品委托其他药品生产企业（受托方）全部生产的行为，不包括部分工序的委托加工行为。

《药品生产监督管理办法》规定，药品上市许可持有人委托生产药品的，应当符合药品管理的有关规定。

药品上市许可持有人委托符合条件的药品生产企业生产药品的，应当对受托方的质量保证能力和风险管理能力进行评估，根据国家药品监督管理局制定的药品委托生产质量协议指南要求，与其签订质量协议以及委托协议，监督受托方履行有关协议约定的义务。

受托方不得将接受委托生产的药品再次委托第三方生产。

经批准或者通过关联审评审批的原料药应当自行生产，不得再行委托他人生产。

（一）对委托方和受委托方的相关要求

1. 对委托方的要求

委托方应当是取得该药品批准文号的药品生产企业，负责委托生产药品的质量。委托方应当对受托方的生产条件、技术水平和质量管理情况进行详细考查，向受托方提供委托生产药品的技术和质量文件，确认受托方具有受托生产的条件和能力。对委托生产的全过程进行指导和监督，负责委托生产药品的批准放行。在委托生产的药品包装、标签和说明书上，应当标明委托方企业名称和注册地址、受托方企业名称和生产地址。

2．对受托方的要求

受托方应是持有与委托生产药品相适应的《药品生产质量管理规范》认证证书的药品生产企业。应按照《药品生产质量管理规范》进行生产，并按照规定保存所有受托生产文件和记录。委托生产药品的双方应当签订书面合同，内容应当包括质量协议，明确双方的权利与义务，并具体规定双方在药品委托生产管理、质量控制等方面的质量责任及相关的技术事项，且应当符合国家有关药品管理的法律法规。

（二）药品委托生产申请材料项目

（1）委托方和受托方的《药品生产许可证》、营业执照复印件；

（2）受托方《药品生产质量管理规范》认证证书复印件；

（3）委托方对受托方生产和质量保证条件的考核情况；

（4）委托方拟委托生产药品的批准证明文件复印件并附质量标准、生产工艺，包装、标签和使用说明书实样；

（5）委托生产药品拟采用的包装、标签和使用说明书式样及色标；

（6）委托生产合同；

（7）受托方所在地省级药品检验机构出具的连续三批产品检验报告书。委托生产生物制品的，其三批样品由受托方所在地省级药品检验机构抽取、封存，由中国食品药品检定研究院负责检验并出具检验报告书；

（8）受托方所在地省、自治区、直辖市药品监督管理部门组织对企业技术人员，厂房、设施、设备等生产条件和能力，以及质检机构、检测设备等质量保证体系考核的意见。

（三）药品委托生产延期申请所需要的申请材料项目

（1）委托方和受托方的《药品生产许可证》、营业执照复印件；

（2）受托方《药品生产质量管理规范》认证证书复印件；

（3）前次批准的《药品委托生产批件》复印件；

（4）前次委托生产期间，生产、质量情况的总结；

（5）与前次《药品委托生产批件》发生变化的证明文件。

（四）药品委托生产监管

各省、自治区、直辖市药品监督管理局应当组织对本行政区域内委托生产药品的企业（包括委托方和受托方）进行监督检查。

对于委托方和受托方不在同一省、自治区、直辖市的，委托方所在地省、自治区、直辖市药品监督管理局可以联合受托方所在地省、自治区、直辖市药品监督管理局组织对受托方受托生产情况进行延伸检查。

监督检查和延伸检查发现企业存在违法违规行为的，依法予以处理。

药品生产企业在申请药品委托生产过程中提供虚假材料，或者采取欺骗、贿赂等不正当手段取得《药品委托生产批件》的，应当予以撤销，三年内不受理该申请人提出的该药品委托生产申请；涉及违法行为的，依法予以处理。

五、药品生产监督检查

药品生产监督管理是指药品监督管理部门依法对药品生产条件和生产过程进行审查、许可、认证、检查的监督管理活动。国家药品监督管理部门直接对药品生产企业进行监督检查，并对省级药品监督管理部门的监督检查工作机构认证通过的生产企业《药品生产质量管理规范》的实施及认证情况进行监督和抽查。

省级药品监督管理部门负责本行政区域内药品生产企业的监督检查工作，应建立实施监督检查的运行机制和管理制度，明确市级和县级药品监督管理机构检查职责。

（一）药品生产监督检查的主要内容

药品生产企业执行有关法律、法规及实施《药品生产质量管理规范》的情况。包括《药品生产许可证》换发的现场检查、《药品生产质量管理规范》跟踪检查、日常监督检查等。

（二）监督检查时药品生产企业应提供的情况和材料

（1）企业生产情况和质量管理情况自查报告。

（2）《药品生产许可证》副本和营业执照复印件，《药品生产许可证》事项变动及审批情况。

（3）企业组织机构、生产和质量主要管理人员以及生产、检验条件的变动及审批情况。

（4）药品生产企业接受监督检查及整改落实情况。

（5）不合格药品被质量公报通告后的整改情况。

（6）检察机关需要审查的其他必要材料。

（三）监督检查时记载的主要内容

监督检查完成后，药品监督管理部门在《药品生产许可证》副本上载明检查情况。主要记载以下内容：① 检查结论；② 生产的药品是否发生重大质量事故，是否有不合格药品受到药品质量公报通告；③ 药品生产企业是否有违法生产行为，及其查处情况。

任务二 《药品生产质量管理规范》认知

案例启发

清场不彻底酿大祸

在国内医学专家眼里，甲氨蝶呤是一种“经典”的抗肿瘤药物，疗效确切，但毒副作用较大，曾因此一度停产。后来由于市场强烈要求，又恢复了生产。在白血病的I期临床治疗中，几乎每个患者都会用甲氨蝶呤治疗。上海医药（集团）有限公司华联制药厂是国内该药品的主要生产厂商，产品销往全国各地。

2007年，上海医药（集团）有限公司华联制药厂在生产鞘内注射用甲氨蝶呤和阿糖胞苷药物的过程中，现场操作人员将硫酸长春新碱尾液混于注射用甲氨蝶呤及盐酸阿糖胞苷等批号药品中，导致了多个批次的药品被硫酸长春新碱污染，造成重大的药品生产质量责任事故。受污染的抗癌药摧残了上百位白血病患者的身体，造成患者下肢神经系统和行走功能严重损害。

受害者之一：一名汽车司机双腿瘫痪变形，再也无法驾驶汽车。

受害者之二：2007年6月2日，医生从一位患者的脊椎处插入针管，将一针甲氨蝶呤注射进去。在简单的住院观察几天后，该患者回家休养，行走并无异常。一个星期之后，该患者却需父亲抱着上楼梯。不久后问题变得更严重：大小便失禁，下肢肌肉萎缩，只剩下皮包骨，脚掌变形内弯。

国家药品监督管理局2007年12月13日宣布，上海医药（集团）有限公司华联制药厂因造成重大药品生产质量责任事故被依法吊销《药品生产许可证》，没收该厂违法所得，并给予《药品管理法》规定的最高处罚。企业相关责任人已被公安部门刑事拘留，并依法追究其刑事责任。

问题：生产企业怎样生产出安全有效的药品？如何最大限度地降低药品生产过程的差错、污染和交叉污染？

一、药品生产过程的一些基本概念

药品生产是一个复杂而又严格的过程，也是影响和决定药品质量的关键环节，需要完善和严谨的质量管理体系来支撑。《药品生产质量管理规范》（简称GMP），作为药品生产管理和质量控制的基本要求，为药品生产企业建立自身的质量管理体系提供了指导依据。GMP是一把标尺，既可以规范药品生产和质量管理，同时也可以衡量药品生产企业的技术水平。

1．包　装

包装是指待包装产品变成成品所需的所有操作步骤，包括分装、贴签等。但无菌生产工艺中产品的无菌灌装，以及最终灭菌产品的灌装等不视为包装。

2．包装材料

药品包装所用的材料，包括与药品直接接触的包装材料和容器、印刷包装材料，但不包括发运用的外包装材料。

3．操作规程

操作规程是指经批准用来指导设备操作、维护与清洁、验证、环境控制、取样和检验等药品生产活动的通用性文件，也称标准操作规程。

4．产　品

产品包括药品的中间产品、待包装产品和成品。

5．成　品

成品是指已完成所有生产操作步骤和最终包装的产品。

6．重新加工

将某一生产工序生产的不符合质量标准的一批中间产品或待包装产品的一部分或全部，采用不同的生产工艺进行再加工，以符合预定的质量标准。

7．待包装产品

待包装产品是指尚未进行包装但已完成所有其他加工工序的产品。

8．待　验

指原辅料、包装材料、中间产品、待包装产品或成品，采用物理手段或其他有效方式将其隔离或区分，在允许用于投料生产或上市销售之前贮存、等待作出放行决定的状态。

9．发　放

指生产过程中物料、中间产品、待包装产品、文件、生产用模具等在企业内部流转的一系列操作。

10．返　工

将某一生产工序生产的不符合质量标准的一批中间产品或待包装产品、成品的一部分或全部返回到之前的工序，采用相同的生产工艺进行再加工，以符合预定的质量标准。

11．放　行

放行是指对一批物料或产品进行质量评价，作出批准使用或投放市场或其他决定的操作。

12．工艺规程

工艺规程是指为生产特定数量的成品而制定的一个或一套文件，包括生产处方、生产操作要求和包装操作要求，规定原辅料和包装材料的数量、工艺参数和条件、加工说明（包括中间控制）、注意事项等内容。

13．交叉污染

交叉污染是指不同原料、辅料及产品之间发生的相互污染。

14．校　准

校准是指在规定条件下，确定测量、记录、控制仪器或系统的示值（尤指称量）或实物量具所代表的量值，与对应的参照标准量值之间关系的一系列活动。

15．洁净区

洁净区是指需要对环境中尘粒及微生物数量进行控制的房间（区域），其建筑结构、装备及其使用应当能够减少该区域内污染物的引入、产生和滞留。

16．检验结果超标

检验结果超出法定标准及企业制定标准的所有情形。

17．批

批是指经一个或若干加工过程生产的、具有预期均一质量和特性的一定数量的原辅料、包装材料或成品。为完成某些生产操作步骤，可能有必要将一批产品分成若干亚批，最终合并成为一个均一的批。在连续生产情况下，批必须与生产中具有预期均一特性的确定数量的产品相对应，批量可以是固定数量或固定时间段内生产的产品量。

例如：口服或外用的固体、半固体制剂在成型或分装前使用同一台混合设备一次混合所生产的均质产品为一批；口服或外用的液体制剂以灌装（封）前经最后混合的药液所生产的均质产品为一批。

18．批　号

批号是指用于识别一个特定批的具有唯一性的数字和（或）字母的组合。

19．批记录

批记录是指用于记述每批药品生产、质量检验和放行审核的所有文件和记录，可追溯所有与成品质量有关的历史信息。

20．气锁间

指设置于两个或数个房间之间（如不同洁净度级别的房间之间）的具有两扇或多扇门的隔离空间。设置气锁间的目的是在人员或物料出入时，对气流进行控制。气锁间有人员气锁间和物料气锁间。

21．物　料

指原料、辅料和包装材料等。例如，化学药品制剂的原料是指原料药；生物制品的原料是指原材料；中药制剂的原料是指中药材、中药饮片和外购中药提取物；原料药的原料是指用于原料药生产的除包装材料以外的其他物料。

22．物料平衡

物料平衡是指产品或物料实际产量或实际用量及收集到的损耗之和与理论产量或理论用量之间的比较，并考虑可允许的偏差范围。

23．污　染

污染是指在生产、取样、包装或重新包装、贮存或运输等操作过程中，原辅料、中间产品、待包装产品、成品受到具有化学或微生物特性的杂质或异物的不利影响。

24．验　证

指证明任何操作规程（或方法）、生产工艺或系统能够达到预期结果的一系列活动。

25．印刷包装材料

指具有特定式样和印刷内容的包装材料，如印字铝箔、标签、说明书、纸盒等。

26．原辅料

指除包装材料之外，药品生产中使用的任何物料。

27．中间产品

指完成部分加工步骤的产品，尚需进一步加工方可成为待包装产品。

28．中间控制

中间控制也称过程控制，指为确保产品符合有关标准，生产中对工艺过程加以监控，以便在必要时进行调节而做的各项检查。可将对环境或设备控制视作中间控制的一部分。

二、GMP 概述

GMP 是英文 Good Manufacturing Practice for Drugs 的缩写，是在药品生产全过程中，用科学、合理、规范化的条件和方法来保证生产优良药品的一整套科学管理办法。GMP 是药品生产和质量管理的基本准则，也是一套适用于制药、食品等行业的强制性标准。

GMP 作为生产企业药品质量管理体系的一部分，是药品生产管理和质量控制的基本要求，旨在最大限度地降低药品生产过程中污染、交叉污染以及混淆、差错等风险，确保持续稳定地生产出符合预定用途和注册要求的药品。

药品生产过程存在污染、交叉污染、混淆和差错等风险，不能简单按照质量标准通过检验来发现问题，必须在生产过程中加以控制。我国现行版 GMP 中引入风险管理的理念，并相应增加了一系列新制度，如：供应商的审计和批准、变更控制、偏差管理、超标（OOS）调查、纠正和预防措施（CAPA）、持续稳定性考察计划、产品质量回顾分析等，这些制度分别从原辅料采购、生产工艺变更、操作中的偏差处理、发现问题的调查和纠正、上市后药品质量的持续监控等方面，对各个环节可能出现的风险进行管理和控制，促使生产企业建立全链条的、相应的制度，及时发现影响药品质量的不安全因素，主动防范质量事故的发生，以最大限度保证产成品和上市药品的质量。同时，现行版 GMP 引入了质量管理体系的新理念。明确要求制药企业应当建立全面、系统、严密的质量管理体系，并且必须配备足够的资源，包括人力资源和管理制度来保证质量体系的有效运行。另外，以往人们多认为，质量管理和实施 GMP 是质量管理部门和质量管理人员的事情。现行版 GMP 体现了全员参与质量的理念，强调法人、企业负责人，包括质量负责人、质量受权人等高层管理人员的质量职责，使得药品生产企业的质量管理更为全面深入。这是对“企业是药品质量第一责任人”的进一步落实，体现了制度化管理的现代企业管理理念。

GMP 的特点：① 是通用的原则性规定；② 防患于未然；③ 强调有效性的验证；④ 管理系统要求生产部门和质量控制部门两权分离；⑤ 强调人员素质、卫生要求、无菌要求、核对制度及检查员制度。

三、GMP 起源及我国 GMP 发展

（一）GMP 起源

从 1956 年药品“反应停”进入市场至 1962 年撤销上市，全世界 30 多个国家和地区共报告了“海豹胎”1 万余例，各个国家畸形儿的发生率与同期“反应停”的销售量呈正相关，

如在前西德地区就引起至少 6 000 例畸胎，英国出生了约 5 500 例这样的畸胎，日本约 1 000 余例。只有在美国，由于官方采取了谨慎态度，没有引进这种药，因此，除个人从国外带入造成服用者数例畸胎外，基本没有发生这样的病例。“反应停”所造成的胎儿畸形，成为 20 世纪最大的药物导致先天畸形的灾难性事件，至今仍有法律纠纷。

通过由该药物致畸的教训，美国在 1962 年重新对食品、药品和化妆品的管理进行修正时，对制药企业提出了三方面的要求：制药企业出厂的产品不仅要证明有效，而且要证明是安全的；制药企业必须向美国食品药品监督管理局（FDA）机构报告药品不良反应；制药企业必须实施 GMP。于是，美国 FDA 机构在 1963 年颁布了世界上第一部 GMP，并把它载入药典。

（二）我国 GMP 发展

我国推行 GMP 的历史比世界先进国家推行的时间稍晚，提出在制药企业中推行 GMP 是在 20 世纪 80 年代初，比最早提出 GMP 的美国迟了二十年左右。

1982 年，中国医药工业公司参照一些先进国家的 GMP 制定了《药品生产管理规范》（试行稿），并开始在一些制药企业试行。

1984 年，中国医药工业公司又对 1982 年的《药品生产管理规范》（试行稿）进行修改，变成《药品生产管理规范》（修订稿），经国家医药管理局审查后，正式颁布在全国推行。

1988 年，根据《药品管理法》，国家卫生部颁布了我国第一部《药品生产质量管理规范》（1988 年版），作为正式法规执行。

1991 年，根据《药品管理法实施办法》的规定，国家医药管理局成立了推行 GMP.GSP 委员会，协助国家医药管理局，负责组织医药行业实施 GMP 和 GSP 工作。

1992 年，国家卫生部又对《药品生产质量管理规范》（1988 年版）进行修订，变成《药品生产质量管理规范》（1992 年修订）。

1992 年，中国医药工业公司为了使药品生产企业更好地实施 GMP，出版了《GMP 实施指南》，对 GMP 中的一些内容，作了比较具体的技术指导，取得较好的效果。

1993 年，国家医药管理局制定了我国实施 GMP 的八年规划（1993 年至 2000 年），提出“总体规划，分步实施”的原则，按剂型的先后，在规划的年限内，达到 GMP 的要求。

1995 年，经国家技术监督局批准，成立了中国药品认证委员会，并开始接受企业的 GMP 合规性检查申请和开展认证工作。

1995 年至 1997 年，国家医药管理局分别制定了《粉针剂实施〈药品生产质量管理规范〉指南》《大容量注射液实施〈药品生产质量管理规范〉指南》《原料药实施〈药品生产质量管理规范〉指南》和《片剂、硬胶囊剂、颗粒剂实施〈药品生产质量管理规范〉指南和检查细则》等指导文件，并开展了粉针剂和大容量注射液剂型的 GMP 达标验收工作。

1998 年，国家药品监督管理局总结近几年来实施 GMP 的情况，对 1992 年修订的 GMP 进行修订，于 1999 年 6 月 18 日颁布了《药品生产质量管理规范》（1998 年修订），自 1999 年 8 月 1 日起施行，使我国的 GMP 更加完善，更加切合国情、更加严谨，便于药品生产企业执行。

现行版《药品生产质量管理规范》（2010 年修订）于 2011 年 3 月 1 日起实施，该版 GMP 共 14 章 313 条，较 1998 年修订版篇幅大量增加，更加完善、系统、科学。自 2011 年 3 月 1 日起，新建药品生产企业、药品生产企业新建（改、扩建）车间应符合该药品 GMP 的要求。

现有药品生产企业将给予不超过5年的过渡期，并依据产品风险程度，按类别分阶段达到该版药品GMP的要求。该版GMP在修订过程中参照了欧盟、FDA和WHO的GMP标准，大幅提高对企业质量管理软件方面的要求，全面强化从业人员的素质要求，细化文件管理规定，进一步完善药品安全保障措施，引入或明确了质量受权人、质量风险管理等概念。

四、实施GMP的目的

WHO对制定和实行GMP制度的意义做过以下阐述："在药品生产中，为了保证使用者得到优质药品，实行全面质量管理极为重要。在生产为抢救生命或为恢复或保持健康所需的药品时，不按准则而随意行事的操作方式是不允许的。要想对药品生产制定必要的准则，使药品质量符合规定的要求，这无疑是不容易的。下面是我们推荐的为生产符合规定质量要求药品的规范。恪守这些规范的准则，加上从生产周期开始到终了的各种质量检验，将显著地有助于生产成批均匀一致的优质产品。"

（1）GMP是防止药品在生产中发生差错、混淆和污染，确保药品质量的有效手段，有利于为制药企业提供一套药品生产和质量管理所遵循的基本原则和方法，促进企业强化质量管理，有助于企业管理现代化，采用新技术、新设备，提高产品质量和经济效益，是企业和产品增强竞争力的重要保证。

（2）淘汰落后的管理办法，强化符合GMP要求的管理，是企业发展的必由之路。随着国务院药品监督管理部门对《药品生产质量管理规范》《药品GMP合规性检查管理办法》《药品GMP认证工作程序》等有关法规的颁布，以及国家在药品注册、药品生产许可证的换发、药品定价等方面倾斜性政策的执行，制药企业的GMP认证工作已经由被动的行为变为企业自身发展的需求。与此同时，GMP的实施对传统管理体系的各个方面均提出了挑战，一些不适应GMP的管理要求的做法必然会逐渐退出历史舞台。

（3）实施GMP是企业形象的重要象征，是医药企业对社会公众用药安全高度负责精神的具体体现。实施药品生产质量规范化管理有利于提高企业和监督管理人员素质，增强质量意识，提高我国民族制药工业的整体水平。

（4）企业通过GMP认证是医药产品进入国际市场的先决条件。大部分国家和地区都颁布了GMP，内容的基本原则是一致的，WHO的GMP已成为国际通用的药品生产及质量管理所必须遵循的原则。进行GMP合规性检查是符合质量管理国际化、标准化、动态管理的发展趋势的。

五、我国GMP的基本要素

从质量管理的角度，GMP可以分为质量控制系统和质量保证系统两大方面。对原辅料、中间品、产品的系统质量控制，称为质量控制系统；对生产过程中易产生的人为差错、混淆、污染等问题进行系统的严格管理，防止一切影响产品质量下降的因素发生以保证药品质量，被称为质量保证系统。实施GMP的目标是要建立和健全完善的质量保证体系，把影响药品质量的不利因素降到最低程度。

（一）硬件要素

硬件是指药品生产与质量管理所涉及的环境、厂房设施、仪器设备、物料用品等。在 GMP 实施的过程中，硬件的建设、改造和完善是药品生产企业投入最刚性、最大的一个要素。第一，对于一定的药品品种来说，必须要购置和药品生产工艺匹配的生产与检验设备，如果没有这些设备就不可能进行正常的药品生产与质量控制，也不可能满足 GMP 标准。第二，购买硬件的价格，比如购买空调净化系统、纯化水制备系统、药品生产设备、高效液相分析仪，包括生产所用的原料、辅料和包装材料等的价格，在一定条件下是固定，也就是必须投入一定成本，才能达到规定的标准。硬件投入所占 GMP 实施总体投入的比例是非常高的，一般其所占 GMP 建设与改造总投入的比例在 70% 以上。第三，硬件建设一旦完成，在今后的生产与质量管理活动中如果发生问题，进行改动则非常困难，改动的投入也不会小。比如，对于粉针剂生产线来说，由于粉针剂产品对尘粒污染和微生物污染控制有很高要求，因而对生产环境所使用的空调净化系统包括该系统的安装、运行要求都很高。即使这个空调净化系统本身达到标准，如果安装与运行没有达到标准，实际工作环境就达不到规定标准，则须进行重新安装，如果安装产生的问题比较大，那么改造成本也会很高。因此，硬件是 GMP 实施过程中基础性要素。

（二）软件要素

质量是设计和制造出来的，而产品的质量要通过遵循各种标准的操作和管理制度来保证，这就需要一套经过验证的，具有实用性、可行性的软件。同时，各种技术标准、管理标准、工作标准是在长期的生产过程及各类验收检查、质量回顾中逐步形成的，随着企业生产与质量管理的水平不断发展而发展。因此，对于软件这个要素，企业必须严格根据硬件包括工艺的要求，认真制订，在制订过程要进行必要的验证，确保所制订的软件能达到规定的使用标准。有案例表明，某些工艺规程在经过 GMP 验证后证明达不到预期质量目标，必须进行修订。由于软件进行升级、改进的成本比较低，企业对已经制定好的软件要不断进行改进。良好的文件是质量保证体系不可缺少的基本部分，是实施 GMP 的关键，其目的在于保证生产经营活动的全过程按书面文件进行运作、减少口头交接所产生的错误。药品生产企业都应建立一套由标准和记录组成的文件系统，必须建立和健全一切涉及药品生产、质量控制、营销活动所必需的书面标准、规程、办法、程序、职责、工作内容等，并建立和健全实际生产活动中执行标准的每一项行为的记录。

（三）人员要素

从产品设计、研制、生产、质控到销售的全过程中，人是最关键的要素，产品质量的好坏是全体员工工作质量的反映。就实际工作和药品生产与质量管理而言，人的素质由以下几个方面构成：第一，学历及其水平，也就是人必须具有和其工作相匹配的正规教育背景，比如从事药品生产管理的必须具有药学学历，从事药品质量检验的必须具有药物分析学历等。第二，资历及其经验，所谓资历就是从事某项工作的年限，经验就是处理问题的能力，比如从事生产管理，如果没有从事过具体生产操作，没有实际进行生产管理工作的经验，就极可能做不好生产管理的工作。第三，培训及其考核，具体岗位的工作比如片剂生产环节中的压片操作，从事该岗位工作就必须经过专业培训，并且经过考核合格后才能上岗操作。再如，对冻干粉针无菌分装岗位的操作人员定期进行培养无菌灌装考核，就是建立在科学培训基础上的工作质量“再验证”，以调动员工学习的积极性，使质量意识深入人心，确保产品的质量。

（四）工作现场要素

在生产与质量管理的实际工作中，硬件、软件和人员组成了工作现场。工作现场要素也有三方面的特征：第一，工作现场要素的水平和硬件、软件与人员要素各自的水平没有成正比的线形关系，也就是说，有良好的硬件、软件和人员条件不一定就有良好的工作现场。第二，工作现场有关要素的组合水平是企业实际生产与质量管理水平的体现，即企业实际管理水平不是体现在有多好的硬件、软件和人员，而是体现在硬件、软件和人员合理组合的条件下效率很高。第三，工作现场要素提升空间很大，提升效果快而好。也就是说，如果进行现场工作整改，效果或许会非常明显。企业在实施 GMP 的过程中，要紧紧把握工作现场要素的提升，工作现场各要素组合有没有效率的关键就是工作现场是不是在按规定好的工作软件，在真实、及时和规范地工作并形成真实、及时和规范标准的记录。这样就能为工作现场要素的持续改进打下基础。

六、我国 GMP 的管理内容

2010 版 GMP 共有 14 章 313 条，于 2010 年 10 月 19 日经卫生部部务会议审议通过，自 2011 年 3 月 1 日起施行。

（一）总　则

总则部分从法律角度明确了《药品生产质量管理规范》是国家在法律授权范围内颁布的规章。企业应建立质量管理体系，该体系应当针对影响药品质量的所有因素，确保药品质量符合预定用途的有组织、有计划的全部活动。

质量管理体系是为保证产品质量或服务质量满足规定的或潜在的要求和实施质量管理，由组织机构、职责、程序、活动、能力和资源等构成的有机整体。

质量管理体系概念的提出，强调产品质量首先是设计出来的，其次才是制造出来的，将质量管理从制造阶段进一步提前到设计阶段，并将质量扩展到产品周期的全过程，包括产品开发、技术转移、商业生产、产品终止等四个阶段。

提出 GMP 只是药品质量管理体系的一部分，并明确 GMP 的基本控制目标是“四防”（防污染、防交叉污染、防混淆、防差错），并作为各章节编写的基础和灵魂，贯穿药品生产的全过程，其他条文均围绕这一规定设定。

（二）质量管理

1. 质量目标及实现

企业应当建立符合药品质量管理要求的质量目标，将药品注册的有关安全、有效和质量可控的所有要求，系统地贯彻到药品生产、控制及产品放行、贮存、发运的全过程中，确保所生产的药品符合预定用途和注册要求。

质量管理体系通过制定质量方针、质量目标和质量计划，使质量管理体系的各级组织，人员明确各自的质量义务和承诺，并通过质量计划的落实衡量质量目标的完成，通过质量管理体系内部职能部门制定并完成各自相应的质量目标实现企业质量方针。

2．质量管理部门的工作内容

药品生产企业质量管理部门具体工作内容包括：质量标准的管理、质量检验、质量控制及供应商质量体系评估工作。

（1）质量标准。质量标准可以由质量管理部门制定，也可由质量管理部门与技术部门共同制定，经总工程师审查，厂长批准、签章后下达，按规定日期执行，包括药品标准（企业内控标准）、原辅料质量标准、包装材料质量标准等。

（2）质量检验。包括原辅料、包装材料、半成品以及成品的检验。检验应该按照取样规程和检验操作规程的要求进行，并填写取样记录、检验操作记录，检验完成后形成检验报告单。检验操作记录、检验报告单需按成品批号整理成批检验记录，保存至超过药品有效期 1 年，不得少于 3 年。

（3）质量控制。质量控制的过程包括物料质量控制、生产过程质量控制、产品出厂后的质量监控，以及质量事故管理、产品质量档案、用户访问、稳定性试验等内容。

（4）供应商质量体系评估。质量管理部门应定期组织供应、生产等部门对供应商的质量体系进行评估，从而确认合格供应商目录，供应部门不得从不合格的供应商采购药品的原辅料及包装材料。

3．质量保证（QA）

质量保证指为使人们确信某一产品、过程或服务的质量所必需全部有计划有组织的活动。质量保证分为内部质量保证和外部质量保证，内部质量保证是企业管理的一种手段，目的是取得企业领导的信任。外部质量保证是在合同环境中，供方取信于需方信任的一种手段。质量保证也可以说是为了提供信任表明实体能够满足质量要求，而在质量体系中实施并根据需要进行证实的全部有计划和有系统的活动。因此，质量保证的内容绝非单纯的保证质量，而更重要的是要通过对那些影响质量的质量体系要素进行一系列有计划、有组织的评价活动，为取得企业领导和客户的信任而提出充分可靠的证据。它涵盖影响质量产品的所有因素，是为了确保药品符合其预定用途、并达到规定的质量要求，所采取的所有措施的总和。

GMP 第 10 条药品生产质量管理的基本要求：

（1）制定生产工艺，系统地回顾并证明其可持续稳定地生产出符合要求的产品。

（2）生产工艺及其重大变更均经过验证。

（3）配备所需的资源，至少包括：① 具有适当的资质并经培训合格的人员；② 足够的厂房和空间；③ 适用的设备和维修保障；④ 正确的原辅料、包装材料和标签；⑤ 经批准的工艺规程和操作规程；⑥ 适当的贮运条件。

（4）应当使用准确、易懂的语言制定操作规程。

（5）操作人员经过培训，能够按照操作规程正确操作。

（6）生产全过程应当有记录，偏差均经过调查并记录。

（7）批记录和发运记录应当能够追溯批产品的完整历史，并妥善保存、便于查阅。

（8）降低药品发运过程中的质量风险。

（9）建立药品召回系统，确保能够召回任何一批已发运销售的产品。

（10）调查导致药品投诉和质量缺陷的原因，并采取措施，防止类似质量缺陷再次发生。

企业应按照“机构与人员”项下的要求配备足够并经培训合格的人员，按照“厂房与设施”“设备”项下的要求配备适当的设施和设备，按照“物料与产品”项下的要求配备正确的物料，按照“生产管理”项下的要求配备清晰明确的操作规程和适当的贮存条件等 GMP 所必需的资源。企业所有关键设施、设备和生产工艺及其重大变更等都必须经过确认和验证。生产、检验和发放全过程有手工或仪器的记录，并妥善保存便于追溯。企业应建立偏差处理、投诉处理等系统，调查导致偏差或质量缺陷的根本原因并制定有效地纠正预防措施。建立有效的药品召回系统，可召回任何一批已发放销售的产品。

4．质量控制（QC）

质量控制也是质量管理的一部分，强调的是质量要求，企业应建立有效的质量控制以保证药品的安全有效。具体是指按照规定的方法和规程对原辅料、包装材料、中间产品和成品进行取样、检验和复核，以保证这些物料和产品的成分、含量、纯度和其他性状符合已经确定的质量标准。

GMP 第 11 条规定，质量控制包括相应的组织机构、文件系统以及取样、检验等，确保物料或产品在放行前完成必要的检验，确认其质量符合要求。

GMP 第 12 条质量控制的基本要求：

（1）应当配备适当的设施、设备、仪器和经过培训的人员，有效、可靠地完成所有质量控制的相关活动；

（2）应当有批准的操作规程，用于原辅料、包装材料、中间产品、待包装产品和成品的取样、检查、检验以及产品的稳定性考察，必要时进行环境监测，以确保符合本规范的要求；

（3）由经授权的人员按照规定的方法对原辅料、包装材料、中间产品、待包装产品和成品取样；

（4）检验方法应当经过验证或确认；

（5）取样、检查、检验应当有记录，偏差应当经过调查并记录；

（6）物料、中间产品、待包装产品和成品必须按照质量标准进行检查和检验，并有记录；

（7）物料和最终包装的成品应当有足够的留样，以备必要的检查或检验；除最终包装容器过大的成品外，成品的留样包装应当与最终包装相同。

5．质量风险管理（QRM）

风险是指危害发生的可能性及其严重程度的综合体。质量风险管理是通过掌握足够的知识、事实、数据后，前瞻性地推断未来可能会发生的事件，通过风险控制，避免危害发生；有效的质量风险管理可以对可能发生的失败有更好的计划和对策，便于对生产过程中有更多的了解，可以有效地识别关键生产过程参数，帮助管理者进行战略决策。GMP 所控制的目标就是基于质量风险的控制，通过对过程风险分析这一工具来“设计质量”，避免质量问题出现。

GMP 第 13 条规定，质量风险管理是在整个产品生命周期中采用前瞻或回顾的方式，对质量风险进行评估、控制、沟通、审核的系统过程。

GMP 第 14 条规定，应当根据科学知识及经验对质量风险进行评估，以保证产品质量。

风险管理的应用有三个层次：第一层，理念；第二层，系统；第三层，工具与方法。质量风险管理的特点是既很重要，识别、分析和评价又很困难且不准确。相对于获得精确的答案，全面的考量、选用足够知识和判断力的人员进行有效的风险管理更为重要。

质量风险管理可以应用于，但不仅限于以下方面：① 确定和评估产品或流程的偏差或产品投诉、药政法规对质量造成的潜在的影响，包括对不同市场的影响；② 评估和确定内部的和外部的质量审计的范围；③ 厂房设施、建筑材料、通用工程及预防性维护项目或计算机系统的新建或改造的评估；④ 确定确认、验证活动的范围和深度；⑤ 评估质量体系，如材料、产品发放、标签或批审核的效果或变化；⑥ 其他方面的应用。

（三）机构与人员

机构是药品生产和质量管理的组织保证，人员则是药品生产和质量管理的执行主体。GMP 要求，药品生产企业在机构设置的过程中要遵循因事设岗、因岗配人的原则，使全部质量活动能落实到岗位、人员。各部门既要有明确的分工，又要相互协作、相互制约。

企业应当建立与药品生产相适应的管理机构，以文件的形式明确各级管理机构及相互关系，形成企业组织机构图、部门岗位设置图。企业应设置单独的质量管理部门，以保证质量管理工作的独立性。质量管理部门应当参与所有与质量有关的活动，负责审核所有有关的文件。质量管理关键人员应当为企业的全职人员，至少应当包括企业负责人、生产管理负责人、质量管理负责人和质量受权人。且质量管理负责人和生产管理负责人不得互相兼任。

1. 药品生产企业的内部机构设置

药品生产企业内部机构通常包括质量管理部门、生产管理部门、工程部门、物流部门、研究开发部门、销售部门、财务部门和人事部门等。尤其应注意将生产和质量保证部门分开设置，以保证质量部门的权威性。

2. 主要职能

药品生产企业应明确各内部机构的职能。尤其是生产管理部门和质量管理部门的职能。

（1）质量管理部门负责建立企业内质量管理体系，按 GMP 要求从原辅料进厂到成品出厂整个生产过程实行质量监控管理，建立三级质量监控管理网，并在质量监控管理网上开展工作，保证产品按规定标准出厂。该部门应规定对不符合标准的产品不得出厂，并行使质量否决权。另外，质量管理部门负责处理药品的质量投诉和药品不良反应的收集和记录，并负责按 GMP 要求进行生产过程中一系列技术管理工作，如技术文件（规程、岗位技术安全操作法等）的组织编写、审定，工艺控制点、原始记录的检查，开展技术分析等，帮助和督促生产车间切实执行 GMP。

（2）生产管理部门。生产车间负责按计划均衡组织生产，做好原辅材料、动力供应的限额领用和平衡调度工作，并按 GMP 要求坚持做到不合格原辅料未经技术部门批准不安排投料，不合格成品不予统计交仓。生产管理部门在生产过程中负责实施 GMP 中有关生产技术管理、设备管理、原辅料领用管理、质量管理、工艺卫生管理等规定，做到文明生产。

（3）工程部门。工程部门应为适应生产工艺的需要配备适用的、先进的各种类型设备。动力车间负责按生产工艺要求做好供电、供汽、供冷、供水和供气工作，并做好设备的运行、维修、保养等管理工作，确保各种设备正常运转。工程部门应做好计量器具的保管、使用、维修和定期校验等管理工作，确保计量检测的准确性，为生产优质产品创造条件。

（4）物流部门。物料部门在质量管理部门统一安排下，做好对上游企业或机构的质量体系的审计工作，组织对各种原辅料、包装材料的采购、验收、入库、出库及日常的在库保养等工作，并应配备与企业规模相适应的技术和管理人员。

3．人　员

人员是药品生产和推行 GMP 的首要条件，是 GMP 中最关键、最根本的因素之一。GMP 不仅要求各级机构和人员职责明确，并配备一定数量的与药品生产相适应的具有专业知识、生产经验及组织能力的管理人员和技术人员（包括一定数量的注册执业药师），并对人员的资质要求、工作职责的制定和培训等进行了规定。

（1）人员资质要求。关键人员应当为企业的全职人员，至少应当包括企业负责人、生产管理负责人、质量管理负责人和质量受权人。质量管理负责人和生产管理负责人不得互相兼任。质量管理负责人和质量受权人可以兼任。应当制定操作规程确保质量受权人独立履行职责，不受企业负责人和其他人员的干扰。

生产管理负责人和质量管理负责人的资质要求类似，都应当至少具有药学或相关专业本科学历（或中级专业技术职称或执业药师资格），分别具有至少三年和五年从事药品生产和质量管理的实践经验，其中至少有一年的药品生产管理经验，接受过与所生产产品相关的专业知识培训。

对于生物制品生产企业，生产管理负责人还应具有相应的专业知识（细菌学、病毒学、生物学、分子生物学、生物化学、免疫学、医学、药学等），并有丰富的实践经验，以确保其能够在生产、质量管理中履行职责。对于血液制品生产企业，生产管理负责人还应具有相应的专业知识（如细菌学、病毒学、生物学、分子生物学、免疫学、生物化学、化学、医学、药剂学、药理学等），至少具有五年从事血液制品生产或质量管理的实践经验。

对于血液制品生产企业，质量管理负责人还应具有相应的专业知识（如细菌学、病毒学、生物学、分子生物学、免疫学、医学、药学、化学等），至少具有五年血液制品质量管理的实践经验，从事过血液制品定性、定量分析以及与血液制品质量保证相关的检验和检查工作。

质量受权人应当至少具有药学或相关专业本科学历（或中级专业技术职称或执业药师资格），具有至少五年从事药品生产和质量管理的实践经验，从事过药品生产过程控制和质量检验工作。质量受权人应当具有必要的专业理论知识，并经过与产品放行有关的培训，方能独立履行其职责。

（2）人员职责要求。生产管理负责人主要职责规定了“六个确保”：确保药品按照批准的工艺规程生产、贮存，以保证药品质量；确保严格执行与生产操作相关的各种操作规程；确保批生产记录和批包装记录经过指定人员审核并送交质量管理部门；确保厂房和设备的维护保养，以保持其良好的运行状态；确保完成各种必要的验证工作；确保生产相关人员经过必要的上岗前培训和继续培训，并根据实际需要调整培训内容。

质量管理负责人主要职责包括确保原辅料、包装材料、中间产品、待包装产品和成品符合经注册批准的要求和质量标准；确保在产品放行前完成对批记录的审核；确保完成所有必要的检验；批准质量标准、取样方法、检验方法和其他质量管理的操作规程；评估和批准物料供应商；确保完成自检；审核和批准所有与质量有关的变更；确保质量控制和质量保证人员都已经过必要的上岗前培训和继续培训，并根据实际需要调整培训内容等 15 项职责。

质量受权人主要职责：① 参与企业质量体系建立、内部自检、外部质量审计、验证以及药品不良反应报告、产品召回等质量管理活动；② 承担产品放行的职责，确保每批已放行产品的生产、检验均符合相关法规、药品注册要求和质量标准；③ 在产品放行前，质量受权人必须按照上述第②项的要求出具产品放行审核记录，并纳入批记录。

受权人全面负责企业所有质量管理文件的批准，关键物料供应商的批准、工艺验证和关键工艺参数的批准、关键生产设备和检测方法的批准、产品质量标准的批准和所有产品的批放行。受权人可独立进行批放行的审查，他的决定权不得受到企业法人或董事会的干扰。受权人制度可以有效地防止假、劣药品的产生，理顺企业内部的生产质量管理体系，是药品生产企业的一种有效管理模式。

4. 人员的培训

企业应当指定部门或专人负责培训管理工作，应当有经生产管理负责人或质量管理负责人审核或批准的培训方案或计划，培训记录应当予以保存。与药品生产、质量有关的所有人员都应当经过培训，培训的内容应当与岗位的要求相适应。除进行 GMP 理论和实践的培训外，还应当有相关法规、相应岗位的职责、技能的培训，并定期评估培训的实际效果。对于高污染风险区（如：高活性、高毒性、传染性、高致敏性物料的生产区）工作的人员应接受专门的培训。受培训教育的员工，经培训后应进行考核，同时建立员工的培训档案。

5. 人员卫生

生产区和质量控制区的每个工作人员应接受卫生培训，企业应建立卫生操作规程，并通过管理手段确保人员卫生操作规程的执行，最大限度地降低人员对药品生产造成污染的风险。所有人员在招聘时均应接受体检。员工每年进行健康检查、建立健康档案。应限制参观人员和未经培训的人员进入生产区和质量控制区；不可避免时，应事先告知有关情况，尤其是有关个人卫生和穿着工作服的要求，并提供指导。

规范员工在生产区的行为要求：进入洁净室或在工作时，手的洗涤与消毒；进入洁净生产区的人员不得化妆和佩戴饰物；生产区、仓储区应当禁止吸烟和饮食，禁止存放食品、饮料、香烟和个人用药品等非生产用物品；操作人员应当避免裸手直接接触药品、与药品直接接触的包装材料和设备表面。

任何进入生产区的人员均应穿着工作服。工作服的选材、式样及穿戴方式应与所从事的工作和空气洁净度等级要求相适应。

（四）厂房与设施

厂房与设施是药品生产的重要资源之一，需要根据药品生产不同产品剂型的要求，设置相应的生产环境，最大限度避免污染、混淆和人为差错的发生，将各种外界污染和不良的影响减少到最低，为药品生产创造良好生产条件。

企业应按照规范、合理的设计流程进行设计，组织懂得产品知识、规范要求、生产流程的专业技术人员来进行设施的规划与设计，质量管理部门应负责审核和批准设施的设计并组织相关验证予以确认其性能能够满足预期要求。

1. 厂房的要求

（1）总体布局。厂房的选址、设计、布局、建造、改造和维护必须符合药品生产要求，应当能够最大限度地避免污染、交叉污染、混淆和差错，便于清洁、操作和维护。制药企业所处的周边环境应远离污染源，如：铁路、码头、机场、火电厂、垃圾处理场等。另外，厂房建筑布局应考虑风向的影响，需考虑其厂区地理位置的常年主导风向，是否处于污染源的上风向侧，避免受到污染的风险发生。动物房、锅炉房、产尘车间等潜在污染源应位于下风向。厂区的地面、路面及运输等不应当对药品的生产造成污染。生产、行政、生活和辅助区的总体布局应合理，不得互相妨碍。

（2）工艺布局。厂区和厂房内的人、物流走向应当合理。人员和物料生产区域的出口应分别设置。不同空气洁净度级别的洁净室宜按空气洁净度等级的高低由里及外布置。

（3）厂房内部设计和建设厂房时应考虑使用时便于清洁。厂房应当有适当的照明、温度、湿度和通风，确保生产和贮存的产品质量以及相关设备性能不会直接或间接地受到影响。厂房、设施的设计和安装应当能够有效防止昆虫或其他动物进入。应当采取必要的措施，避免所使用的灭鼠药、杀虫剂、烟熏剂等对设备、物料、产品造成污染。厂房必要时应有防尘设施。应当采取适当措施，防止未经批准人员的进入。生产、贮存和质量控制区不应当作为非本区工作人员的直接通道。应保存厂房、公用设施、固定管道建造或改造 后的竣工图纸，以保证设施维护、设备验证、变更控制等工作有效实施。

（4）特殊药品要求。为降低污染和交叉污染所致严重药害的风险，对于一些特殊药品应符合下列要求：① 生产特殊性质的药品，如高致敏性药品（如青霉素类）或生物制品（如卡介苗或其他用活性微生物制备而成的药品），必须采用专用和独立的厂房、生产设施和设备。青霉素类药品产尘量大的操作区域应当保持相对负压，排至室外的废气应当经过净化处理并符合要求，排风口应当远离其他空气净化系统的进风口。② 生产 β- 内酰胺结构类药品、性激素类避孕药品必须使用专用设施（如独立的空气净化系统）和设备，并与其他药品生产区严格分开。③ 生产某些激素类、细胞毒性类、高活性化学药品应当使用专用设施（如独立的空气净化系统）和设备；特殊情况下，如采取特别防护措施并经过必要的验证，上述药品制剂则可通过阶段性生产方式共用同一生产设施和设备；以上三项的空气净化系统，其排风应当经过净化处理。④ 对于无菌产品，当使用或生产某些致病性、剧毒、放射性或活病毒、活细菌的物料与产品时，空气净化系统的送风和压差应当适当调整，防止有害物质外溢。必要时，生产操作的设备及该区域的排风应当作去污染处理（如排风口安装过滤器）。

2. 生产区

生产区和贮存区应当有足够的空间，确保有序地存放设备、物料、中间产品、待包装产品和成品，避免不同产品或物料的混淆、交叉污染，避免生产或质量控制操作发生遗漏或差错。应当根据药品品种、生产操作要求及外部环境状况等配置空调净化系统，使生产区有效通风，并有温度、湿度控制和空气净化过滤，确保生产和贮存的产品质量以及相关设备性能不会直接或间接地受到影响。

（1）我国生产洁净室的空气洁净度。按照 GMP 附录的规定分为 A、B、C、D 四个等级，洁净室（区）在静态条件下检测尘埃粒子数、浮游菌数或沉降菌数必须符合规定，应定期监控动态条件下的洁净状况。

根据洁净度级别和空气净化系统确认的结果及风险评估，确定取样点的位置并进行日常动态监控。在关键操作的全过程中，包括设备组装操作，应当对 A 级洁净区进行悬浮粒子监测。生产过程中的污染（如活生物、放射危害）可能损坏尘埃粒子计数器时，应当在设备调试操作和模拟操作期间进行测试。A 级洁净区监测的频率及取样量，应能及时发现所有人为干预、偶发事件及任何系统的损坏。灌装或分装时，由于产品本身产生粒子或液滴，允许灌装点≥5.0 μm 的悬浮粒子出现不符合标准的情况。在 A 级洁净区和 B 级洁净区，连续或有规律地出现少量≥5.0 μm 的悬浮粒子时，应当进行调查。生产操作全部结束、操作人员撤出生产现场并经 15 ~ 20 min（指导值）自净后，洁净区的悬浮粒子应当达到表中的“静态”标准。应当按照质量风险管理的原则对 C 级洁净区和 D 级洁净区（必要时）进行动态监测。监控要求以及警戒限度和纠偏限度可根据操作的性质确定，但自净时间应当达到规定要求。

对表面和操作人员的监测，应当在关键操作完成后进行。在正常的生产操作监测外，可在系统验证、清洁或消毒等操作完成后增加微生物监测。应制定适当的悬浮粒子和微生物监测警戒限度和纠偏限度。操作规程中应当详细说明结果超标时需采取的纠偏措施。

（2）无菌产品生产所需的洁净区的洁净级别。A 级：高风险操作区，如灌装区、放置胶塞桶、敞口安瓿瓶、敞口西林瓶的区域及无菌装配或连接操作的区域，通常用层流操作台（罩）来维持该区的环境状态（均匀送风）。B 级：指无菌配制和灌装等高风险操作 A 级洁净区域所处的背景区域。C 级和 D 级：指生产无菌药品过程中重要程度较低的洁净操作区。

（3）非无菌产品的生产环境。非无菌药品包括口服液体和固体制剂、腔道用药（含直肠用药）、表皮外用药品等非无菌制剂生产的暴露工序区域及其直接接触药品的包装材料最终处理的暴露工序区域，应参照“无菌药品”附录中 D 级洁净区的要求设置，企业可根据产品的标准和特性对该区域采取适当的微生物监控措施。

（4）对洁净室的具体要求。洁净室（区）的内表面应平整光滑、无裂缝、接口严密、无颗粒物脱落，并能耐受清洗和消毒，墙壁与地面的交界处宜成弧形或采取其他措施，以减少灰尘积聚和便于清洁。应当按照详细的书面操作规程对厂房进行清洁或必要的消毒。各种进入室内的管道、灯具、风口和其他公用设施的设计和安装应当避免出现不易清洁的部位，应当尽可能在生产区外部对其进行维护，与墙壁或天棚的连接部位均应密封。空气洁净级别不同的相邻房间之间的静压差应大于 10 Pa，洁净室（区）与室外大气的静压差应大于 10 Pa，并应有指示压差的装置。必要时，相同洁净度级别的不同功能区域（操作间）之间也应当保持适当的压差梯度。洁净室（区）的温度和相对湿度应与药品生产工艺要求相适应。无特殊要求时，温度应控制在 18 ~ 26 °C，相对湿度应控制在 45% ~ 65%。洁净室（区）内安装的水池、地漏不得对药品产生污染。无菌生产的 A/B 级洁净区内禁止设置水池和地漏。排水设施应当大小适宜，并安装防止倒灌的装置。应当尽可能避免明沟排水；不可避免时，明沟宜浅，以方便清洁和消毒。洁净室（区）内空气的微生物数和尘粒数应定期监测，监测结果应记录存档。不同空气洁净度级别的洁净室（区）之间的人员及物料出入，应有防止交叉污染的措施。洁净室（区）内空气的微生物数和尘粒数应定期监测，监测结果应记录存档。不同空气洁净度级别的洁净室（区）之间的人员及物料出入，应有防止交叉污染的措施。

3. 其他区域要求

GMP除了对生产区有详细的要求外，对其他区域也有一些原则性规定。

（1）仓储区。仓储区要进行分区，确保有序存放待验、合格、不合格、退货或召回的原辅料、包装材料、中间产品、待包装产品和成品等各类物料和产品。仓储区的设计和建造应当确保良好的仓储条件，并有通风和照明设施。仓储区要保持清洁和干燥，能够满足物料或产品的贮存条件（如温湿度、避光）和安全贮存的要求，并进行检查和监控。照明、通风等设施及温度、湿度的控制应符合储存要求并定期监测。仓储区可设原料取样室，取样环境的空气洁净度级别应与生产要求一致。若不在取样室取样，取样时应有防止污染和交叉污染的设施。高活性的物料或产品以及印刷包装材料应当贮存于安全的区域。

（2）质量控制区。为避免混淆和交叉污染，质量控制实验室通常应当与生产区分开。实验室应当有足够的区域用于样品处置、留样和稳定性考察样品的存放以及记录的保存。一些特别的实验室，比如生物检定、微生物和放射性同位素的实验室，还应当彼此分开。处理生物样品或放射性样品等特殊物品的实验室应当符合国家的有关要求。为使灵敏度高的仪器免受静电、震动、潮湿或其他外界因素的干扰，应当设置专门的仪器室。实验动物房应当与其他区域严格分开，其设计、建造应当符合国家有关规定，并设有独立的空气处理设施以及动物的专用通道。

（3）辅助区。休息室的设置不应当对生产区、仓储区和质量控制区造成不良影响。盥洗室不得与生产区和仓储区直接相通。维修间应当尽可能远离生产区。存放在洁净区内的维修用备件和工具，应当放置在专门的房间或工具柜中。

（五）设　备

设备是生产进行的必备条件，为了防止污染和交叉污染，GMP对于设备的设计、选型、使用等都是从该要求出发，从而使其与厂房设施等一同构建药品质量保证的硬件体系。GMP对于设备不仅要求其满足工艺生产技术的要求、不污染环境和药物，而且要利于清洗、消毒或灭菌，并适应设备验证的需要。

1. 设备的设计与安装

在设计、选型、安装时应符合生产要求，易于清洗、消毒或灭菌，便于生产操作和维修、保养，并能防止差错和减少污染。生产设备不得对药品质量产生任何不利影响。与药品直接接触的设备表面应光洁、平整、易清洗或消毒、耐腐蚀，不与药品发生化学变化或吸附药品。设备所用的润滑剂、冷却剂等不得对药品或容器造成污染，应尽可能使用食用级或级别相当的润滑剂。应当选择适当的清洗、清洁设备，并防止这类设备成为污染源。储罐和输送管道所用材料应无毒、耐腐蚀。管道的设计和安装应避免死角、盲管。

2. 设备的维护和维修

设备的维护和维修不得影响产品质量。应当制定设备的预防性维护计划和操作规程，设备的维护和维修应当有相应的记录。

3. 使用和清洁

生产设备应当在确认的参数范围内使用，主要生产和检验设备要编写明确的操作规程。

用于药品生产或检验的设备和仪器，应当有使用日志，记录内容包括使用、清洁、维护和维修情况以及日期、时间、所生产及检验的药品名称、规格和批号等。

企业应编写详细的生产设备清洁操作规程，按规程清洁生产设备。规程应当规定具体而完整的清洁方法、清洁用设备或工具、清洁剂的名称和配制方法、去除前一批次标识的方法、保护已清洁设备在使用前免受污染的方法、已清洁设备最长的保存时限、使用前检查设备清洁状况的方法，使操作者能以可重现的、有效的方式对各类设备进行清洁。

如需拆装设备，还应当规定设备拆装的顺序和方法；如需对设备消毒或灭菌，还应当规定消毒或灭菌的具体方法、消毒剂的名称和配制方法。必要时，还应当规定设备生产结束至清洁前所允许的最长间隔时限。如经过灭菌的设备应在 3 天内使用。同一设备连续加工同一无菌产品时，每批之间要清洗灭菌；同一设备加工同一非灭菌产品时，至少每周或每生产 3 批后进行全面清洗。

生产设备应当有明显的状态标识，标明设备编号和内容物（如名称、规格、批号）；没有内容物的应当标明清洁状态。不合格的设备如有可能应当搬出生产和质量控制区，未搬出前，应当有醒目的状态标识。主要固定管道应当标明内容物名称和流向。

4．校　准

设备的校准与企业的产品质量及经济效益有着直接的关系。药品质量的检验，需要通过各种检验设备进行测试，所有测试结果的正确性都建立在计量器具准确、可靠的基础上。因此需要对企业内的相关计量器具进行校准。

企业应当按照操作规程和校准计划定期对生产和检验用衡器、量具、仪表、记录和控制设备以及仪器进行校准和检查，并保存相关记录。

5．制药用水的管理

制药用水技术是制药工艺的重要设施组成及必需的技术支撑。在制药用水的生产过程中，不仅要对生产过程进行监控，而且最终产品要符合国家标准。制药用水至少应当采用饮用水，主要包括纯化水和注射用水。

（六）物料与产品

物料指药品生产用的原料、辅料和包装材料等。产品包括药品的中间产品、待包装产品和成品。GMP 控制生产全过程所有影响药品质量因素的指导思想，决定了为保证药品质量，必须对从原料到成品乃至销售的全过程进行控制，原辅料作为药品生产的源头，直接影响药品的最终质量。因此，实施 GMP 必须从源头抓起，企业必须建立规范的物料管理系统，使物料流向清晰，并具有可追溯性。企业应制订物料管理的相关流程，物料管理应做到规范购入、合理储存、控制放行、有效追溯，现场状态应始终保持整齐规范、区位明确、标识清楚、卡物相符，以保证物料的输入到输出的整个过程，严格防止差错、混淆、污染的发生。

1．原　则

药品生产所用的原辅料、与药品直接接触的包装材料应当符合相应的质量标准。药品上直接印字所用油墨应当符合食用标准要求。进口原辅料应当符合国家相关的进口管理规定。

（1）企业应当建立物料和产品的操作规程，对接收、贮存、发放、使用和发运做出详细规定，以防止污染、交叉污染、混淆和差错。物料和产品的处理应当按照操作规程或工艺规程执行，并有记录。在物料供应商的确定及变更时，企业应当对其进行质量评估，并经质量管理部门批准后采购。使用计算机化仓储管理的，应有相应的操作规程，防止因系统故障、停机等特殊情况而造成物料和产品的混淆和差错。使用完全计算机化仓储管理系统进行识别的，物料、产品等相关信息可不必以书面可读的方式标出。

（2）物料的接收。原辅料、与药品直接接触的包装材料和印刷包装材料的接收应当有操作规程。所有到货物料均应当检查，以确保与订单一致，并确认供应商已经质量管理部门批准。物料的外包装应当有标签，并注明规定的信息。必要时，还应当进行清洁，发现外包装损坏或其他可能影响物料质量的问题，应当向质量管理部门报告并进行调查和记录。物料接收和成品生产后应当及时按照待验管理，直至放行。

每次接收均应当有记录，内容包括：① 交货单和包装容器上所注物料的名称；② 企业内部所用物料名称和（或）代码；③ 接收日期；④ 供应商和生产商（如不同）的名称；⑤ 供应商和生产商（如不同）标识的批号；⑥ 接收总量和包装容器数量；⑦ 接收后企业指定的批号或流水号；⑧ 有关说明（如包装状况）。

物料接收是物料进入场内的第一个环节，因此是物料管理的主要工作环节，规定物料接收管理要求，有助于企业建立物料管理系统的基础工作，企业应按规定做好物料接收时需要进行的主要关键操作活动，并统一物料标识的相关信息。

对待验物料和产品在释放前的控制，有助于防止差错的发生。企业应对待验物料和产品的质量状态、标识、贮存位置按待验质量状态进行有效管理。

（3）物料的贮存。发放物料和产品应当根据其性质有序分批贮存和周转，发放及发运应当符合先进先出和近效期先出的原则。先进先出控制原则是 GMP 物料管理的基本原则之一，这一规定为企业实施先进先出提供了明确的依据，同时也基于物料管理的实际情况，明确了“近效期先出”的控制要求。企业应根据物料和产品的性质设置存储条件，以适应不同企业的实际仓库区域的设计和物料管理模式的需要。

（4）物料供应商的确定及变更。物料供应商的确定及变更应当进行质量评估，并经质量管理部门批准后方可采购。

（5）物料的运输。物料和产品的运输应当能够满足其保证质量的要求，对运输有特殊要求的，其运输条件应当予以确认。

对储运条件有特殊要求的物料和产品是物料管理的重点和难点，储运条件的保持需要有效地控制提出到运输环节，GMP 延长了有特殊运输要求的管理范围，从厂内延伸到厂外。对运输环节的实际储运条件也要求采用一定的方式进行确认，突出了对物料和产品保护要求。

2．原辅料

应制定相应的操作规程，采取核对或检验等适当措施，确认每一包装内的原辅料正确无误。一次接收数个批次的物料，应当按批取样、检验、放行。只有经质量管理部门批准放行并在有效期或复验期内的原辅料方可使用。原辅料应当按照有效期或复验期贮存。贮存期内，如发现对质量有不良影响的特殊情况，应当进行复验。

原辅料入库接收时应进行标识。仓储区内的原辅料应当有适当的标识，并至少标明下述内容：指定的物料名称和企业内部的物料代码；企业接收时设定的批号；物料质量状态（如待验、合格、不合格、已取样）；有效期或复验期。确保物料原包装的内容与标识一致，是物料入库接收时的重要控制目标，基于生产实际控制需要，企业可基于风险控制的原则，采取一种或多种手段以保证物料的正确性。可采取的方式如通过对供应商的协调控制（供应商评价/供应商审计与审计报告/质量协议等）、近红外鉴别检测、红外检测（称量时）等方式。

称量操作是药品生产一个关键控制环节，其风险主要为交叉污染、污染和差错。应当由指定人员按照操作规程进行配料，核对物料后，精确称量或计量，并作好标识。标识应注明已称量物料的对应产品的名称、产品批号、物料代码、物料名称、物料批号、物料数量等信息。配制的每一物料及其重量①或体积应当由他人独立进行复核，并有复核记录。用于同一批药品生产的所有配料应当集中存放，并作好标识。指定人员应为经过相应称量岗位操作的培训和考核的人员。

3．中间产品和待包装产品

中间产品和待包装产品应当在适当的条件下贮存。中间产品和待包装产品应当有明确的标识，并至少标明下述内容：① 产品名称和企业内部的产品代码；② 产品批号；③ 数量或重量（如毛重、净重等）；④ 生产工序（必要时）；⑤ 产品质量状态（必要时，如待验、合格、不合格、已取样）。

4．包装材料与药品

直接接触的包装材料和印刷包装材料的管理和控制要求与原辅料相同。包装材料应当由专人按照操作规程发放，并采取措施避免混淆和差错，确保用于药品生产的包装材料正确无误。应当建立印刷包装材料设计、审核、批准的操作规程，确保印刷包装材料印制的内容与药品监督管理部门核准的一致，并建立专门的文档，保存经签名批准的印刷包装材料原版实样。印刷包装材料的版本变更时，应采取措施，确保产品所用印刷包装材料的版本正确无误。宜收回作废的旧版印刷模板并予以销毁。印刷包装材料应当设置专门区域妥善存放，未经批准人员不得进入。切割式标签或其他散装印刷包装材料应当分别置于密闭容器内储运，以防混淆。印刷包装材料应当由专人保管，并按照操作规程和需求量发放。每批或每次发放的与药品直接接触的包装材料或印刷包装材料，均应当有识别标志，标明所用产品的名称和批号。过期或废弃的印刷包装材料应当予以销毁并记录。

5．成　品

成品放行前应当待验贮存。成品的贮存条件应当符合药品注册批准的要求。麻醉药品、精神药品、医疗用毒性药品（包括药材）、放射性药品、药品类易制毒化学品及易燃、易爆和其他危险品的验收、贮存、管理应当执行国家有关的规定。

6．不合格和退回品的管理

不合格的物料、中间产品、待包装产品和成品的每个包装容器上均应当有清晰醒目的标志，并在隔离区内妥善保存。不合格的物料、中间产品、待包装产品和成品的处理应当经质量管理负责人批准，并有记录。

---

① 此处的重量实指质量，包括后文中的毛重、净重等，因相关行业的生产实践中一直沿用，故本书予以保留——编者注。

产品回收需经预先批准，并对相关的质量风险进行充分评估，根据评估结论决定是否回收。回收应当按照预定的操作规程进行，并有相应记录。回收处理后的产品应当按照回收处理中最早批次产品的生产日期确定有效期。

制剂产品不得进行重新加工。不合格的制剂中间产品、待包装产品和成品一般不得进行返工。只有不影响产品质量、符合相应质量标准，且根据预定、经批准的操作规程以及对相关风险充分评估后，才允许返工处理。返工应当有相应记录。对返工或重新加工或回收合并后生产的成品，质量管理部门应当考虑需要进行额外相关项目的检验和稳定性考察。

企业应当建立药品退货的操作规程，并有相应的记录，内容至少应当包括：产品名称、批号、规格、数量、退货单位及地址、退货原因及日期、最终处理意见。同一产品同一批号不同渠道的退货应当分别记录、存放和处理。

只有经检查、检验和调查，有证据证明退货质量未受影响，且经质量管理部门根据操作规程评价后，方可考虑将退货重新包装、重新发运销售。评价考虑的因素至少应当包括药品的性质、所需的贮存条件、药品的现状、历史，以及发运与退货之间的间隔时间等因素。不符合贮存和运输要求的退货，应当在质量管理部门监督下予以销毁。对退货质量存有怀疑时，不得重新发运。退货处理的过程和结果应当有相应记录。

（七）确认与验证

确认和验证本质上是相同的概念。确认通常用于厂房、设施、设备和检验仪器；验证则用于操作规程（或方法）、生产工艺或系统。在此意义上，确认是验证的一部分。企业应当确定需要进行的确认或验证工作，以证明有关操作的关键要素能够得到有效控制。当影响产品质量的主要因素，如原辅料、与药品直接接触的包装材料、生产设备、生产环境（或厂房）、生产工艺、检验方法等发生变更时，应当进行确认或验证。必要时，还应当经药品监督管理部门批准。确认和验证不是一次性的行为。首次确认或验证后，应当根据产品质量回顾分析情况进行再确认或再验证。

1. 确　认

确认是指证明厂房、设施、设备和检验仪器能正确运行并可达到预期结果的一系列活动。确认是设备生命周期的一部分，设备确认是药品安全的一个基本要素，是药品生产企业质量保证体系的一个重要组成部分。设备确认证明设施适用于它们的目标用途，也将确保药品或药物是符合相应的质量标准的。

确认分四个阶段：设计确认（DQ）、安装确认（IQ）、运行确认（OQ）、性能确认（PQ）。

设计确认（DQ）是针对设施、系统的设计符合设计意图的文件性确认。应提供文件证据证明厂房、设施、设备的设计符合设计标准，符合预定用途和规范要求。安装确认（IQ）应提供文件证据证明厂房、设施、设备的建造和安装符合设计标准，安装已完成且结果符合要求。运行确认（OQ）应提供书面证据证明公用设施、系统或设备以及所有的部件的运行符合设计标准，能按运行标准操作。应设计测试以证明在整个正常运行范围内及其运行条件的上下限（包括最差条件）时都能正常运行。应测试运行控制、报警、开关、显示以及其他运行要素。应完整阐述根据统计学方法而进行的测量。性能确认（PQ）应提供文件证据证明公用设施、系统或设备以及所有的部件在正常操作方法和工艺条件等常规使用中能持续一致地符合性能标准。应收集覆盖适当时间段的测试结果以证明一致性。

确认应在生产工艺验证实施前完成。确认的过程应有逻辑性、系统性，应起始于厂房、设备、公用设施和设备的设计阶段。根据设备、公用设施或系统的功能和操作，可能仅要求安装确认和运行确认，因为设备、公用设施或系统的正确运行足以证明其性能。设备、公用设施和系统随后应按照常规计划进行维护、监控和校准。主要设备以及关键公用设施和系统需要进行 IQ、OQ 和 PQ。确认期间，应准备操作、维护和校验的所有标准作业程序（SOP）。应对操作人员进行培训并保存培训记录。

2．验　证

验证是证明任何操作规程（或方法）、检验方法、生产工艺或系统能达到预期结果的一系列活动。企业应采用经过验证的生产工艺、操作规程和检验方法进行生产、操作和检验，并保持持续的验证状态。采用新的生产处方或生产工艺前，应当验证其常规生产的适用性。工艺验证应当证明一个生产工艺按照规定的工艺参数，使用规定的原辅料和设备条件下，能够持续生产出符合预定用途和注册要求的产品；清洁验证应当证实其清洁的效果，以有效防止污染和交叉污染。需综合考虑设备使用情况、所使用的清洁剂和消毒剂、取样方法和位置以及相应的取样回收率、残留物的性质和限度、残留物检验方法的灵敏度等因素。验证分为前验证、同步验证、回顾性验证、再验证。

（1）前验证：投入使用前必须完成并达到设定要求的验证。适用于正常使用前的新设备、新工艺。如新购置安装的设备及设备清洁验证，新购置安装的空调净化系统验证，新购置安装的纯化水系统验证，新购置安装的压缩空气系统验证等。

（2）同步验证：正式生产中在某项工艺运行的同时进行的验证，即从工艺实际运行过程中获得的数据来确立文件的依据以证明某项工艺达到预计要求的活动。一般为前三批产品，为连续的三个全批量。因风险大，较少采用。

（3）回顾验证：对过去的数据进行整理分析，判断是否出现了异常，一些变化是否在可接受的范围之内。常用于非无菌生产工艺。

（4）再验证：一项工艺、一个过程、一个系统、一台设备或一种材料经过验证并在使用一个阶段以后进行的，旨在证实已验证状态没有发生变化而进行的验证活动。关键的生产工艺和操作规程应当定期进行再验证，确保其能够达到预期结果。

验证文件是重要的 GMP 文件，所有的验证文件必须按照企业文件的管理规程进行管理。验证文件包括：验证总计划（VMP）、验证方案、验证记录、验证报告、标准操作规程等。

（八）文件管理

文件是质量保证系统的基本要素。企业必须有内容正确的书面质量标准、生产处方和工艺规程、操作规程以及记录等文件。企业应建立文件管理的操作规程，系统地设计、制定、审核、批准和发放文件，经质量管理部门的审核，形成文件体系，并保证企业有关员工对文件有正确一致的理解。文件的起草、修订、审核、批准、替换或撤销、复制、保管和销毁等应当按照操作规程管理，并有相应的文件分发、撤销、复制、销毁记录。与此同时，在实施中要及时、正确地记录执行情况且保存完整的执行记录，从而保证药品生产经营活动的全过程规范化运作。

每批药品应当有批记录，包括批生产记录、批包装记录、批检验记录和药品放行审核记录等与本批产品有关的记录。批记录应当由质量管理部门负责管理，至少保存至药品有效期后一年。质量标准、工艺规程、操作规程、稳定性考察、确认、验证、变更等其他重要文件应当长期保存。

如使用电子数据处理系统、照相技术或其他可靠方式记录数据资料，应当有所用系统 的操作规程；记录的准确性应当经过核对。电子数据处理系统，只有经授权的人员方可输入或更改数据，更改和删除情况应当有记录；应当使用密码或其他方式来控制系统的登录；关键数据输入后，应当由他人独立进行复核。

每种药品的每个生产批量均应当有经企业批准的工艺规程，不同药品规格的每种包装形式均应当有各自的包装操作要求。工艺规程的制定应当以注册批准的工艺为依据。工艺规程不得任意更改。如需更改，应当按照相关的操作规程修订、审核、批准。

GMP 第 170 条规定，制剂的工艺规程的内容至少应当包括：

（1）生产处方：① 产品名称和产品代码；② 产品剂型、规格和批量；③ 所用原辅料清单（包括生产过程中使用，但不在成品中出现的物料），阐明每一物料的指定名称、代码和用量；如原辅料的用量需要折算时，还应当说明计算方法。

（2）生产操作要求：① 对生产场所和所用设备的说明（如操作间的位置和编号、洁净度级别、必要的温湿度要求、设备型号和编号等）；② 关键设备的准备（如清洗、组装、校准、灭菌等）所采用的方法或相应操作规程编号；③ 详细的生产步骤和工艺参数说明（如物料的核对、预处理、加入物料的顺序、混合时间、温度等）；④ 所有中间控制方法及标准；⑤ 预期的最终产量限度，必要时，还应当说明中间产品的产量限度，以及物料平衡的计算方法和限度；⑥ 待包装产品的贮存要求，包括容器、标签及特殊贮存条件；⑦ 需要说明的注意事项。

（3）包装操作要求：① 以最终包装容器中产品的数量、重量或体积表示的包装形式；② 所需全部包装材料的完整清单，包括包装材料的名称、数量、规格、类型以及与质量标准有关的每一包装材料的代码；③ 印刷包装材料的实样或复制品，并标明产品批号、有效期打印位置；④ 需要说明的注意事项，包括对生产区和设备进行的检查，在包装操作开始前，确认包装生产线的清场已经完成等；⑤ 包装操作步骤的说明，包括重要的辅助性操作和所用设备的注意事项、包装材料使用前的核对；⑥ 中间控制的详细操作，包括取样方法及标准；⑦ 待包装产品、印刷包装材料的物料平衡计算方法和限度。

（九）生产管理

GMP 对生产管理主要是通过制定和实施与生产有关的各种管理制度来实现的，对生产全过程以及影响生产质量的各种因素进行严格控制，从而确保产品质量。生产管理的要点是：① 有清晰、准确、有效的生产管理文件；② 对工艺过程、批号、包装、生产记录、不合格品、物料平衡检查和清场检查等实施全面管理；③ 杜绝一切可能产生药品污染和交叉污染的因素。

1．按规程操作并建立记录

所有药品的生产和包装均应当按照批准的工艺规程和操作规程进行操作并有相关记录，

以确保药品达到规定的质量标准，并符合药品生产许可和注册批准的要求。应当建立划分产品生产批次的操作规程，生产批次的划分应当能够确保同一批次产品质量和特性的均一性。

2．编制批号及确定生产日期

应建立编制药品批号和确定生产日期的操作规程，每批药品均应当编制唯一的批号。除另有法定要求外，生产日期不得迟于产品成型或灌装（封）前经最后混合的操作开始日期，不得以产品包装日期作为生产日期。

3．不同品种不同规格药品应分开生产

不得在同一生产操作间同时进行不同品种和规格药品的生产操作，除非没有发生混淆或交叉污染的可能。在生产的每一阶段，应当保护产品和物料免受微生物和其他污染。

4．物料、产品、设备等应贴签标识

生产期间使用的所有物料、中间产品或待包装产品的容器及主要设备、必要的操作室应当贴签标识或以其他方式标明生产中的产品或物料名称、规格和批号，如有必要，还应当标明生产工序。

容器、设备或设施所用标识应当清晰明了，标识的格式应当经企业相关部门批准。除在标识上使用文字说明外，还可采用不同的颜色区分被标识物的状态（如待验、合格、不合格或已清洁等）。

5．清　场

每批药品的每一生产阶段完成后必须由生产操作人员清场，以确保设备和工作场所没有遗留与本次生产有关的物料、产品和文件。清场记录内容包括：操作间编号、产品名称、批号、生产工序、清场日期、检查项目及结果、清场负责人及复核人签名。清场记录应当纳入批生产记录。下次生产开始前，应当进行检查，对前次清场情况进行确认。确保设备和工作场所没有上批遗留的产品、文件或与本批产品生产无关的物料，设备处于已清洁及待用状态。检查结果应当有记录。生产操作前，还应当核对物料或中间产品的名称、代码、批号和标识，确保生产所用物料或中间产品正确且符合要求。对物料或中间产品检查的目的是保证物料或中间产品的正确性，防止不正确的物料用于生产或流入下道工序。

GMP 第 197 条规定，生产过程中应当尽可能采取措施，防止污染和交叉污染：

（1）在分隔的区域内生产不同品种的药品。

（2）采用阶段性生产方式。

（3）设置必要的气锁间和排风，空气洁净度级别不同的区域应当有压差控制。

（4）应当降低未经处理或未经充分处理的空气再次进入生产区导致污染的风险。

（5）在易产生交叉污染的生产区内，操作人员应当穿戴该区域专用的防护服。

（6）采用经过验证或已知有效的清洁和去污染操作规程进行设备清洁；必要时，应当对与物料直接接触的设备表面的残留物进行检测。

（7）采用密闭系统生产。

（8）干燥设备的进风应当有空气过滤器，排风应当有防止空气倒流装置。

（9）生产和清洁过程中应当避免使用易碎、易脱屑、易发霉器具；使用筛网时，应当有防止因筛网断裂而造成污染的措施。

（10）液体制剂的配制、过滤、灌封、灭菌等工序应当在规定时间内完成。

（11）软膏剂、乳膏剂、凝胶剂等半固体制剂以及栓剂的中间产品应当规定贮存期和贮存条件。

6．包装操作

企业应重视包装操作中发生污染、交叉污染、混淆和差错的风险，包装开始前应当进行检查，确保工作场所、包装生产线、印刷机及其他设备已处于清洁或待用状态，无上批遗留的产品、文件或与本批产品包装无关的物料。检查结果应当有记录。包装操作前，还应当检查所领用的包装材料正确无误，核对待包装产品和所用包装材料的名称、规格、数量、质量状态，且与工艺规程相符。每一包装操作场所或包装生产线，应当有标识标明包装中的产品名称、规格、批号和批量的生产状态。有数条包装线同时进行包装时，应当采取隔离或其他有效防止污染、交叉污染或混淆的措施。因包装过程产生异常情况而需要重新包装产品的，必须经专门检查、调查并由指定人员批准。重新包装应当有详细记录。在物料平衡检查中，发现待包装产品、印刷包装材料以及成品数量有显著差异时，应当进行调查，未得出结论前，成品不得放行。

同时，对内包装容器在分装前的保护控制要求规定，待用分装容器在分装前应当保持清洁，避免容器中有玻璃碎屑、金属颗粒等污染物。应防范未贴签产品的风险，规定产品分装、封口后应当及时贴签。未能及时贴签时，应有防止混淆或贴错标签的措施，并有操作规程可依。为防止发生混淆，对废弃包装材料要求包装结束时，已打印批号的剩余包装材料应当由专人负责全部计数销毁，并有记录。如将未打印批号的印刷包装材料退库，应当按照操作规程执行。

（十）质量控制与质量保证

1．质量控制实验室管理

质量控制实验室的人员设备设施应当与产品性质和生产规模相适应，取样方法应科学，取样应有代表性，取样操作应避免污染和交叉污染。企业通常不得进行委托检验，确需委托检验的，应按规定进行，但应当在检验报告中予以说明。质量控制实验室的检验人员至少应当具有相关专业中专或高中以上学历，并经过与所从事的检验操作相关的实践培训且通过考核。应当配备药典、标准图谱等必要的工具书，以及标准品或对照品等相关的标准物质。

（1）取样。质量管理部门的人员有权进入生产区和仓储区进行取样及调查；应当按照经批准的操作规程取样；取样方法应当科学、合理，以保证样品的代表性；留样应当能够代表被取样批次的产品或物料，也可抽取其他样品来监控生产过程中最重要的环节（如生产的开始或结束）；样品的容器应当贴有标签，注明样品名称、批号、取样日期、取自哪一包装容器、取样人等信息；样品应当按照规定的贮存要求保存。

（2）检验。物料和不同生产阶段产品的检验应当符合以下要求：① 企业应当确保药品按照注册批准的方法进行全项检验。② 采用新的检验方法、检验方法需变更的、采用《中国药典》及其他法定标准未收载的检验方法的、法规规定的其他需要验证的检验方法的，具有以上情形之一的，应当对检验方法进行验证。若不需要进行验证的检验方法，企业应当对检验方法进行确认，以确保检验数据准确、可靠。③ 检验应当有书面操作规程，规定所用方法、仪器和设备，检验操作规程的内容应当与经确认或验证的检验方法一致。

检验应当有可追溯的记录并应当复核，确保结果与记录一致，且所有计算均应当严格核对。所有中间控制（包括生产人员所进行的中间控制），均应当按照经质量管理部门批准的方法进行，检验应当有记录；应当对实验室容量分析用玻璃仪器、试剂、试液、对照品以及培养基进行质量检查；必要时应当将检验用实验动物在使用前进行检验或隔离检疫。实验用动物的饲养和管理应当符合相关的实验动物管理规定。动物应当有标识，并应当保存使用的历史记录。应当建立检验结果超标调查的操作规程。任何检验结果超标都必须按照操作规程进行完整的调查，并有相应的记录。

（3）留样。药品生产企业按规定保存的、用于药品质量追溯或调查的物料、产品样品为留样。用于产品稳定性考察的样品不属于留样。留样应当至少符合以下要求：应当按照操作规程对留样进行管理；留样应当能够代表被取样批次的物料或产品。

每批药品均应当有留样；如果一批药品分成数次进行包装，则每次包装至少应当保留一件最小市售包装的成品；留样的包装形式应当与药品市售包装形式相同，原料药的留样如无法采用市售包装形式的，可采用模拟包装；每批药品的留样数量一般至少应当能够确保按照注册批准的质量标准完成两次全检（无菌检查和热原检查等除外）；如果不影响留样的包装完整性，保存期间内至少应当每年对留样进行一次目检观察，如有异常，应当进行彻底调查并采取相应的处理措施；留样观察应当有记录；留样应当按照注册批准的贮存条件至少保存至药品有效期后一年；如企业终止药品生产或关闭的，应当将留样转交授权单位保存，并告知当地药品监督管理部门，以便在必要时可随时取得留样。

制剂生产用每批原辅料和与药品直接接触的包装材料均应当有留样。与药品直接接触的包装材料（如输液瓶），如成品已有留样，可不必单独留样；物料的留样量应当至少满足鉴别的需要；除稳定性较差的原辅料外，用于制剂生产的原辅料（不包括生产过程中使用的溶剂、气体或制药用水）和与药品直接接触的包装材料的留样应当至少保存至产品放行后二年。如果物料的有效期较短，则留样时间可相应缩短；物料的留样应当按照规定的条件贮存，必要时还应当适当包装密封。

此外，质量控制实验室还应当至少有质量标准、取样操作规程和记录、检验操作规程和记录、检验报告或证书、必要的环境监测操作规程、记录和报告、必要的检验方法验证报告和记录、仪器校准和设备使用、清洁、维护的操作规程及记录等详细文件。将超标管理的概念引入质量控制实验室，规定质量控制实验室应当建立检验结果超标调查的操作规程。任何检验结果超标都必须按照操作规程进行完整的调查，并有相应的记录。进一步完善质量控制实验室管理，若不能最终确定实验结果无效，则不能丢弃该实验结果。还应对试剂、试液、培养基、检定菌和试剂、标准品或对照品规定相应的要求。

2．物料和产品放行

放行是指对一批物料或产品进行质量评价，做出批准使用或投放市场或其他决定的操作。由于物料与产品性质不同，应当分别建立物料和产品批准放行的操作规程，明确批准放行的标准、职责，并有相应的记录。

物料的验收结果和检验结果是放行的主要依据。负责物料放行的人员应是质量管理部门的人员。物料的放行应当至少符合以下要求：物料的质量评价内容应当至少包括生产商的检验报告、物料包装完整性和密封性的检查情况和检验结果；物料的质量评价应当有明确的结论，如批准放行、不合格或其他决定；物料应当由指定人员签名批准放行。

GMP 第 230 条规定，产品的放行应当至少符合以下要求：

（1）在批准放行前，应当对每批药品进行质量评价，保证药品及其生产应当符合注册和本规范要求，并确认以下各项内容：

① 主要生产工艺和检验方法经过验证；

② 已完成所有必需的检查、检验，并综合考虑实际生产条件和生产记录；

③ 所有必需的生产和质量控制均已完成并经相关主管人员签名；

④ 变更已按照相关规程处理完毕，需要经药品监督管理部门批准的变更已得到批准；

⑤ 对变更或偏差已完成所有必要的取样、检查、检验和审核；

⑥ 所有与该批产品有关的偏差均已有明确的解释或说明，或者已经过彻底调查和适当处理；如偏差还涉及其他批次产品，应当一并处理。

（2）药品的质量评价应当有明确的结论，如批准放行、不合格或其他决定。

（3）每批药品均应当由质量受权人签名批准放行。

（4）疫苗类制品、血液制品、用于血源筛查的体外诊断试剂以及国家药品监督管理部门规定的其他生物制品放行前还应当取得批签发合格证明。

3．持续稳定性考察

持续稳定性考察就是在有效期内监控已上市药品的质量，以发现药品与生产相关的稳定性问题（如杂质含量或溶出度特性的变化），并确定药品能够在标示的贮存条件下，符合质量标准的各项要求。由于产品研发阶段获取的药品稳定性数据有其局限性，商业化生产后需要继续证明产品有效期内的质量；通过持续稳定性考察以及时了解产品的质量，降低使用者的风险。

持续稳定性考察主要针对市售包装药品，但也需兼顾待包装产品。例如，当待包装产品在完成包装前，或从生产厂运输到包装厂，还需要长期贮存时，应当在相应的环境条件下，评估其对包装后产品稳定性的影响。此外，还应当考虑对贮存时间较长的中间产品进行考察。

持续稳定性考察的时间应当涵盖药品有效期。考察批次数和检验频次应当能够获得足够的数据，以供趋势分析。通常情况下，每种规格、每种内包装形式的药品，至少每年应当考察一个批次，除非当年没有生产。某些情况下，持续稳定性考察中应当额外增加批次数，如重大变更或生产和包装有重大偏差的药品应当列入稳定性考察。此外，重新加工、返工或回收的批次，也应当考虑列入考察，除非已经过验证和稳定性考察。

对不符合质量标准的结果或重要的异常趋势应进行调查。对任何已确认的不符合质量标准的结果或重大不良趋势，企业都应当考虑是否可能对已上市药品造成影响，必要时应当实施召回，调查结果以及采取的措施应当报告当地药品监督管理部门。企业应根据所获得的全部数据资料，包括考察的阶段性结论，撰写总结报告并保存。应定期审核总结报告。

4．变更控制

变更控制，又称为变更管理，指当药品生产、质量控制、使用条件等诸多方面发生变化时，对这些变化在药品质量可控性、有效性和安全性等方面可能产生的影响进行评估，并采取相应措施，从而确保药品的质量和法规的符合性。企业应当建立变更控制系统，对所有影响产品质量的变更进行评估和管理。需要经药品监督管理部门批准的变更应当在得到批准后方可实施。

变更控制的目的是防止变更对产品质量产生不利影响，保持产品质量的持续稳定。要求企业建立变更控制系统，其目的是防止质量管理体系实际运行过程中的随意变更，确保持续改进得到及时有效的执行，保证变更不会引发不期望的后果，也强调 QA 的质量参与力度。建立有效的变更控制系统也便于质量追溯。部分变更还应符合法规要求。

根据变更的对象不同，变更可以分为：① 厂房、设施的变更。包括用于生产的公共系统、设备以及一些影响到生产环境条件的系统如空调净化系统、过滤器、洁净房间区分等。② 生产设备的变更。包括设备的选型、设备与药品接触的材料，清洗设备所使用的清洁消毒剂等。③ 原辅料和包装材料的变更。如物料的规格、生产单位、供应商、物料的包装条件等。④ 文件的变更。如质量标准、工艺规程、分析方法、标准操作规程的变更等。

企业应当建立操作规程，规定原辅料、包装材料、质量标准、检验方法、操作规程、厂房、设施、设备、仪器、生产工艺和计算机软件变更的申请、评估、审核、批准和实施。质量管理部门应当指定专人负责变更控制。

企业在进行变更时，应评估其对产品质量的潜在影响。企业可以根据变更的性质、范围、对产品质量潜在影响的程度将变更分类（如主要、次要变更）。判断变更所需的验证、额外的检验以及稳定性考察应当有科学依据。与产品质量有关的变更应由申请部门提出，经评估、制定实施计划，并明确实施职责后，由质量管理部门审核批准才可生效，并且变更实施应当有相应的记录。

改变原辅料、与药品直接接触的包装材料、生产工艺、主要生产设备以及其他影响药品质量的主要因素时，还应当对变更实施后最初至少三个批次的药品质量进行评估。如果变更可能影响药品的有效期，则质量评估还应当包括对变更实施后生产的药品进行稳定性考察。以上评估的目的在于确保产品质量持续稳定、确保产品在有效期内的质量不因变更而发生不利影响。

变更实施后，与其有关的变更文件要及时修订，且质量管理部门应当对变更的文件和记录进行保存，并将变更前的文件进行回收。

5．偏差处理

偏差是指对批准指令或规定标准的偏离。偏差有多种分类方法，按照偏差的来源将偏差分为生产过程偏差和实验室检验结果偏差。

企业应当建立偏差处理的操作规程，规定偏差的报告、记录、调查、处理以及所采取的纠正措施，并有相应的记录。

任何偏差都应当评估其对产品质量的潜在影响，偏差的评估、分类应依其对产品质量的潜在影响程度进行。企业可以根据偏差的性质、范围、对产品质量潜在影响的程度将偏差分类（如重大、次要偏差）。对重大偏差的评估还应当考虑是否需要对产品进行额外的检验以及对产品有效期的影响，必要时，应当对涉及重大偏差的产品进行稳定性考察。

任何偏离生产工艺、物料平衡限度、质量标准、检验方法、操作规程等的情况均应当有记录，并立即报告主管人员及质量管理部门，应当有清楚的说明，重大偏差应当由质量管理部门会同其他部门进行彻底调查，并有调查报告。偏差调查报告应当由质量管理部门的指定人员审核并签字。企业还应当采取预防措施有效防止类似偏差的再次发生。质量管理部门应当负责偏差的分类，保存偏差调查、处理的文件和记录。

6．纠正措施和预防措施（CAPA）

纠正措施是指为了防止已出现的不合格、缺陷或其他不希望的情况的再次发生，旨在消除其产生原因而采取的根本性措施。预防措施是指为了防止潜在的不合格、缺陷或其他不希望情况的发生，消除其原因所采取的措施。可见，纠正措施是在问题发生后，为防止其再次发生而采取的行动。预防措施是在可能发生问题之前，预先采取的根除手段。纠正、预防措施作为一种管理手段运用得当，将会对持续改进组织的整体业绩、增强顾客满意起到积极的作用。

企业应当建立纠正措施和预防措施系统，对偏差、投诉、召回、自检或外部检查结果、工艺性能和质量监测趋势等进行调查并采取纠正和预防措施。调查的深度和形式应当与风险的级别相适应。纠正措施和预防措施系统应当能够增进对产品和工艺的理解，改进产品和工艺。CAPA 操作规程应至少包括以下具体内容：

（1）对投诉、召回、偏差、自检或外部检查结果、工艺性能和质量监测趋势以及其他来源的质量数据进行分析，确定已有和潜在的质量问题。必要时，应当采用适当的统计学方法。

（2）调查与产品、工艺和质量保证系统有关的原因。

（3）确定所需采取的纠正和预防措施，防止问题的再次发生。

（4）评估纠正和预防措施的合理性、有效性和充分性。

（5）对实施纠正和预防措施过程中所有发生的变更应当予以记录。

（6）确保相关信息已传递到质量受权人和预防问题再次发生的直接负责人。

（7）确保相关信息及其纠正和预防措施已通过高层管理人员的评审。

7．供应商的评估和批准

（1）评估独立原则。企业法定代表人、企业负责人及其他部门的人员不得干扰或妨碍质量管理部门对物料供应商独立做出质量评估。

（2）建立操作规程。企业应建立物料供应商评估和批准的操作规程，明确供应商的资质、选择的原则、质量评估方式、评估标准、物料供应商批准的程序。

（3）质量评估与现场审计。质量管理部门应当对所有生产用物料的供应商进行质量评估，会同有关部门对主要物料供应商（尤其是生产商）的质量体系进行现场质量审计，并对质量评估不符合要求的供应商行使否决权。

质量管理部门应指定专人负责物料供应商质量评估和现场质量审计。被指定的人员应当具有相关的法规和专业知识，具有足够的质量评估和现场质量审计的实践经验。现场质量审计应当核实供应商资质证明文件和检验报告的真实性，核实是否具备检验条件。应当对其人员机构、厂房设施和设备、物料管理、生产工艺流程和生产管理、质量控制实验室的设备、仪器、文件管理等进行检查，以全面评估其质量保证系统。现场质量审计应当有报告。

（4）评估内容。质量管理部门对物料供应商的评估至少应当包括：供应商的资质证明文件、质量标准、检验报告、企业对物料样品的检验数据和报告等。如进行现场质量审计和样品小批量试生产的，还应当包括现场质量审计报告，以及小试产品的质量检验报告和稳定性考察报告。改变物料供应商，应当对新的供应商进行质量评估；改变主要物料供应商的，还需要对产品进行相关的验证及稳定性考察。

主要物料的确定应当综合考虑企业所生产的药品质量风险、物料用量以及物料对药品质量的影响程度等因素。

（5）合格供应商名单与质量协议。质量管理部门应当向物料管理部门分发经批准的合格供应商名单，该名单内容至少包括物料名称、规格、质量标准、生产商名称和地址、经销商（如有）名称等，并及时更新。质量管理部门应当与主要物料供应商签订质量协议，在协议中应当明确双方所承担的质量责任。

（6）定期评估与审计。质量管理部门应当定期对物料供应商进行评估或现场质量审计，回顾分析物料质量检验结果、质量投诉和不合格处理记录。如物料出现质量问题或生产条件、工艺、质量标准和检验方法等可能影响质量的关键因素发生重大改变时，还应当尽快进行相关的现场质量审计。

（7）供应商质量档案。企业应当对每家物料供应商建立质量档案，档案内容应当包括供应商的资质证明文件、质量协议、质量标准、样品检验数据和报告、供应商的检验报告、现场质量审计报告、产品稳定性考察报告、定期的质量回顾分析报告等。

8．产品质量回顾分析

产品质量回顾分析是指运用统计技术，对生产的每种产品相关内容与数据进行回顾分析，如原辅料、生产中控结果、产品检验结果、稳定性实验以及产品生产过程中偏差处理、质量体系绩效、控制手段等信息数据进行定期回顾，形成书面报告，以此评价现行的生产工艺和控制方法是否有效、可控，并发现产品生产系统的改进机会，制定防控措施，不断改进产品质量。以确保产品的工艺持续稳定，符合法规要求。

药品生产企业应当按照操作规程，每年对所有生产的药品按品种进行产品质量回顾分析，以确认工艺稳定可靠，以及原辅料、成品现行质量标准的适用性，及时发现不良趋势，确定产品及工艺改进的方向。应当考虑以往回顾分析的历史数据，还应当对产品质量回顾分析的有效性进行自检。当有合理的科学依据时，可按照产品的剂型分类进行质量回顾， 如固体制剂、液体制剂和无菌制剂等。回顾分析应当有报告。

药品生产企业至少应当对下列情形进行回顾分析：产品所用原辅料的所有变更，尤其是来自新供应商的原辅料；关键中间控制点及成品的检验结果；所有不符合质量标准的批次及其调查；所有重大偏差及相关的调查、所采取的整改措施和预防措施的有效性；生产工艺或检验方法等的所有变更；已批准或备案的药品注册所有变更；稳定性考察的结果及任何不良趋势；所有因质量原因造成的退货、投诉、召回及调查；与产品工艺或设备相关的纠正措施的执行情况和效果；新获批准和有变更的药品，按照注册要求上市后应当完成的工作情况；相关设备和设施，如空调净化系统、水系统、压缩空气等的确认状态；委托生产或检验的技术合同履行情况。

药品生产企业应当对回顾分析的结果进行评估，提出是否需要采取纠正和预防措施或进行再确认或再验证的评估意见及理由，并及时、有效地完成整改。

若药品委托生产，委托方和受托方之间应当有书面的技术协议，规定产品质量回顾分析中各方的责任，确保产品质量回顾分析按时进行并符合要求。

9．投诉与不良反应报告

药品由于其质量要求的严格性，药品生产企业必须对有关本企业药品质量投诉与进行不良反应报告与监测工作予以高度的重视，体现药品生产企业应尽的社会义务。实际上有关企业药品的投诉与药品不良反应的报告，也是企业进行产品质量改进的重要源泉。

药品生产企业应当建立药品不良反应报告和监测管理制度，设立专门机构并配备专职人员负责管理。应当主动收集药品不良反应，对不良反应应当详细记录、评价、调查和处理，及时采取措施控制可能存在的风险，并按照要求向药品监督管理部门报告。应当建立操作规程，规定投诉登记、评价、调查和处理的程序，并规定因可能的产品缺陷发生投诉时所采取的措施，包括考虑是否有必要从市场召回药品。应当有专人及足够的辅助人员负责进行质量投诉的调查和处理，所有投诉、调查的信息应当向质量受权人通报。

所有投诉都应当登记与审核，与产品质量缺陷有关的投诉，应当详细记录投诉的各个细节，并进行调查。发现或怀疑某批药品存在缺陷，应当考虑检查其他批次的药品，查明其是否受到影响。投诉调查和处理应当有记录，并注明所查相关批次产品的信息。应当定期回顾分析投诉记录，以便发现需要警觉、重复出现以及可能需要从市场召回药品的问题，并采取相应措施。企业出现生产失误、药品变质或其他重大质量问题，应当及时采取相应措施，必要时还应当向当地药品监督管理部门报告。

（十一）委托生产与委托检验

为确保委托生产产品的质量和委托检验的准确性和可靠性，委托方和受托方必须签订书面合同，明确规定各方责任、委托生产或委托检验的内容及相关的技术事项。委托生产和委托检验的各项活动，应在书面合同的基础上进行。

委托生产或委托检验的前提是委托生产和委托检验的所有活动，包括在技术或其他方面拟采取的任何变更，均应当符合药品生产许可和注册的有关要求。

委托方应当对受托方进行质量评估，对受托方的条件、技术水平、质量管理情况进行现场考核，以确保受托方具有相应的资质和资源条件。受托方对委托生产中使用的物料、产品不得挪作他用并进行保护，受托方必须具备足够的厂房、设备、知识和经验以及人员，满足委托方所委托的生产或检验工作的要求。

（十二）产品发运与召回

每批产品均应当有发运记录。根据发运记录，应当能够追查每批产品的销售情况，必要时应当能够及时全部追回，发运记录内容应当包括：产品名称、规格、批号、数量、收货单位和地址、联系方式、发货日期、运输方式等。

企业应当建立产品召回系统，必要时可迅速、有效地从市场召回任何一批存在安全隐患的产品。对因质量原因退货和召回的产品，均应当按规定监督销毁，有证据证明退货产品质量未受影响的除外。召回应当有操作规程，指定专人负责，召回应按照程序并保存记录。因安全隐患决定从市场召回的，应当立即向当地药品监督管理部门报告。产品召回负责人应当独立于销售和市场部门；如产品召回负责人不是质量受权人，则应当向质量受权人通报召回处理情况。

（十三）自　检

药品生产企业应定期组织自检，即对企业实施 GMP 及建立健全质量管理体系方面进行自我检查。自检应当有计划的检查企业 GMP 的符合性，由企业指定人员进行独立系统的全面自检。监控规范的实施情况，评估企业是否符合规范要求，并提出必要的纠正和预防措施。自检结果应当如实记录，并形成自检报告。

（十四）附　则

强调 GMP 是药品生产管理的基本要求，对无菌药品、生物药品、血液制品等药品或者生产质量管理活动的特殊要求由国家药品监督管理部门以附录的形式另行制定。

附则对 GMP 使用的术语进行了详细的阐述。

任务三 GMP 合规性检查

一、GMP 合规性检查的概念及性质

1．GMP 合规性检查的概念

GMP 合规性检查是药品监督管理部门依法对药品生产企业药品生产质量管理进行监督检查的一种手段，是对药品生产企业实施药品 GMP 情况的检查、评价并决定是否 GMP 合规性的监督管理过程。

2．GMP 合规性检查的性质

作为对产品质量、企业质量保证能力实施第三方评价的一种活动，质量认证可以分为产品质量认证和质量体系认证两类。质量体系认证是由国家认可的第三方认证机构依据规定的程序和国际通用标准（如 ISO 9000 标准）对一个组织（企业）的质量体系的符合性和有效性进行评定的活动。如符合规定要求，颁发合格证书，向社会给予书面保证。GMP 合规性检查属于质量体系认证的范畴。

2017 年 11 月 21 日，原国家食药监总局发布《国家食品药品监督管理总局关于修改部分规章的决定》提出，对于药品生产质量管理规范（GMP）认证，国务院将依照法定程序提请全国人民代表大会常务委员会修订相关法律规定后取消。积极推进将药品生产行政许可与药品生产质量管理规范（GMP）认证整合为一项行政许可。为落实国发 46 号文要求，在《药品管理法修正案》（草案送审稿）中取消了药品生产质量管理规范（GMP）认证制度。按照依法行政的要求，待《药品管理法》修改后，将对药品监管规章中涉及药品生产质量管理规范（GMP）认证的相关规定进行统一修改。

二、我国药品 GMP 合规性检查监管部门及职责

（1）国务院药品监督管理部门主管全国药品 GMP 合规性检查管理工作。主要职责包括：① 负责 GMP 合规性检查评定标准的制定、修订工作；② 负责设立国家 GMP 合规性检查检查员库及其管理工作；③ 负责进口药品 GMP 境外检查和国家或地区间药品 GMP 检查的协调工作。

（2）省级药品监督管理部门负责本辖区 GMP 合规性检查和跟踪检查工作以及国务院药品监督管理部门委托开展的药品 GMP 检查工作。省级以上药品监督管理部门设立的药品合规性检查检查机构承担药品 GMP 合规性检查申请的技术审查、现场检查、结果评定等工作。

《药品管理法实施条例》第五条："省级以上人民政府药品监督管理部门应当按照《药品生产质量管理规范》和国务院药品监督管理部门规定的实施办法和实施步骤，组织对药品生产企业的认证工作；符合《药品生产质量管理规范》的，发给认证证书。其中，生产注射剂、放射性药品和国务院药品监督管理部门规定的生物制品的药品生产企业的认证工作，由国务院药品监督管理部门负责。《药品生产质量管理规范》认证证书的格式由国务院药品监督管理部门统一规定。"

国务院《关于取消和下放 50 项行政审批项目等事项的决定》（国发〔2013〕27 号）文明确将 GMP 合规性检查"逐步下放省级食品药品监管部门"。

三、GMP 合规性检查程序

药品 GMP 合规性检查是一个复杂而系统的过程。其基本程序分为：申请、受理与审查、现场检查、审批与发证。具体流程见图 5-1 所示。

（一）申请提交资料

在合规性检查的申请阶段，要申请药品 GMP 合规性检查的生产企业，应按规定填报《药品 GMP 合规性检查申请书》并报送资料。材料清单见表 5-1 所示。

新开办药品生产企业、药品生产企业新增生产范围申请药品 GMP 合规性检查，除报送上述材料外，还须报送认证范围涉及品种的批生产记录复印件。向国务院药品监督管理部门提出认证申请的，应同时报送一份申报资料给所在地省级药品监督管理部门。省级药品监督管理部门可以就该申报资料和对申请企业的日常监管情况，向国务院药品监督管理部门提出意见。申请企业应当对其申报材料全部内容的真实性负责。

（二）现场检查

1．GMP 检查员

（1）检查员库的建设。药品 GMP 合规性检查检查员必须满足下列条件：① 遵纪守法、廉洁正派、坚持原则、实事求是；② 熟悉、掌握并正确执行国家相关法律、法规，熟悉实施药品 GMP 的有关规定；③ 为从事药品监督管理工作的人员；④ 具有药学或相关专业大学以上学历或中级以上职称，具有 5 年以上药品监督管理实践经验或药品生产质量管理实践经验；⑤ 身体健康，能胜任现场检查工作，无传染性疾病。

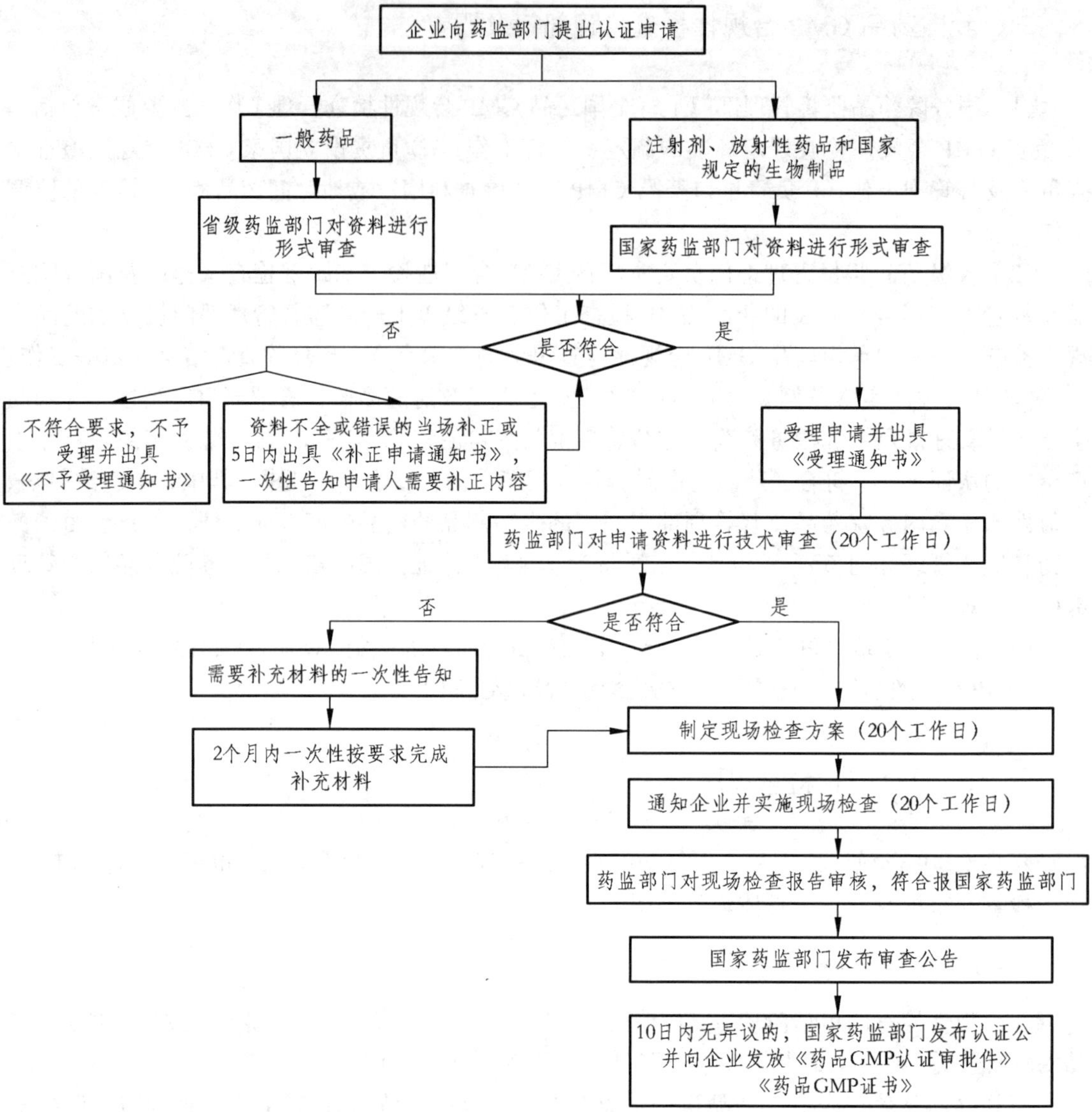

图 5-1 GMP 合规性检查审批流程

表 5-1 GMP 合规性检查申请资料

序 号	报送资料
1	《药品 GMP 合规性检查申请书》，同时附申请书电子文档
2	《药品生产许可证》和营业执照复印件
3	药品生产管理和质量管理自查情况（包括企业概况及历史沿革情况、生产和质量管理情况，证书期满重新认证企业软、硬件条件的变化情况，前次认证不合格项目的改正情况）
4	企业组织机构图（注明各部门名称、相互关系、部门负责人）
5	企业负责人、部门负责人简历；依法经过资格认定的药学及相关专业技术人员、工程技术人员、技术工人登记表，并标明所在部门及岗位；高、中、初级技术人员占全体员工的比例情况表

续表

序　号	报送资料
6	企业生产范围全部剂型和品种表；申请认证范围剂型和品种表（注明常年生产品种），包括依据标准、药品批准文号；新药证书及生产批件等有关文件材料的复印件；常年生产品种的质量标准
7	企业总平面布置图，以及企业周围环境图；仓储平面布置图、质量检验场所平面布置图（含动物室）
8	生产车间概况（包括所在建筑物每层用途和车间的平面布局、建筑面积、洁净区、空气净化系统等情况。其中对。内酰胺类、避孕药、激素类、抗肿瘤类、放射性药品等的生产区域、空气净化系统及设备情况进行重点描述），设备安装平面布置图（包括更衣室、盥洗间、人流和物流通道、气闸等。并标明人、物流向和空气洁净等级）；空气净化系统的进风、回风、排风平面布置图
9	认证剂型或品种的工艺流程图，并注明主要过程控制点及控制项目
10	关键工序、主要设备、制水系统及空气净化系统的验证情况
11	检验仪器、仪表、量具、衡器校验情况
12	企业生产管理、质量管理文件目录
13	企业符合消防及环保要求的证明文件

另外，药品 GMP 合规性检查检查员必须加强自身修养和知识更新，不断提高药品 GMP 合规性检查检查的业务知识水平。药品 GMP 合规性检查检查员必须遵守药品 GMP 合规性检查检查员守则和现场检查纪律，不得进行有偿咨询服务活动。对违反有关规定的，予以批评教育，情节严重的取消药品 GMP 合规性检查检查员资格。

国务院药品监督管理部门对药品 GMP 合规性检查的检查人员实行聘任制，经所在单位推荐，填写《国家药品 GMP 合规性检查检查员推荐表》，由所在地省级药品监督管理部门审查后，报国务院药品监督管理部门进行资格认定。经国务院药品监督管理部门培训、考核合格的人员，颁发《国家药品 GMP 合规性检查检查员证》，有效期为 5 年。国务院药品监督管理部门对药品 GMP 合规性检查检查员进行年审，不合格者，予以解聘。

（2）检查组人员的选派。药品 GMP 合规性检查检查员受国务院药品监督管理部门和省级药品监督管理部门的委派，承担对药品生产企业的药品 GMP 合规性检查现场检查、跟踪检查等各项工作。

检查组一般由 3 名药品 GMP 合规性检查检查员组成，按照药品监督管理部门制定的现场检查方案执行，在检查过程中如果检查方案确实需要变更的，应报经原检查方案制定部门批准后方可执行。① 国务院药品监督管理部门委派的检查员，应从国家药品 GMP 合规性检查检查员库中随机选派，但被检查企业所在省、自治区、直辖市的检查员须回避。对放射性药品、生物制品等生产企业认证检查时，应至少选派一名熟悉相应专业的检查员。② 省级药品监督管理部门委派的检查员，应从国家药品 GMP 合规性检查检查员库中随机选派本辖区内的检查员，但被检查企业所在地设区的市级药品监督管理部门的检查员须回避。如需要选派外省、自治区、直辖市检查员，应报国务院药品监督管理部门统一选派。③ 观察员。现场检查时，企业所在地省级或地市级药品监督管理部门可选派一名药品监督管理人员作为观察员。检查生物制品生产企业（车间），观察员应是省级药品监督管理人员。观察员负责与药品 GMP 检查有关的协调和联络工作。现场检查中如发现企业有其他违反《药品管理法》及相关规定等问题，检查组应将问题通过观察员及时移交所在地省、自治区、直辖市药品监督管理部门查处，并在检查报告中说明有关情况。观察员完成观察工作后，应向派出单位作出汇报。

2. 现场检查过程

药品 GMP 检查现场检查时间一般为 3 天，根据企业具体情况可适当缩短或延长。现场检查过程大致分为四个步骤：首次会议、现场取证、综合评议、末次会议。

（1）首次会议。现场检查首次会议应由检查组长主持，确认检查范围，落实检查日程，宣布检查纪律和注意事项，确定企业的检查陪同人员。检查组成员应在首次会议上向被检查企业出示《国家药品 GMP 合规性检查检查员证》。

（2）现场取证。现场检查过程中，检查组必须严格按照现场检查方案对企业实施药品 GMP 的情况进行检查，必要时应予取证。检查员须按照药品 GMP 合规性检查检查方案和检查评定标准对检查发现的不合格项目如实记录。

（3）综合评议。此过程是检查组长组织检查员，针对检查过程中发现的不合格项目进行评定汇总，做出综合评定意见，并撰写现场检查报告。现场检查报告须检查组全体人员签字，并附不合格项目、检查员记录、有异议问题的意见及相关证据材料。评定汇总期间，被检查企业人员应回避。

（4）末次会议。检查组在末次会议上向企业通报现场检查情况，被检查企业可安排有关人员参加。对检查中发现的缺陷内容，经检查组成员和申请企业负责人签字，双方各执一份。申请企业对检查中发现的缺陷无异议的，应对缺陷进行整改，并将整改情况及时报告派出检查的药品合规性检查的检查机构。如有异议，可做适当说明。如不能形成共识，检查组应做好记录并经检查组成员和申请企业负责人签字后，双方各执一份。现场检查工作完成后，检查组应根据现场检查情况，结合风险评估原则提出评定建议。现场检查报告应附检查员记录及相关资料，并由检查组成员签字。

检查组应在检查工作结束后 10 个工作日内，将现场检查报告、检查员记录及相关资料报送药品认证检查机构。

（三）审批与发证

1. 综合评定

药品认证检查机构可结合企业整改情况对现场检查报告进行综合评定。必要时，可对企业整改情况进行现场核查。综合评定应在收到整改报告后 40 个工作日内完成，如进行现场核查，评定时限顺延。

综合评定应采用风险评估的原则，综合考虑缺陷的性质、严重程度以及所评估产品的类别对检查结果进行评定。现场检查综合评定时，低一级缺陷累计可以上升一级或二级缺陷，已经整改完成的缺陷可以降级，严重缺陷整改的完成情况应进行现场核查。①只有一般缺陷，或者所有主要和一般缺陷的整改情况证明企业能够采取有效措施进行改正的，评定结果为“符合”；② 有严重缺陷或有多项主要缺陷，表明企业未能对产品生产全过程进行有效控制的，或者主要和一般缺陷的整改情况或计划不能证明企业能够采取有效措施进行改正的，评定结果为“不符合”。

2．评定结果公示

药品认证检查机构完成综合评定后，应将评定结果予以公示，公示期为 10 个工作日。对公示内容有异议的，药品认证检查机构或报同级药品监督管理部门及时组织调查核实。调查期间，认证工作暂停。

3．药品监督管理部门审批

对公示内容无异议或对异议已有调查结果的，药品认证检查机构应将检查结果报同级药品监督管理部门，由药品监督管理部门进行审批。

4．发　证

经药品监督管理部门审批，符合药品 GMP 要求的，向申请企业发放《药品 GMP 证书》；不符合药品 GMP 要求的，认证检查不予通过，药品监督管理部门以《药品 GMP 认证审批意见》方式通知申请企业。行政审批工作时限为 20 个工作日。

5．结果公告

药品监督管理部门应将审批结果予以公告。

（四）跟踪检查

省级药品监督管理部门负责对本辖区内取得《药品 GMP 证书》的药品生产企业进行跟踪检查，被检查企业不符合药品 GMP 认证检查评定标准的，按《药品生产监督管理办法》的规定，收回其相应剂型的《药品 GMP 证书》，并予以公告。《药品 GMP 证书》有效期内至少进行一次跟踪检查。

实训 6 药品生产企业参观及GMP操作体验

实训目的

（1）了解药品生产厂房的布局，增加感性认识。

（2）了解进入生产控制区的基本要求。

（3）了解药品生产企业各岗位的 GMP 基本操作要求。

（4）能快速掌握某岗位操作要领。

实训环境

（1）固体制剂生产车间。

（2）一般厂房、洁净厂房、提取设备、制粒设备、干燥设备、压片设备、胶囊填充设备、包装设备。

（3）可根据学生岗位需求设计多个岗位操作实训练习。

实训内容

1. 实训准备

（1）教师提前联系所参观、体验的药品生产企业，并提前对参观药品生产企业注意事项进行讲解。

（2）由学生通过上网查询了解所参观药品生产企业的生产规模、生产剂型等信息；自学 GMP 相关内容，如药品生产过程对人员、厂房、设施设备的要求等，了解药品生产工艺。

（3）参观前，邀请药品生产企业相关人员进行相关培训。

（4）各自拟出体验计划。

（5）准备好身份证明、笔记本等，在药品生产企业允许的情况下，必要时可录音、照相。

2. 体验生产线生产操作规范

（1）全班学生分组，每组 4 ~ 6 人。小组可进行内部分工、合作。

（2）小组任选一个实践方向：

① 提取生产线操作规范。

② 制粒生产线操作规范。

③ 压片生产线操作规范。

④ 胶囊填充生产线操作规范。

⑤ 包装生产线操作规范。

（3）分组体验。

实训评价

体验完成后完成以下实训任务：熟悉药品生产过程 GMP 的要求，结合对 GMP 的认识和体会，尽可能列出影响药品质量的问题及原因分析、解决措施，完成实训体验报告。

项目五 目标检测

1. A 型题（单项选择题）

（1）药品生产企业的关键人员应为（　　）。

A. 企业负责人　　B. 生产管理负责人

C. 质量管理负责人　　D. 以上都是

（2）制药用水至少应当采用（　　）。

A. 自来水　　B. 纯化水　　C. 蒸馏水　　D. 饮用水

（3）药品生产洁净厂房设置气锁间的目的是人员或物料出入时，控制（　　）。

A. 人员　　B. 气流　　C. 物料　　D. 气体

（4）洁净区与非洁净区之间、不同级别洁净区之间的压差应当不低于（　　）。

A. 5 Pa　　B. 10 Pa　　C. 15 Pa　　D. 20 Pa

（5）GMP 附录中将生产洁净区（室）的空气洁净度划分为（　　）。

A. 二个级别　　B. 三个级别　　C. 四个级别　　D. 五个级别

（6）GMP 规定，厂房的合理布局主要是按照（　　）。

A. 采光和照明　　B. 周边环境

C. 领导意图和专家意见　　D. 生产工艺及所要求的空气洁净级别

2. B 型题（配伍题）

[（7）~（9）]

A. 正在生产中　　B. 待清洁　　C. 维修　　D. 试机

7. 某区域某一设备或设备的某一部分正在进行生产操作时挂的状态标识为（　　）。

8. 同产品连续生产至规定清洗时间挂的状态标识为（　　）。

9. 正在进行设备或设施的维修的区域挂的状态标识为（　　）。

[（10）~（13）]

A. 质量保证　　B. 质量控制　　C. 质量管理

D. 质量体系　　E. 质量检验

（10）为全部管理职能的一个方面，该管理职能负责质量方针的制订和实施称为（　　）。

（11）为达到质量要求所采取的作业技术和活动称为（　　）。

（12）为实施质量管理，由组织结构、职责、程序、过程和资源构成的有机整体，称为（　　）。

（13）为使人们确信某一产品或服务能满足规定的质量要求所必需的有计划、有系统的全部活动，是生物制品生产和质量控制必须贯彻的总原则，称为（　　）。

3. X 型题（多项选择题）

（14）设备管理应当建立相应的操作规程包括（　　）。

A. 设备使用　B. 清洁　C. 维护　D. 维修

（15）直接接触药品的生产人员健康要求包括（　　）。

A. 体表不得有伤口

B. 不得患有传染病

C. 不得患有其他可能污染药品疾病

D. 不得患有心脏病

（16）厂房应当有适当的（　　），确保生产和贮存的产品质量以及相关设备性能不会直接或间接地受到影响。

A. 照明　B. 温度　C. 湿度　D. 通风

4. 名词解释

（1）操作规程：

（2）物料平衡：

（3）批记录：

（4）工艺规程：

（5）GMP 合规性检查：

5. 简答题

实施 GMP 的目的是什么？

项目六 药品经营质量管理

【学习目标】

知识目标

（1）掌握药品经营质量管理规范（GSP）的主要内容。

（2）掌握药品批发企业和药品零售企业的有关管理规定。

（3）熟悉定点零售药店管理。

（4）了解药品流通监督管理政策，了解药品电子商务管理。

技能目标

能完成药品采购、收货验收、储存、销售等岗位工作任务。

药品是一种特殊商品，其管理的核心是质量管理。虽然药品的质量在生产过程中已经形成，但在药品经营过程中，药品质量亦受各种因素的影响。药品经营质量管理是药品生产质量管理在流通环节的延续，通过在药品采购、验收、储存、养护、运输、销售、售后服务等流通环节采取适当及有效的质量控制措施，对保障药品质量安全，维护社会公众的身体健康和用药的合法权益具有重要意义。

任务一 药品经营企业申办与药品流通监督管理

案例启发

某零售药店向所在地药品监管部门递交了筹建申请，药品监管部门审核后批复同意其筹建，并在法定时间内进行了现场检查验收，但尚未核发《药品经营许可证》给该药店。在此期间，药品监管部门接到群众举报称，该药店货架（柜）内已摆放了数十种药品。经核查后，发现该药店尚未对外销售药品。

请分析该零售药店是否属于无证经营？经营药品应当满足哪些条件？

一、药品经营企业

《中华人民共和国药品管理法》中规定："药品经营企业是指经营药品的专营企业或兼营企业。"药品经营企业按其经营方式可分为药品批发企业、药品零售企业、药品零售连锁企业。药品批发企业是指将购进的药品销售给药品生产企业、药品经营企业、医疗机构的药品经营企业，习惯称为医药公司和中药材公司。药品零售企业是指将购进的药品直接销售给消费者的药品经营企业，习惯称为零售药房或零售药店。药品零售连锁企业是指经营同类药品，使用同一商号的若干门店，在同一总部管理下，采取统一采购配送、统一质量标准、采购同销售分离、规模化管理的组织形式，是国家鼓励发展的药品零售企业发展模式。药品经营企业按其经营品种分为经营西药的医药公司和经营中药材、中成药的中药材公司，西药店和中药店。

二、药品经营许可

（一）药品经营许可证制度

《药品管理法》第五十一条规定，从事药品批发活动，应当经所在地省、自治区、直辖市人民政府药品监督管理部门批准，取得《药品经营许可证》。从事药品零售活动，应当经所在地县级以上地方人民政府药品监督管理部门批准，取得《药品经营许可证》。无药品经营许可证的，不得经营药品。

从事药品经营活动应当具备以下条件：有依法经过资格认定的药师或者其他药学技术人员；有与所经营药品相适应的营业场所、设备、仓储设施和卫生环境；有与所经营药品相适应的质量管理机构或者人员；有保证药品质量的规章制度，并符合国务院药品监督管理部门依据本法制定的药品经营质量管理规范要求。

（二）开办药品经营企业的审批程序

1．申请筹建

开办药品批发企业，申办人应当向拟办企业所在地的省、自治区、直辖市人民政府药品监督管理部门提出申请；开办药品零售企业，申办人应当向拟办企业所在地县级以上地方人民政府药品监督管理部门提出申请，受理申请的药品监督管理机构应当自收到申请之日起30个工作日内，依据国务院药品监督管理部门的规定，结合当地人口数量、地域、交通状况和实际需要进行审查，作出是否同意筹建的决定。获准后方可进行筹建。

2．申请《药品经营许可证》

申办人完成拟办企业筹建后，应当向原审批机构申请验收。原审批机构应当自收到药品批发企业申请之日起30个工作日内（或自收到药品零售企业申请之日起15个工作日内）组织验收；按照《药品经营许可证管理办法》《药品经营质量管理规范》要求进行审查，符合条件的核发《药品经营许可证》。

3．申请《工商营业执照》

申办人到工商行政管理部门依法办理登记注册，并核发《工商营业执照》。

三、《药品经营许可证》的有关规定

（一）药品经营企业经营范围

药品经营企业应当按照《药品经营许可证》许可的经营范围经营药品。经营范围包括四大类：（1）麻醉药品、精神药品、医疗用毒性药品；（2）生物制品；（3）中药材、中药饮片、中成药；（4）化学原料药及其制剂、抗生素原料药及其制剂、生化药品。

从事药品零售的，应先核定经营类别，确定申办人经营处方药或非处方药、乙类非处方药的资格，并在经营范围中予以明确，再核定具体经营范围。

医疗用毒性药品、麻醉药品、精神药品、放射性药品和预防性生物制品的核定按照国家特殊药品管理和预防性生物制品管理的有关规定执行。

（二）《药品经营许可证》的管理

《药品经营许可证》有效期为5年。有效期届满，需要继续经营药品的，持证企业应在有效期届满前6个月内，向原发证机关申请换发《药品经营许可证》。

《药品经营许可证》变更分为许可事项变更和登记事项变更。许可事项变更是指经营方式、经营范围、注册地址、仓库地址、企业法定代表人或者负责人以及质量负责人的变更。登记事项变更指上述事项以外的其他事项的变更。

企业遗失《药品经营许可证》，应立即向发证机关报告，并在发证机关指定的媒体上登载遗失声明。发证机关在企业登载遗失声明之日起满1个月后，按原核准事项补发《药品经营许可证》。

有下列情形之一的，《药品经营许可证》由原发证机关注销：①《药品经营许可证》有效期届满未换证的；②药品经营企业终止经营药品或者关闭的；③《药品经营许可证》被依法撤销、撤回、吊销、收回、缴销或者宣布无效的；④不可抗力导致《药品经营许可证》的许可事项无法实施的；⑤法律、法规规定的应当注销行政许可的其他情形。

四、药品流通监督管理

（一）药品流通的概念

药品流通是药品从生产者手中转移到患者手中的活动、体系和过程。药品流通渠道一般可分为两个环节，一是批发环节，二是零售环节。

（二）药品流通监督管理的概念

药品流通监督管理是指国家有关部门根据国家药事法规、标准、制度、政策等，对药品流通中的药品质量、服务质量、药品销售机构的质量保证体系及药品分类管理、药品价格、药品信息服务等进行监督管理活动的总称。

（三）药品流通监督管理办法

为加强药品监督管理，规范药品流通秩序，保证药品质量，根据《药品管理法》《药品管理法实施条例》和有关法律、法规的规定，原国家食品药品监督管理局制定了《药品流通监督管理办法》（2007年1月31日发布，自2007年5月1日起施行）。该办法对药品生产购销药品、经营企业购销药品、医疗机构购进和储存药品的监督管理和有关处罚做出了具体的规定。

1．药品生产、经营企业不得从事的活动

（1）药品生产、经营企业知道或者应当知道他人从事无证生产、经营药品行为的，不得为其提供药品。

（2）不得为他人以本企业的名义经营药品提供场所、资质证明文件，或者票据等便利条件。

（3）药品生产、经营企业不得在经药品监督管理部门核准的地址以外现货销售药品。

（4）药品生产、经营企业不得以展示会、博览会、交易会、订货会、产品宣传会等方式现货销售药品。

（5）药品生产、经营企业不得以搭售、买药品赠药品、买商品赠药品等方式向公众赠送处方药或者甲类非处方药。

（6）药品生产、经营企业不得采用邮售、互联网交易等方式直接向公众销售处方药。

（7）药品生产企业只能销售本企业生产的药品，不得销售本企业受委托生产的或者他人生产的药品。

（8）药品经营企业不得销售医疗机构配制的制剂。

（9）未经药品监督管理部门审核同意，药品经营企业不得改变经营方式。

（10）药品经营企业不得超出《药品经营许可证》许可的经营范围经营药品。

（11）药品零售企业应当按照国家药品监督管理局药品分类管理规定的要求，没有处方不得销售处方药。

（12）不得采用邮售、互联网交易等方式直接向公众销售处方药。

（13）经营处方药和甲类非处方药的药品零售企业，执业药师或其他依法经资格认定的药学技术人员不在岗时，必须挂牌告知，并停止销售处方药和甲类非处方药。

（14）禁止非法收购药品。

2．销售凭证的规定

（1）药品生产企业、药品批发企业销售药品时，应当开具标明供货单位名称、药品名称、生产厂商、批号、数量、价格等内容的销售凭证。

（2）药品零售企业销售药品时，应当开具标明药品名称、生产厂商、数量、价格、批号等内容的销售凭证。

（3）药品生产企业、药品经营企业在销售药品时，应开具销售凭证，应当保存至超过药品有效期 1 年，但不得少于 3 年。

3．法律责任

《药品流通监督管理办法》对违反药品流通监督管理规定各种违反行为的处罚作出了明确规定，使整顿药品流通市场有法可依。

（1）药品生产经营企业须对购销人员进行法规和知识的培训；药品生产、批发企业在销售药品时应当开具标明供货单位名称、药品名称、生产厂家、批发数量、价格等内容的销售凭证，不得为无证生产、经营药品的企业和个人提供药品。违规者责令限期改正，给予警告。逾期不改正的，将处以 5 000 元至 2 万元罚款。药品零售企业在销售中应提供销售凭证。违规者将责令改正，给予警告；逾期不改正的，处以 500 元以下的罚款。

（2）药品生产、经营企业不得在核准地址以外的场所储存或现货销售药品；不得销售本企业受委托生产或他人生产的药品；不得以展示会、博览会、交易会、订货会、产品宣传等方式现货销售药品；未经药监部门同意，不得改变经营方式、范围和经营药品内容。违规者将没收违法销售的药品和违法所得，并处违法销售的药品货值金额 2 倍以上 5 倍以下罚款。

（3）药品生产、经营企业为他人以本企业的名义经营药品提供场所，或者资质证明文件，或者票据等便利条件的，违规者，将给予没收违法所得，并处违法所得 1 倍以上 3 倍以下的罚款；没收违法所得的，处 2 万元以上 10 万元以下的罚款；情节严重的，并吊销药品生产、经营企业的《药品生产许可证》《药品经营许可证》；构成犯罪的，依法追究刑事责任。

（4）药品经营企业购进或者销售医疗机构配制的制剂的，责令改正，没收违法购进的药品，并处违法购进药品货值金额 2 倍以上 5 倍以下的罚款；有违法所得的，没收违法所得；情节严重的，吊销《药品经营许可证》。

（5）药品零售企业应凭处方销售处方药，违反规定者将责令限期改正，给予警告；逾期不改正或者情节严重的，处以 1 000 元以下的罚款。

（6）药品生产、经营企业知道或应当知道他人从事无证生产、经营药品行为的，不得为其提供药品。违反规定者，将给予警告，责令改正，并处 1 万元以下的罚款，情节严重的，处以 1 万元以上 3 万元以下罚款。

（7）药品生产、经营企业不得以搭售、买药赠药、买商品赠药等方式向公众赠送处方药或甲类非处方药。逾期不改或情节严重的，将处以赠送药品货值金额 2 倍以下的罚款，但最高不超过 3 万元。

（8）药品生产、经营企业及医疗机构不得以邮售、互联网交易等方式直接向公众销售处方药。违规者将责令改正，给予警告，并处销售药品货值金额 2 倍以下罚款，但最高不超过 3 万元。

任务二　药品经营质量管理规范认知

案例启发

2018 年 5 月，某市食品药品监管局执法人员在对辖区内一家村级零售药店进行检查时，发现该药店存在以下违法违规行为：处方药与非处方药未按照规定要求分柜摆放，处方药未凭医生处方即向消费者出售，购进药品未作验收记录，温湿度记录本形同虚设等。经进一步调查得知，该药店于 2017 年 9 月 28 日依法取得了《药品经营许可证》，但至今并未向该市药品监管部门申请 GSP 认证。

请分析该零售药店存在哪些违法行为？如要继续经营药品应当办理哪些手续？

一、GSP 概述

GSP 即《药品经营质量管理规范》，是英文“Good Supply Practice”的缩写，意为“良好的供应规范”。GSP 是药品经营企业统一的质量管理准则。药品经营企业应在药品监督管理部门规定的时间内达到 GSP 要求，并通过认证。

2000年4月30日，原国家食品药品监督管理局修订并发布《药品经营质量管理规范》，自2000年7月1日起施行。2000年版GSP对规范药品经营行为、保障药品质量等方面都发挥了重要作用。随着我国经济社会发展，2000年版GSP已不能适应药品流通、药品监管工作的需求。2012年11月6日经卫生部部务会审议通过《药品经营质量管理规范》修订草案，2013年1月22日公布，自2013年6月1日起施行。原国家食品药品监督管理局为该版GSP实施设置了3年过渡期。2015年5月18日原国家食品药品监督管理总局局务会议第二次修订，2016年6月30日原国家食品药品监督管理总局局务会议进行修正。

GSP的实质：控制药品流通环节所有可能发生质量事故的因素，从而防止质量事故发生的一整套管理程序。

实施GSP的目的：加强药品经营质量管理，规范药品经营行为，建立健全企业药品经营质量管理体系，达到提高企业素质、淘汰落后企业、调整行业结构、完善经营质量管理，保障人体用药安全、有效的目的。

二、GSP主要内容

新修订的GSP共4章，包括第一章总则4条，第二章药品批发的质量管理115条，第三章药品零售的质量管理58条，第四章附则7条，共计184条。

新修订的GSP将药品经营质量管理分为了批发和零售两个部分进行分别阐述，具体内容见表6-1。

表6-1 药品经营企业质量管理具体内容

药品批发的质量管理	药品零售的质量管理
第一节 质量管理体系	第一节 质量管理与职责
第二节 组织机构与质量职责	第二节 人员管理
第三节 人员与培训	第三节 文件
第四节 质量管理体系文件	第四节 实施与设备
第五节 设施与设备	第五节 采购与验收
第六节 校准与验证	第六节 陈列与储存
第七节 计算机系统	第七节 销售管理
第八节 采购	第八节 售后管理
第九节 收货和验收	
第十节 储存和养护	
第十一节 销售	
第十二节 出库	
第十三节 运输与配送	
第十四节 售后管理	

（一）GSP 的相关术语

首营企业：采购药品时，与本企业首次发生供需关系的药品生产或者经营企业。

首营品种：本企业首次采购的药品。

待验：对到货、销后退回的药品采用有效的方式进行隔离或者区分，在入库前等待质量验收的状态。

零货：拆除了用于运输、储藏包装的药品。

拼箱发货：将零货药品集中拼装至同一包装箱内发货的方式。

拆零销售：将最小包装拆分销售的方式。

国家有专门管理要求的药品：国家对蛋白同化制剂、肽类激素、含特殊药品复方制剂等品种实施特殊监管措施的药品。

（二）GSP 的适用范围

药品经营企业应当严格执行 GSP，药品生产企业销售药品、药品流通过程中其他涉及储存与运输药品的，也应当符合 GSP 相关要求。

三、GSP 的特点

新修订的 GSP 与 2000 年版比较增加了许多新的管理内容，借鉴了一些国外药品流通管理的经验，引入供应链管理理念，增加了计算机信息化管理、仓储温湿度自动监测、药品冷链管理等新的要求，从药品经营企业人员、机构、设施设备、文件体系等质量管理要素的各个方面，对药品的采购、验收、储存、养护、销售、运输、售后管理等环节做出了许多新的规定。

（一）供应链全程管理

新修订的 GSP 覆盖到药品生产、流通环节中所有涉及销售、储存以及运输的活动，实施了从药品生产出厂、运输、流通储存、配送、销售及使用终端的全过程有效控制，体现出供应链全程管理的理念。

（二）充分吸收先进理念，接轨国际

充分学习和借鉴国际上先进的药品流通质量管理思想和经验，旨在促进我国药品经营企业素质和质量管理水平的提高，如质量管理体系建立、质量风险防范、适用范围、药品冷链管理及验证、企业信息化管理、温湿度自动监测、物流技术与应用、运输过程管理、高风险品种管理、质量体系内审等，结合我国药品监管流通现状及发展要求进行合理的借鉴与吸收，尽可能地与当前国际先进的流通管理规则接轨与靠拢。

（三）注重实施的实效性

新修订的 GSP 既为保障公众用药安全营造良好的外部环境，大力推进我国药品流通行业整体水平的提升，又立足于实际国情和企业发展现状，注重实效，在各项管理要求上均提出了明确的目标，鼓励企业积极采用有效、科学、先进的方法，实现质量控制的各项目标。

（四）突出药品质量安全控制

质量监管理念上将企业质量管理的目标定为确保人民群众用药的安全有效，企业的质量管理职责不仅要保证经营过程中药品本身的质量可靠性和稳定性，还应承担起所经营药品的安全可靠，包括流通过程中药品质量的安全控制、管理的安全防范、渠道的安全可控、使用的安全有效。

（五）强化冷链管理

对冷链药品的储运管理提出了全面、科学、严谨、有效的管理规定和要求。在制度管理、人员资质、操作流程、硬件设施、监控手段等方面进行了全面、具体的要求。解决了我国冷链药品质量控制的薄弱环节和突出问题，实现了全过程、全链条的冷链质量管理目标，提高了我国冷链药品管理的水平。

四、GSP 的认证程序

根据《药品经营质量管理规范认证管理办法》，申请 GSP 认证的药品经营企业应填报《药品经营质量管理规范认证申请书》，同时报送以下资料：《药品经营企业许可证》和营业执照复印件（新开办企业报送批准立项文件）；企业实施 GSP 情况的自查报告；企业负责人员和质量管理人员情况表；企业验收、检验、养护、销售人员情况表；企业经营场所、仓储、检验等设施、设备情况表；企业所属药品经营单位情况表；企业药品经营质量管理制度目录；企业管理组织、机构的设置与职能框图；企业经营场所和仓库的平面布局图。GSP 认证的基本流程如图 6-1。

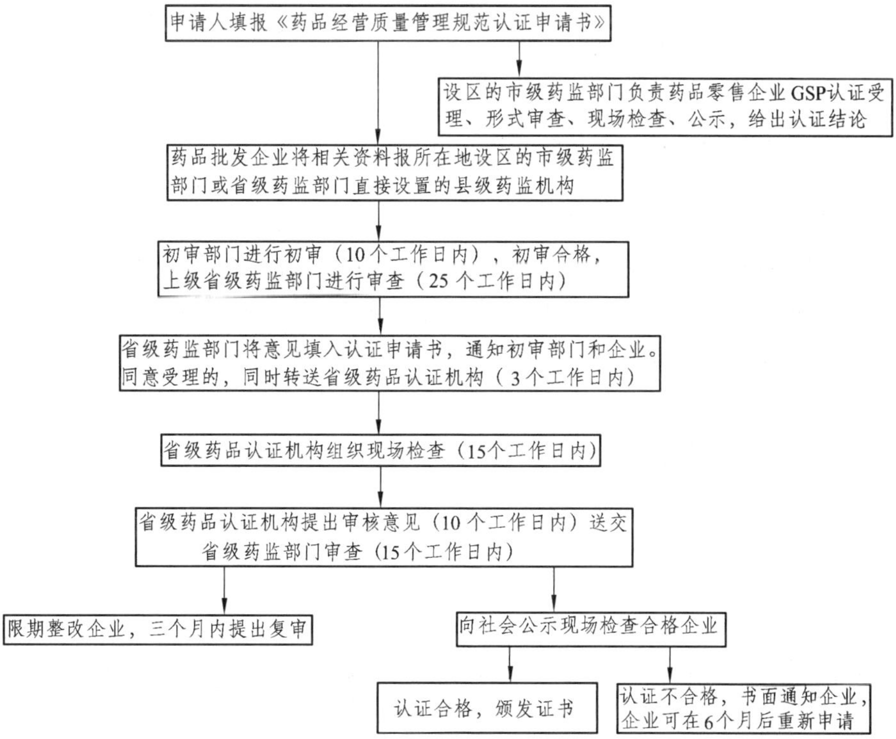

图 6-1　GSP 认证的基本流程

任务三 药品批发企业的质量管理

案例启发

某市药品监督管理局对中药市场开展专项整治，在这些店铺里，存放药品的药架几乎都是贴墙摆放。在检查店铺过程中，执法人员在分类查扣违规经营的中药饮片时，捡开了药架上的药品，却发现几乎每层药架上都洒满了黑黑的老鼠屎——堆着中药的货架成了老鼠的藏身之地。此外，这些店铺不仅没有将药物按不同温度储存，而且当时店铺里的温度高于 30 °C，连储存常温库的药物的条件都不能达到。

请问：这样的药品质量能保证吗？在药品批发企业的管理中，GSP 是如何要求的？

一、质量管理体系

（一）基本要求

企业应当确定质量方针，制定质量管理体系文件，开展质量策划、质量控制、质量保证、质量改进和质量风险管理等活动。企业制定的质量方针文件应当明确企业总的质量目标和要求，并贯彻到药品经营活动的全过程。

（二）质量管理体系的主要内容

企业质量管理体系应当与其经营范围和规模相适应，包括组织机构、人员、设施设备、质量管理体系文件及相应的计算机系统等。

（三）质量管理体系的内审与改进

企业应当定期进行全面的内审，变化时有针对性的专项内审。GSP 内审是企业对照《药品经营质量管理规范》，对企业质量管理状况进行全面的检查与评价，以核实企业质量管理工作开展的充分性、适宜性和有效性，从而不断改进质量管理工作，有效防范质量风险，确保药品经营质量的过程。

（四）供货单位、购货单位质量管理体系的评价

企业应当对药品供货单位、购货单位的质量管理体系进行评价，确认其质量保证能力和质量信誉，必要时进行实地考察。

（五）质量风险的管理

企业应当采用前瞻或者回顾的方式，对药品流通过程中的质量风险进行评估、控制、沟通和审核。

（六）责任意识

企业应当全员参与质量管理。各部门、岗位人员应当正确理解并履行职责，承担相应质量责任。

二、组织机构与质量管理职责

（一）机构设置规定

企业应当设立与其经营活动和质量管理相适应的组织机构或者岗位，明确规定其职责、权限及相互关系，企业组织机构的尽力原则及具体要求。组织机构的建立必须与企业经营管理实际相适应，确保企业管理结构能满足质量管理的需求。

（二）企业负责人、质量负责人管理的职责

企业负责人是药品质量的主要责任人，全面负责企业日常管理，负责提供必要的条件，保证质量管理部门和质量管理人员有效履行职责。

企业质量负责人应当由高层管理人员担任，全面负责药品质量管理工作，独立履行职责，在企业内部对药品质量管理具有裁决权。

（三）质量管理部门及其职责

企业应当设立质量管理部门，有效开展质量管理工作。质量管理部门的职责不得由其他部门及人员履行。

质量管理机构的关键职能：组织制订质量管理体系文件，并指导、监督文件的执行；负责对供货单位和购货单位的合法性、购进药品的合法性以及供货单位销售人员、购货单位采购人员的合法资格进行审核，并根据审核内容的变化进行动态管理；负责质量信息的收集和管理，并建立药品质量档案；负责药品的验收，指导并监督药品采购、储存、养护、销售、退货、运输等环节的质量管理工作；负责不合格药品的确认，对不合格药品的处理过程实施监督；负责药品质量投诉和质量事故的调查、处理及报告；负责假劣药品的报告；负责药品质量查询；负责指导设定计算机系统质量控制功能；负责计算机系统操作权限的审核和质量管理基础数据的建立及更新；组织验证、校准相关设施设备；负责药品召回的管理；负责药品不良反应的报告；组织质量管理体系的内审和风险评估；组织对药品供货单位及购货单位质量管理体系和服务质量的考察和评价；组织对被委托运输的承运方运输条件和质量保障能力的审查；协助开展质量管理教育和培训。

三、人员与培训

人员是实施 GSP 的保证。人员素质水平是保证药品经营企业药品质量和服务水平的首要条件。药品经营企业必须配备一定的经过资格认定的药学专业技术人员，有一定的工作经验，并经过足够的培训，熟悉经营药品特性的人员。

（一）人员条件

根据 GSP 要求，药品批发企业从事与质量相关工作的人员应符合相应的资格要求，具体规定分别见表 6-2、6-3。

表 6-2　药品批发企业质量相关岗位人员资格要求

岗　位	学　历	专　业	职　称	从业时间	要　求
企业负责人	大学专科	—	或中级以上	—	经过基本的药学专业知识培训，熟悉药事法律法规及 GSP
质量管理工作负责人	大学本科	—	执业药师	3 年	具有正确判断和保障实施的能力，在职在岗，不得兼职
质量管理机构负责人	—	—	执业药师	3 年	可独立解决质量问题，在职在岗，不得兼职
质量管理工作人员	中专/大专	药学/相关	或药学初级	—	经岗位培训，考试合格，持证上岗。在职在岗，不得兼职
验收人员	中专	药学/相关	或药学初级	—	经岗位培训，考试合格，持证上岗
养护人员	中专	药学/相关	或药学初级	—	
采购	中专	药学/相关	—	—	
销售	高中	—	—	—	
储存	高中	—	—	—	

表 6-3　药品批发企业质量相关岗位人员资格要求

经营范围	岗　位	学　历	专　业	职　称	要　求
普通药品	验　收	中　专	药学及相关	或药学初级	专　职
	养　护	中　专	药学及相关	或药学初级	
中药材、中药饮片	验　收	中　专	中药学	或中药学初级	专　职
	养　护	中　专	中药学	或中药学初级	
地道中药材	验　收	中　专	中药学	或中药学初级	专　职
疫　苗	验　收	本　科	预防医学、药学、微生物、医学	中　级	专　职
	养　护	本　科			
体外诊断试剂	验　收	本　科	检验专业	中　级	专　职

（二）培训教育

在实施 GSP 的过程中，需要员工在准确理解和把握 GSP 基本要求的基础上，自觉执行质量管理文件，并不断改进工作方式、提高工作效率，保证对药品质量的有效控制。为实现这一目标，有计划有组织地进行培训具有重要的意义。人员培训要求见表 6-4。

表 6-4　人员培训要求

培训对象	全　员	培训内容	法律法规、专业知识与技能、质量管理制度、职责及岗位操作规程
培训类型	岗前培训、继续教育	培训方式	①普遍培训②岗位培训③重点岗位培训(特殊药品、冷链管理药品等)
培训岗位	各岗位	培训部门	—
培训要求	能正确理解并履行职责	企业义务	提供条件，保障培训效果，做好记录并建立档案

(三)健康检查及卫生管理

质量管理、验收、养护、储存等直接接触药品岗位的人员应当进行岗前及年度健康检查，并建立健康档案。患有传染病或者其他可能污染药品的疾病的，不得从事直接接触药品的工作。身体条件不符合相应岗位特定要求的，不得从事相关工作。直接接触药品的人员包括药品质量管理人员、验收员、养护员、保管员、复核员、搬运工等。疾病包括痢疾、伤寒、甲型病毒性肝炎、消化道染病以及活动性肺结核、化脓性皮肤病等。患有精神病、色盲等疾病虽不具有传染性，却很难保证保管、养护药品的质量和发药的准确性，故也不能从事直接接触药品的工作。

四、质量管理体系文件

(一)质量管理体系文件的主要类型

企业制定质量管理体系文件应当符合企业实际。文件包括质量管理制度、部门及岗位职责、操作规程、档案、报告、记录和凭证等。

(二)质量管理体系文件的要求

(1)文件的起草、修订、审核、批准、分发、保管，以及修改、撤销、替换、销毁等应当按照文件管理操作规程进行，并保存相关记录。

(2)文件应当标明题目、种类、目的以及文件编号和版本号。文字应当准确、清晰、易懂。文件应当分类存放，便于查阅。

(3)企业应当定期审核、修订文件，使用的文件应当为现行有效的文本，已废止或者失效的文件除留档备查外，不得在工作现场出现。

(4)企业应当保证各岗位获得与其工作内容相对应的必要文件，并严格按照规定开展工作。

(三)质量管理制度的主要内容

质量管理制度主要内容包括：质量管理体系内审的规定；质量否决权的规定；质量管理文件的管理；质量信息的管理；供货单位、购货单位、供货单位销售人员及购货单位采购人员等资格审核的规定；药品采购、收货、验收、储存、养护、销售、出库、运输的管理；特殊管理的药品的规定；药品有效期的管理；不合格药品、药品销毁的管理；药品退货的管理；

药品召回的管理；质量查询的管理；质量事故、质量投诉的管理；药品不良反应报告的规定；环境卫生、人员健康的规定；质量方面的教育、培训及考核的规定；设施设备保管和维护的管理；设施设备验证和校准的管理；记录和凭证的管理；计算机系统的管理；执行药品电子监管的规定；其他应当规定的内容。

（四）部门岗位质量职责的主要内容

质量管理、采购、储存、销售、运输、财务和信息管理等部门职责；企业负责人、质量负责人及质量管理、采购、储存、销售、运输、财务和信息管理等部门负责人的岗位职责；质量管理、采购、收货、验收、储存、养护、销售、出库复核、运输、财务、信息管理等岗位职责；与药品经营相关的其他岗位职责。

（五）记录凭证的建立和要求

（1）书面记录及凭证应当及时填写，并做到字迹清晰，不得随意涂改，不得撕毁。更改记录的，应当注明理由、日期并签名，保持原有信息清晰可辨。

（2）记录及凭证应当至少保存 5 年。疫苗、特殊管理的药品的记录及凭证按相关规定保存。

（3）电子记录的要求。

企业应当制定药品采购、收货、验收、储存、养护、销售、出库复核、运输等环节及计算机系统的操作规程。

企业应当建立药品采购、验收、养护、销售、出库复核、销后退回和购进退出、运输、储运温湿度监测、不合格药品处理等相关记录，做到真实、完整、准确、有效和可追溯。

通过计算机系统记录数据时，有关人员应当按照操作规程，通过授权及密码登录后方可进行数据的录入或者复核；数据的更改应当经质量管理部门审核并在其监督下进行，更改过程应当留有记录。

五、设施与设备

经营场所和库房应当符合《药品经营许可证》载明的企业经营范围所需要的各项条件。库房的选址、设计、布局、建造、改造和维护应当符合药品储存的要求，防止药品的污染、交叉污染、混淆和差错。药品储存作业区、辅助作业区应当与办公区和生活区分开一定距离或者有隔离措施。库区分区管理的基本要求是要做到人员活动不交叉，作业期间不干扰。

库房的规模及条件应当满足药品的合理、安全储存，并达到以下要求，便于开展储存作业：库房内外环境整洁，无污染源，库区地面硬化或者绿化；库房内墙、顶光洁，地面平整，门窗结构严密；库房有可靠的安全防护措施，能够对无关人员进入实行可控管理，防止药品被盗、替换或者混入假药；有防止室外装卸、搬运、接收、发运等作业受异常天气影响的措施。

库房应当配备以下设施设备：药品与地面之间有效隔离的设备；避光、通风、防潮、防虫、防鼠等设备；有效调控温湿度及室内外空气交换的设备；自动监测、记录库房温湿度的设备；符合储存作业要求的照明设备；用于零货拣选、拼箱发货操作及复核的作业区域和设备；包装物料的存放场所；验收、发货、退货的专用场所；不合格药品专用存放场所；经营特殊管理的药品有符合国家规定的储存设施。

经营中药材、中药饮片的，应当有专用的库房和养护工作场所，直接收购产地中药材的应当设置中药样品室（柜）。

经营冷藏、冷冻药品的，应当配备以下设施设备：与其经营规模和品种相适应的冷库，经营疫苗的应当配备两个以上独立冷库；用于冷库温度自动监测、显示、记录、调控、报警的设备；冷库制冷设备的备用发电机组或者双回路供电系统；对有特殊低温要求的药品，应当配备符合其储存要求的设施设备；冷藏车及车载冷藏箱或者保温箱等设备。

运输冷藏、冷冻药品的冷藏车及车载冷藏箱、保温箱应当符合药品运输过程中对温度控制的要求。冷藏车具有自动调控温度、显示温度、存储和读取温度监测数据的功能；冷藏箱及保温箱具有外部显示和采集箱体内温度数据的功能。

六、校准与验证

企业进行验证范围包括：按照国家有关规定对计量器具、温湿度监测设备等定期进行校准或者检定。对冷库、储运温湿度监测系统以及冷藏运输等设施设备进行使用前验证、定期验证及停用时间超过规定时限的验证。

计量器具以及冷库和冷藏运输工具的温湿度监测设备的校准或者检定，应由技术监督部门或有资质的单位检验。

企业实施验证的要求：应当根据相关验证管理制度，形成验证控制文件，包括验证方案、报告、评价、偏差处理和预防措施等。验证应当按照预先确定和批准的方案实施，验证报告应当经过审核和批准，验证文件应当存档。企业应当根据验证确定的参数及条件，正确、合理使用相关设施设备。

七、计算机系统

企业应当建立能够符合经营全过程管理及质量控制要求的计算机系统，实现药品质量可追溯，并满足药品电子监管的实施条件。

企业计算机系统应当符合以下要求：有支持系统正常运行的服务器和终端机；有安全、稳定的网络环境，有固定接入互联网的方式和安全可靠的信息平台；有实现部门之间、岗位之间信息传输和数据共享的局域网；有药品经营业务票据生成、打印和管理功能；有符合本规范要求及企业管理实际需要的应用软件和相关数据库。各类数据的录入、修改、保存等操作应当符合授权范围、操作规程和管理制度的要求，保证数据原始、真实、准确、安全和可追溯。计算机系统运行中涉及企业经营和管理的数据应当采用安全、可靠的方式储存并按日备份，备份数据应当存放在安全场所，记录类数据至少保存 5 年。

八、采　购

（一）药品采购的流程

药品采购一般包括以下几个步骤（图 6-2）：制定药品采购计划；确定供货单位的合法资格和质量信誉；确定所购入药品的合法性；核实供货单位销售人员的合法资格；与供货单位签订质量保证协议；建立购进记录；购进评审。

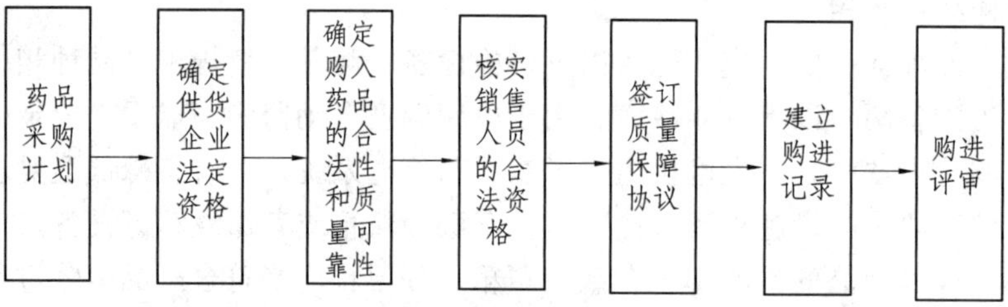

图 6-2　药品采购的流程

（二）首营企业的审核

若供货方为首营企业，则应当对其进行包括企业资格和质量保障能力的审核，填写《首营企业审批表》（见表 6-5）。审核由业务部门会同质量管理机构共同进行。除审核资料外，必要时应当实地考察。经审核批准后，方可从该企业进货。对首营企业的审核，应当查验加盖其公章原印章的以下资料，确认真实、有效：《药品生产许可证》或者《药品经营许可证》复印件；营业执照及其年检证明复印件；《药品生产质量管理规范》认证证书或者《药品经营质量管理规范》认证证书复印件；相关印章、随货同行单（票）样式；开户户名、开户银行及账号；《税务登记证》和《组织机构代码证》复印件。

采购首营品种应当审核药品的合法性，索取加盖供货单位公章原印章的药品生产或者进口批准证明文件复印件并予以审核，审核无误的方可采购。以上资料应当归入药品质量档案。

表 6-5　首营企业审批表

编号：　　　　填报部门：　　　　填表人：　　　　填表日期：

企业名称			类别	
企业地址			法定代表人	
电话（传真）			邮编	
联系人情况	姓　名		身份证号	
	法定代表人授权书期限		职务	
	联系电话		电子邮箱	
企业开户户名				
开户银行			账号	
许可证	许可证名称		许可证号	
	生产（经营）范围			
	有效期至		发证机关	

续表

<table>
<tr><td rowspan="3">营业执照</td><td>注册号</td><td></td><td>注册资金</td><td></td></tr>
<tr><td>经营范围</td><td colspan="3"></td></tr>
<tr><td>有效期至</td><td></td><td>发照机关</td><td></td></tr>
<tr><td colspan="2" rowspan="2">质量认证情况</td><td>证书编号</td><td colspan="2"></td></tr>
<tr><td>有效期至</td><td colspan="2"></td></tr>
<tr><td rowspan="2">税务登记证</td><td>税　号</td><td></td><td>经营范围</td><td></td></tr>
<tr><td>发证机关</td><td colspan="3"></td></tr>
<tr><td rowspan="2">组织机关代码证</td><td>代　码</td><td></td><td>有效期</td><td></td></tr>
<tr><td>发证机关</td><td colspan="3"></td></tr>
<tr><td>供货单位质量管理体系情况</td><td colspan="4"></td></tr>
<tr><td>购进部门意见</td><td colspan="4">负责人（签章）　　年　月　日</td></tr>
<tr><td>质量管理部门意见</td><td colspan="4">负责人（签章）　　年　月　日</td></tr>
<tr><td>企业负责人意见</td><td colspan="4">负责人（签章）　　年　月　日</td></tr>
</table>

（三）核实、留存供货单位销售人员的资料

企业应当对到本企业进行业务联系的供货单位销售人员进行合法资格的核实。采购部门索取供货单位销售人员的相关资料后，报质量管理机构审核。

审核资料的主要内容有：加盖供货单位公章原印章的销售人员身份证复印件；加盖供货单位公章原印章和法定代表人印章或者签名的授权书，授权书应当载明被授权人姓名、身份证号码，以及授权销售的品种、地域、期限；供货单位及供货品种相关资料。

知识链接

法人授权书的有效期一般不得超过一年，一般分为两类：第一类是生产企业委托，在这类委托中分为本公司的销售人员和委托代理人（非企业聘用员工）两种情况。第二类是经营企业委托。同一销售人员不得同时被两家或多家药品企业委托。

（四）质量保证协议

企业与供货单位签订的质量保证协议至少包括以下内容：明确双方质量责任；供货单位应当提供符合规定的资料且对其真实性、有效性负责；供货单位应当按照国家规定开具发票；药品质量符合药品标准等有关要求；药品包装、标签、说明书符合有关规定；药品运输的质量保证及责任；质量保证协议的有效期限。

（五）发票管理的要求

（1）采购药品时，企业应当向供货单位索取发票。发票应当列明药品的通用名称、规格、单位、数量、单价、金额等；不能全部列明的，应当附《销售货物或者提供应税劳务清单》，并加盖供货单位发票专用章原印章、注明税票号码。

（2）发票上的购、销单位名称及金额、品名应当与付款流向及金额、品名一致，并与财务账目内容相对应。发票按有关规定保存。

（六）采购记录的内容

采购药品应当建立采购记录（见表 6-6）。采购记录应当有药品的通用名称、剂型、规格、生产厂商、供货单位、数量、价格、购货日期等内容，采购中药材、中药饮片应当标明产地。采购记录的内容，要记录完整，以便发现问题追终溯源。

表 6-6　药品采购记录

编号：

序号	购货日期	通用名称	商品名称	剂型	规格	批号	有效期	生产厂商	供货单位	数量	进货价格	业务人员	备注

（七）直调方式购销药品的情形和质量保证

发生灾情、疫情、突发事件或者临床紧急救治等特殊情况，以及其他符合国家有关规定的情形，企业可采用直调方式购销药品，将已采购的药品不入本企业仓库，直接从供货单位发送到购货单位，并建立专门的采购记录，保证有效的质量跟踪和追溯。

（八）综合质量评审和动态跟踪管理

企业应当定期对药品采购的整体情况进行综合质量评审，建立药品质量评审和供货单位质量档案，并进行动态跟踪管理。要求每季度至少进行一次药品采购质量评审。药品采购情况质量评审表见表 6-7。

表 6-7　药品采购情况质量评审表

编号：

供货单位							
品名	剂型	规格	批准文号	生产企业	购进批次	数量	验收合格率（%）
评审意见	评审人（签章）：　　　　年　　月　　日						

九、收货与验收

药品收货与验收是药品经营企业保证药品质量的一项重要措施。严把药品验收关，才能使药品质量得到保证。收货与验收的流程见图 6-3。

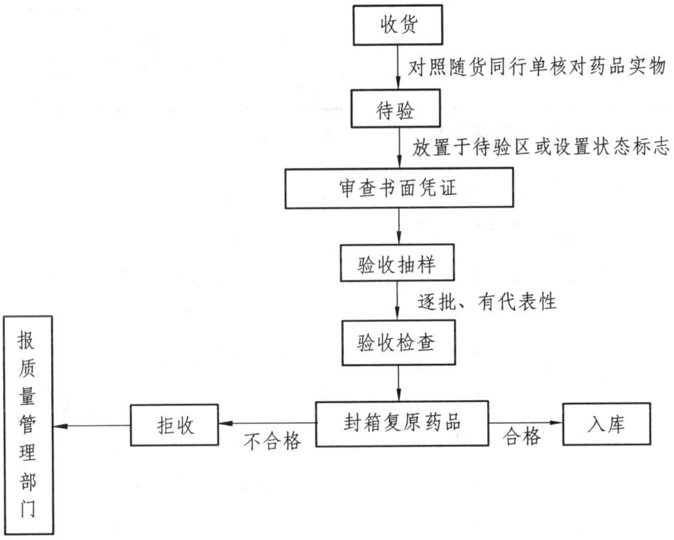

图 6-3　药品收货验收程序

（一）收货要求

（1）企业应当按照规定的程序和要求对到货药品逐批进行收货、验收，防止不合格药品入库。

（2）药品到货时，收货人员应当核实运输方式是否符合要求，并对照随货同行单（票）和采购记录核对药品，做到票、账、货相符。

随货同行单（票）应当包括供货单位、生产厂商、药品的通用名称、剂型、规格、批号、数量、收货单位、收货地址、发货日期等内容，并加盖供货单位药品出库专用章原印章。

核实运输方式是指本规范要求的运输工具。随货同行单（票）必须随货物同行，必须是计算机打印单据。

（3）冷藏、冷冻药品到货时，应当对其运输方式及运输过程的温度记录、运输时间等质量控制状况进行重点检查并记录。不符合温度要求的应当拒收。

（二）验收与抽样

（1）收货人员对符合收货要求的药品，应当按品种特性要求放于相应待验区域，或者设置状态标志，通知验收。冷藏、冷冻药品应当在冷库内待验。

（2）验收药品应当按照药品批号查验同批号的检验报告书。供货单位为批发企业的，检验报告书应当加盖其质量管理专用章原印章。检验报告书的传递和保存可以采用电子数据形式，但应当保证其合法性和有效性。

（3）企业应当按照验收规定，对每次到货药品进行逐批抽样验收，抽取的样品应当具有代表性（见表 6-8）。

表 6-8　药品抽样原则

整件数量（N）	抽样数量	备注
N≤2 件	全抽	
50≥N＞2	3 件	
N＞50，每增加 50	在 3 件的基础上＋1	不足 50 件，按 50 件计

注：同一批号的整件药品按照堆码情况随机抽样；非整件药品逐箱检查。

① 同一批号的药品应当至少检查一个最小包装，但生产企业有特殊质量控制要求或者打开最小包装可能影响药品质量的，可不打开最小包装。

② 破损、污染、渗液、封条损坏等包装异常以及零货、拼箱的，应当开箱检查至最小包装。

③ 外包装及封签完整的原料药、实施批签发管理的生物制品，可不开箱检查。

（4）验收人员应当对抽样药品的外观、包装、标签、说明书以及相关的证明文件等逐一进行检查、核对；验收结束后，应当将抽取的完好样品放回原包装箱，加封并标示。

（5）特殊管理的药品应当按照相关规定在专库或者专区内验收。

（6）验收药品应当做好验收记录，包括药品的通用名称、剂型、规格、批准文号、批号、生产日期、有效期、生产厂商、供货单位、到货数量、到货日期、验收合格数量、验收结果等内容。验收人员应当在验收记录上签署姓名和验收日期。

中药材验收记录应当包括品名、产地、供货单位、到货数量、验收合格数量等内容。中药饮片验收记录应当包括品名、规格、批号、产地、生产日期、生产厂商、供货单位、到货数量、验收合格数量等内容，实施批准文号管理的中药饮片还应当记录批准文号。

验收不合格的还应当注明不合格事项及处置措施。

（三）入库和库存记录

（1）企业应当建立库存记录，验收合格的药品应当及时入库登记；验收不合格的，不得入库，并由质量管理部门处理。

（2）企业进行药品直调的，可委托购货单位进行药品验收。购货单位应当严格按照本规范的要求验收药品和进行药品电子监管码的扫码与数据上传，并建立专门的直调药品验收记录。验收当日应当将验收记录相关信息传递给直调企业。

十、储存与养护

（一）药品储存要求

（1）按包装标示的温度要求储存药品，包装上没有标示具体温度的，按照《中华人民共和国药典》规定的贮藏要求进行储存。药品仓库按照温度管理要求分为冷库（2 ~ 10 °C）、阴凉库（≤20 °C）、常温库（0 ~ 30 °C）。

（2）储存药品相对湿度为 35% ~ 75%。

（3）在人工作业的库房储存药品，按质量状态实行色标管理：合格药品为绿色，不合格药品为红色，待确定药品为黄色。

（4）储存药品应当按照要求采取避光、遮光、通风、防潮、防虫、防鼠等措施。

（5）搬运和堆码药品应当严格按照外包装标示要求规范操作，堆码高度符合包装图示要求，避免损坏药品包装。

（6）药品按批号堆码，不同批号的药品不得混垛，垛间距不小于 5 cm，与库房内墙、顶、温度调控设备及管道等设施间距不小于 30 cm，与地面间距不小于 10 cm。

（7）药品与非药品、外用药与其他药品分开存放，中药材和中药饮片分库存放。

（8）特殊管理的药品应当按照国家有关规定储存。

（9）拆除外包装的零货药品应当集中存放。

（10）储存药品的货架、托盘等设施设备应当保持清洁，无破损和杂物堆放。

（11）未经批准的人员不得进入储存作业区，储存作业区内的人员不得有影响药品质量和安全的行为。

（12）药品储存作业区内不得存放与储存管理无关的物品。

（二）药品养护管理

养护人员应当根据库房条件、外部环境、药品质量特性等对药品进行养护。养护管理主要内容：指导和督促储存人员对药品进行合理储存与作业；检查并改善储存条件、防护措施、卫生环境；对库房温湿度进行有效监测、调控；按照养护计划对库存药品的外观、包装等质量状况进行检查，并建立养护记录；对储存条件有特殊要求的或者有效期较短的品种应当进行重点养护；发现有问题的药品应当及时在计算机系统中锁定和记录，并通知质量管理部门处理；对中药材和中药饮片应当按其特性采取有效方法进行养护并记录，所采取的养护方法不得对药品造成污染；定期汇总、分析养护信息。

十一、销　售

企业应当将药品销售给合法的购货单位，并对购货单位的证明文件、采购人员及提货人员的身份证明进行核实，保证药品销售流向真实、合法。严格审核购货单位的生产范围、经营范围或者诊疗范围，并按照相应的范围销售药品。

企业应当做好药品销售记录。销售记录应当包括药品的通用名称、规格、剂型、批号、有效期、生产厂商、购货单位、销售数量、单价、金额、销售日期等内容。进行药品直调的，应当建立专门的销售记录。

中药材销售记录应当包括品名、规格、产地、购货单位、销售数量、单价、金额、销售日期等内容；中药饮片销售记录应当包括品名、规格、批号、产地、生产厂商、购货单位、销售数量、单价、金额、销售日期等内容。

十二、出　库

（一）出库复核和出库记录

通过对出库药品的药品信息和药品质量状况的再核对、再确认，以确保出库药品信息准确、质量合格，杜绝货单不符的药品、不合格的药品出库。

（1）出库时应当对照销售记录进行复核。发现以下情况不得出库，并报告质量管理部门处理：药品包装出现破损、污染、封口不牢、衬垫不实、封条损坏等问题；包装内有异常响动或者液体渗漏；标签脱落、字迹模糊不清或者标识内容与实物不符；药品已超过有效期；其他异常情况的药品。

（2）药品出库复核应当建立记录，包括购货单位、药品的通用名称、剂型、规格、数量、批号、有效期、生产厂商、出库日期、质量状况和复核人员等内容。

（3）特殊管理的药品出库应当按照有关规定进行复核。

严格执行出库复核制度，认真核对实物与销售出库单是否相符，并确保药品送达购买方《药品经营许可证》所载明的仓库地址、药品零售企业注册地址，或者医疗机构的药库。药品送达后，购买方应查验货物，无误后由入库员在随货同行单上签字。随货同行单原件留存，复印件加盖公章后及时返回销售方。

（二）拼箱发货要求

拼箱发货是指将零货药品集中拼装至同一包装箱内发货的方式。代用包装是指专用的包装纸箱、标准周转箱、重复使用的其他包装纸箱。当使用重复使用的其他包装纸箱的代用包装箱时，应当加贴可明显识别的药品拼箱标志，以防止代用包装原标识内容造成误导和错判。

（三）冷藏、冷冻药品装箱、装车要求

车载冷藏箱或者保温箱在使用前应当达到相应的温度要求；应当在冷藏环境下完成冷藏、冷冻药品的装箱、封箱工作；装车前应当检查冷藏车辆的启动、运行状态，达到规定温度后方可装车；启运时应当做好运输记录，内容包括运输工具和启运时间等。

（四）电子监管药品出库要求

对实施电子监管的药品，应当在出库时进行扫码和数据上传。

十三、运输与配送

企业应当按照质量管理制度的要求，严格执行运输操作规程，并采取有效措施保证运输过程中的药品质量与安全。保证安全是指防止在途的药品发生盗抢、遗失、调换等事故。运输药品，应当根据药品的包装、质量特性并针对车况、道路、天气等因素，选用适宜的运输工具，采取相应措施防止出现破损、污染等问题。发运药品时，应当检查运输工具，发现运输条件不符合规定的，不得发运。运输药品过程中，运载工具应当保持密闭。运输工具密闭是指车箱体应当整体封闭、结构牢固、货箱门严密可锁闭，可有效防尘、防雨、防遗失。企业应当严格按照外包装标示的要求搬运、装卸药品。

常见药品包装图标志见图 6-4。

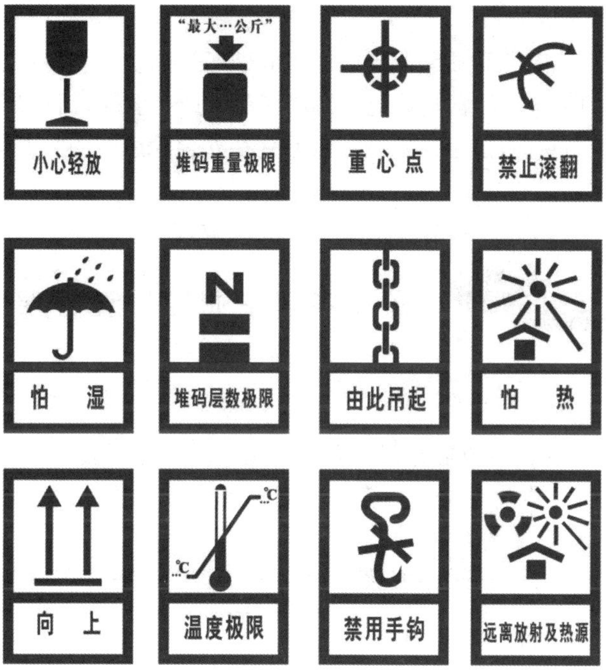

图 6 4　常用包装图标志

具有特殊温度要求的药品运输进行运输时，企业应当根据药品的温度控制要求，在运输过程中采取必要的保温或者冷藏、冷冻措施。运输过程中，药品不得直接接触冰袋、冰排等蓄冷剂，防止对药品质量造成影响。在冷藏、冷冻药品运输途中，应当实时监测并记录冷藏车、冷藏箱或者保温箱内的温度数据。企业应当制定冷藏、冷冻药品运输应急预案，对运输途中可能发生的设备故障、异常天气影响、交通拥堵等突发事件，能够采取相应的应对措施。

企业委托其他单位运输药品的，应当对承运方运输药品的质量保障能力进行审计，索取运输车辆的相关资料，符合运输设施设备条件和要求的方可委托。与承运方签订运输协议，明确药品质量责任、遵守运输操作规程和在途时限等内容。协议中必须规定合理的运输时限，防止长时间的运输对药品质量造成影响。委托运输药品应当有记录，实现运输过程的质量追溯。记录至少包括发货时间、发货地址、收货单位、收货地址、货单号、药品件数、运输方式、委托经办人、承运单位，采用车辆运输的还应当载明车牌号，并留存驾驶人员的驾驶证复印件。记录应当至少保存 5 年。已装车的药品应当及时发运并尽快送达。委托运输的，企业应当要求并监督承运方严格履行委托运输协议，防止因在途时间过长影响药品质量。避免出现不合理的停留，保证在合理的运输时限内安全送达。

十四、售后管理

企业应当按照质量管理制度的要求，制定投诉管理操作规程，内容包括投诉渠道及方式、档案记录、调查与评估、处理措施、反馈和事后跟踪等。配备专职或者兼职人员负责售后投诉管理，对投诉的质量问题查明原因，采取有效措施及时处理和反馈，并做好记录，必要时应当通知供货单位及药品生产企业。及时将投诉及处理结果等信息记入档案，以便查询和跟踪。

企业发现已售出药品有严重质量问题，应当立即通知购货单位停售、追回并做好记录，同时向药品监督管理部门报告。经营企业应当协助药品生产企业履行召回义务，按照召回计划的要求及时传达、反馈药品召回信息，控制和收回存在安全隐患的药品，并建立药品召回记录。

任务四 药品零售企业的质量管理

案例启发

2017 年 3 月 19 日，某药监部门在监督检查中发现辖区内的一家零售药店在营业期间驻店执业药师陈某不在岗，且处方药复方磷酸可待因口服液和复方福尔可定口服液未凭处方销售。

请问：该药店的行为是否违法？如违法，应对该药店进行何种处理？

一、质量管理与职责

企业应当按照有关法律法规及 GSP 的要求制定质量管理文件，开展质量管理活动，确保药品质量。企业应当具有与其经营范围和规模相适应的经营条件，包括组织机构、人员、设施设备、质量管理文件，并按照规定设置计算机系统。企业负责人是药品质量的主要责任人，负责企业日常管理，负责提供必要的条件，保证质量管理部门和质量管理人员有效履行职责，确保企业按照本规范要求经营药品。

二、人员管理

（一）企业负责人和质量管理、验收、采购人员的资格

（1）企业法定代表人或者企业负责人应当具备执业药师资格。

（2）质量管理、验收、采购人员应当具有药学或者医学、生物、化学等相关专业学历或者具有药学专业技术职称。从事中药饮片质量管理、验收、采购人员应当具有中药学中专以上学历或者具有中药学专业初级以上专业技术职称。

营业员应当具有高中以上文化程度或者符合省级药品监督管理部门规定的条件。中药饮片调剂人员应当具有中药学中专以上学历或者具备中药调剂员资格。

（二）执业药师的配备

企业应当按照国家有关规定配备执业药师，负责处方审核，指导合理用药。

（三）岗前培训、继续培训和特殊岗位培训的要求

（1）企业各岗位人员应当接受相关法律法规及药品专业知识与技能的岗前培训和继续培训，以符合 GSP 要求。各岗位培训和继续教育要求见表 6-9。

表 6-9　各岗位培训和继续教育要求

培训类型	岗前培训、继续教育
培训岗位	各岗位
培训要求	符合 GSP 要求（与其职责和工作内容相关）
培训内容	相关法律法规、药品专业知识与技能、质量管理制度、职责及岗位操作规程等
培训方式	①集中培训②个别培训③企业外培训④企业内培训
企业义务	提供条件，保障培训效果。做好记录建立档案

（2）企业应当按照培训管理制度制定年度培训计划并开展培训，使相关人员能正确理解并履行职责。培训工作应当做好记录并建立档案（见表 6-10）。

表 6-10　员工个人培训档案

档案编号：

姓　名		性　别		出生年月		任职时间	
任职部门		任职岗位		职　位		职　称	
培训时间		培训地点		培训内容		授课方式	
课　时		考核方式		考核结果			

（3）企业应当为销售特殊管理的药品、国家有专门管理要求的药品、冷藏药品的人员接受相应培训提供条件，使其掌握相关法律法规和专业知识。

（四）直接接触药品岗位人员的健康检查

企业应当对直接接触药品岗位的人员进行岗前及年度健康检查，并建立健康档案。患有传染病或者其他可能污染药品的疾病的，不得从事直接接触药品的工作。

三、文　件

企业应当按照有关法律法规及本规范规定，制定符合企业实际的质量管理文件。文件包括质量管理制度、岗位职责、操作规程、档案、记录和凭证等，并对质量管理文件定期审核、及时修订。企业应当采取措施确保各岗位人员正确理解质量管理文件的内容，保证质量管理文件有效执行。

质量管理制度的主要内容有：药品采购、验收、陈列、销售等环节的管理，设置库房的还应当包括储存、养护的管理；供货单位和采购品种的审核；处方药销售的管理；药品拆零的管理；特殊管理的药品和国家有专门管理要求的药品的管理；记录和凭证的管理；收集和查询质量信息的管理；质量事故、质量投诉的管理；中药饮片处方审核、调配、核对的管理；药品有效期的管理；不合格药品、药品销毁的管理；环境卫生、人员健康的规定；提供用药咨询、指导合理用药等药学服务的管理；人员培训及考核的规定；药品不良反应报告的规定；计算机系统的管理；执行药品电子监管的规定；其他应当规定的内容。

质量管理岗位、处方审核岗位的职责不得由其他岗位人员代为履行。

药品零售操作规程包括：药品采购、验收、销售；处方审核、调配、核对；中药饮片处方审核、调配、核对；药品拆零销售；特殊管理的药品和国家有专门管理要求的药品的销售；营业场所药品陈列及检查；营业场所冷藏药品的存放；计算机系统的操作和管理；设置库房的还应当包括储存和养护的操作规程。

企业应当建立药品采购、验收、销售、陈列检查、温湿度监测、不合格药品处理等相关记录，做到真实、完整、准确、有效和可追溯。记录及相关凭证应当至少保存 5 年。特殊管理的药品的记录及凭证按相关规定保存。

通过计算机系统记录数据时，相关岗位人员应当按照操作规程，通过授权及密码登录计算机系统，进行数据的录入，保证数据原始、真实、准确、安全和可追溯。电子记录数据应当以安全、可靠方式定期备份。

四、设施与设备

药品零售企业设立设施与设备的场地包括仓库、营业场所、办公室等，不要求设立专门的化验室和物理检测室以及验收养护室。一般不主张零售企业单独设置仓库，鼓励连锁化及配送化。营业场所应与药品储存、办公室、生活辅助区域分开或隔离。

（一）营业场所的条件和设备

（1）企业的营业场所应当与其药品经营范围、经营规模相适应，并与药品储存、办公、生活辅助及其他区域分开。

（2）营业场所应当具有相应设施或者采取其他有效措施，避免药品受室外环境的影响，并做到宽敞、明亮、整洁、卫生。

（3）营业场所应当有以下营业设备：

① 货架和柜台；

② 监测、调控温度的设备；

③ 经营中药饮片的，有存放饮片和处方调配的设备；
④ 经营冷藏药品的，有专用冷藏设备；
⑤ 经营第二类精神药品、毒性中药品种和罂粟壳的，有符合安全规定的专用存放设备；
⑥ 药品拆零销售所需的调配工具、包装用品。

（二）计算机管理的要求

企业应当建立能够符合经营和质量管理要求的计算机系统，并满足药品电子监管的实施条件。

（三）仓库环境和设施设备要求

（1）企业设置库房的，应当做到库房内墙、顶光洁，地面平整，门窗结构严密；有可靠的安全防护、防盗等措施。

（2）仓库条件应当完全符合药品批发企业仓库设置条件。

五、采购与验收

（一）采购活动的要求

企业采购药品，应当符合药品批发企业采购药品的要求。

（二）收货和验货

（1）药品到货时，收货人员应当按采购记录，对照供货单位的随货同行单（票）核实药品实物，做到票、账、货相符。

（2）企业应当按规定的程序和要求对到货药品逐批进行验收，并按照规定做好验收记录。

验收记录，包括药品的通用名称、剂型、规格、批准文号、批号、生产日期、有效期、生产厂商、供货单位、到货数量、到货日期、验收合格数量、验收结果等内容。验收人员应当在验收记录上签署姓名和验收日期。

中药材验收记录应当包括品名、产地、供货单位、到货数量、验收合格数量等内容。中药饮片验收记录应当包括品名、规格、批号、产地、生产日期、生产厂商、供货单位、到货数量、验收合格数量等内容，实施批准文号管理的中药饮片还应当记录批准文号。

验收不合格的还应当注明不合格事项及处置措施。

（3）冷藏、冷冻药品到货时，应当对其运输方式及运输过程的温度记录、运输时间等质量控制状况进行重点检查并记录。不符合温度要求的应当拒收。

（4）验收药品应当按照药品批号查验同批号的检验报告书。供货单位为批发企业的，检验报告书应当加盖其质量管理专用章原印章。检验报告书的传递和保存可以采用电子数据形式，但应当保证其合法性和有效性。

（5）特殊管理的药品应当按照相关规定进行验收。

（6）电子监管验收：对实施电子监管的药品，企业应当按规定进行药品电子监管码扫码，并及时将数据上传至中国药品电子监管网系统平台。对未按规定加印或者加贴中国药品电子监管码，或者监管码的印刷不符合规定要求的，应当拒收。监管码信息与药品包装信息不符的，应当及时向供货单位查询，未得到确认之前不得入库，必要时向当地药品监督管理部门报告。

（三）抽　样

企业应当按照验收规定，对每次到货药品进行逐批抽样验收，抽取的样品应当具有代表性。

（四）电子监管码管理

验收合格的药品应当及时入库或者上架，实施电子监管的药品，还应当按照规定进行扫码和数据上传，验收不合格的，不得入库或者上架，并报告质量管理人员处理。

六、陈列与储存

药品零售企业药品陈列的要求：按剂型、用途以及储存要求分类陈列，并设置醒目标志，类别标签字迹清晰、放置准确；药品放置于货架（柜），摆放整齐有序，避免阳光直射；处方药、非处方药分区陈列，并有处方药、非处方药专用标识；处方药不得采用开架自选的方式陈列和销售；外用药与其他药品分开摆放；拆零销售的药品集中存放于拆零专柜或者专区；第二类精神药品、毒性中药品种和罂粟壳不得陈列；冷藏药品放置在冷藏设备中，按规定对温度进行监测和记录，并保证存放温度符合要求；中药饮片柜斗谱的书写应当正名正字；装斗前应当复核，防止错斗、串斗；应当定期清斗，防止饮片生虫、发霉、变质；不同批号的饮片装斗前应当清斗并记录；经营非药品应当设置专区，与药品区域明显隔离，并有醒目标志。

企业应当定期对陈列、存放的药品进行检查，重点检查拆零药品和易变质、近效期、摆放时间较长的药品以及中药饮片。发现有质量疑问的药品应当及时撤柜，停止销售，由质量管理人员确认和处理，并保留相关记录。

企业应当对药品的有效期进行跟踪管理，防止近效期药品售出后可能发生的过期使用。企业设置库房的，库房的药品储存与养护管理应当符合本药品批发企业药品储存与养护的规定。

七、销售管理

（一）挂牌明示的规定

企业应当在营业场所的显著位置悬挂《药品经营许可证》、营业执照、执业药师注册证等。

营业人员应当佩戴有照片、姓名、岗位等内容的工作牌，是执业药师和药学技术人员的，工作牌还应当标明执业资格或者药学专业技术职称。在岗执业的执业药师应当挂牌明示。

（二）销售药品的要求

（1）处方经执业药师审核后方可调配；对处方所列药品不得擅自更改或者代用，对有配伍禁忌或者超剂量的处方，应当拒绝调配，但经处方医师更正或者重新签字确认的，可以调配；调配处方后经过核对方可销售。

（2）处方审核、调配、核对人员应当在处方上签字或者盖章，并按照有关规定保存处方或者其复印件。

（3）销售近效期药品应当向顾客告知有效期。

（4）销售中药饮片做到计量准确，并告知煎服方法及注意事项；提供中药饮片代煎服务，应当符合国家有关规定。

（三）销售凭证和记录

企业销售药品应当开具销售凭证，内容包括药品名称、生产厂商、数量、价格、批号、规格等，并做好销售记录。

（四）药品拆零销售

1．药品拆零的情况

药品拆零是指零售企业在销售中，将最小销售单元拆开以便于销售，而且拆开的包装已不能完整反映药品的基本情况，如规格、用法用量、不良反应、有效期等内容。

药品拆零应在保证药品质量的前提下，方便人民群众用药方可拆零销售。一般情况下，瓶装、袋装片剂或胶囊、铝塑泡罩板装，在遵循以上原则的基础上可以拆零销售，而颗粒剂、液体制剂类，其最小包装是不允许拆零销售的。

2．拆零药品的质量管理

（1）负责拆零销售的人员经过专门培训；

（2）拆零的工作台及工具保持清洁、卫生，防止交叉污染；

（3）做好拆零销售记录，内容包括拆零起始日期、药品的通用名称、规格、批号、生产厂商、有效期、销售数量、销售日期、分拆及复核人员等；

（4）拆零销售应当使用洁净、卫生的包装，包装上注明药品名称、规格、数量、用法、用量、批号、有效期以及药店名称等内容；

（5）提供药品说明书原件或者复印件；

（6）拆零销售期间，保留原包装和说明书。

（五）电子监管药品的扫描和数据上传

对实施电子监管的药品，在售出时，应当进行扫码和数据上传，保证药品的可追溯。

八、售后管理

除药品质量原因外，药品一经售出，不得退换。执行这一规定的目的是约束企业和消费者，保证药品内在质量安全。

企业应当在营业场所公布药品监督管理部门的监督电话，设置顾客意见簿，及时处理顾客对药品质量的投诉。

任务五　药品电子商务管理

案例启发

有媒体调查发现，包括抗癌药易瑞沙（吉非替尼）、治疗男性勃起功能障碍（ED）药物万艾可（俗称“伟哥”）等处方药在金象网、京东好药师、开心人网上药店、百济新特药网等知名医药电商网站上均有售，患者不用处方就可以直接在网上实现订购。网上畅销的远不止抗 ED 药物，心血管、抗肿瘤等重大疾病用药也在网上很有市场。近日，央视报道称，一盒 2 万多元的抗癌药“格列卫”，在一家网站上标价却低至一折。有一位乡村医生徐某患上白血病，治病花光所有积蓄，便网购了该药，吃了半年却无效，后打开胶囊检验，才发现里面全部是淀粉。

请问：哪些药品能在互联网上销售？在网上进行药品交易服务需满足哪些条件？

一、电子商务概述

（一）电子商务的定义

电子商务是指利用计算机技术、网络技术和远程通信技术，实现电子化、数字化、网络化和商务化的整个商务过程，也是以商务活动为主体，以计算机网络为基础，以电子化方式为手段，在法律许可范围内所进行的商务活动交易过程。电子商务同时还是运用数字信息技术，对企业的各项活动进行持续优化的过程。

（二）药品电子商务的交易模式

企业对企业电子商务（business-to-business e-commerce，简称 B2B EC），是指企业之间通过互联网、外部网、内部网或者企业私有网络以电子方式实现的交易。这些交易可以发生在企业及其供应链成员之间，也可以发生在一个企业和其他企业之间。

将商品或服务销售给个人消费者，即 B2C（Business to Customer，简称 B2C）。对于药品电子商务，主要表现为“网上药店”，例如“老百姓大药房”“海王星辰健康药房网”等。

二、互联网药品信息服务

互联网药品信息服务对药品信息起着有效的传播作用，但同时也成为违法分子欺骗、诱导消费者的手段之一。为了规范互联网药品信息服务活动，加强互联网药品信息服务管理，保证互联网药品信息服务真实性、合法性、安全性，原国家食品药品监督管理局于 2004 年 7 月 8 日发布了《互联网药品信息服务管理办法》，并于发布之日起开始执行，并根据 2017 年 11 月 17 日原国家食品药品监督管理总局令第 37 号《国家食品药品监督管理总局关于修改部分规章的决定》修正。

（一）互联网药品信息服务的概念和分类

1．互联网药品信息服务的含义

互联网药品信息服务是指通过互联网向上网用户提供药品（含医疗器械）信息的服务活动。

2．互联网药品信息服务分类

互联网药品信息服务分为经营性和非经营性两类。经营性互联网药品信息服务是指通过互联网向上网用户有偿提供药品信息等服务的活动。非经营性互联网药品信息服务是指通过互联网向上网用户无偿提供公开的、共享性药品信息等服务的活动。

（二）从事互联网药品信息服务的条件

除应当符合《互联网信息服务管理办法》规定的要求外，还应当具备下列条件：

（1）互联网药品信息服务的提供者应当为依法设立的企事业单位或者其他组织；

（2）具有与开展互联网药品信息服务活动相适应的专业人员、设施及相关制度；

（3）有两名以上熟悉药品、医疗器械管理法律、法规和药品、医疗器械专业知识，或者依法经资格认定的药学、医疗器械技术人员。

（三）互联网药品信息服务的管理

拟提供互联网药品信息服务的网站，应当在向国务院信息产业主管部门或者省级信息管理机构申请办理经营许可证或者办理备案手续之前，按照属地监督管理的原则，向该网站主办单位所在地省、自治区、直辖市药品监督管理部门提出申请，经审核同意后取得提供互联网药品信息服务的资格。各省、自治区、直辖市药品监督管理部门对本辖区内申请提供互联网药品信息服务的互联网站进行审核，符合条件的核发《互联网药品信息服务资格证书》。提供互联网药品信息服务的网站，应当在其网站主页显著位置标注《互联网药品信息服务资格证书》的证书编号。提供互联网药品信息服务网站所登载的药品信息必须科学、准确，必须符合国家的法律、法规和国家有关药品、医疗器械管理的相关规定。提供互联网药品信息服务的网站不得发布麻醉药品、精神药品、医疗用毒性药品、放射性药品、戒毒药品和医疗机构制剂的产品信息。提供互联网药品信息服务的网站发布的药品（含医疗器械）广告，必须经过药品监督管理部门审查批准。提供互联网药品信息服务的网站发布的药品（含医疗器械）广告要注明广告审查批准文号。

三、互联网药品交易服务

（一）互联网药品交易服务的定义及分类

互联网药品交易服务是指通过互联网提供药品（包括医疗器械、直接接触药品的包装材料和容器）交易服务的电子商务。

互联网药品交易服务包括为药品生产企业、药品经营企业和医疗机构之间的互联网药品交易提供的服务；药品生产企业、药品批发企业通过自身网站与本企业成员之外的其他企业进行的互联网药品交易；向个人消费者提供的互联网药品交易服务。

根据消费者是个人或医疗机构，互联网药品交易服务分成两类：一类是提供医药企业与医疗机构之间药品交易服务的电子商务，本身不进行药品交易活动；目前主要是为药品招标工作服务。另一类是医药企业与个人消费者之间进行药品交易的电子商务。

（二）从事为药品生产企业、药品经营企业和医疗机构之间的互联网药品交易提供服务的企业的基本条件

（1）依法设立的企业法人；

（2）提供互联网药品交易服务的网站已获得从事互联网药品信息服务的资格；

（3）拥有与开展业务相适应的场所、设施、设备，并具备自我管理和维护的能力；

（4）具有健全的网络与交易安全保障措施以及完整的管理制度；

（5）具有完整保存交易记录的能力、设施和设备；

（6）具备网上查询、生成订单、电子合同、网上支付等交易服务功能；

（7）具有保证上网交易资料和信息的合法性、真实性的完善的管理制度、设备与技术措施；

（8）具有保证网络正常运营和日常维护的计算机专业技术人员，具有健全的企业内部管理机构和技术保障机构；

（9）具有药学或者相关专业本科学历，熟悉药品、医疗器械相关法规的专职专业人员组成的审核部门负责网上交易的审查工作。

（10）为药品生产企业、药品经营企业和医疗机构之间的互联网药品交易提供服务的企业不得参与药品生产、经营；不得与行政机关、医疗机构和药品生产经营企业存在隶属关系、产权关系和其他经济利益关系。

（三）从事通过自身网站与本企业成员之外的其他企业进行互联网药品交易的药品生产企业和药品批发企业的基本条件

（1）提供互联网药品交易服务的网站已获得从事互联网药品信息服务的资格；

（2）具有与开展业务相适应的场所、设施、设备，并具备自我管理和维护的能力；

（3）具有健全的管理机构，具备网络与交易安全保障措施以及完整的管理制度；

（4）具有完整保存交易记录的设施、设备；

（5）具备网上查询、生成订单、电子合同等基本交易服务功能；

（6）具有保证网上交易的资料和信息的合法性、真实性的完善管理制度、设施、设备与技术措施。

（四）从事向个人消费者提供互联网药品交易服务的企业的基本条件

（1）依法设立的药品连锁零售企业；

（2）提供互联网药品交易服务的网站已获得从事互联网药品信息服务的资格；

（3）具有健全的网络与交易安全保障措施以及完整的管理制度；

（4）具有完整保存交易记录的能力、设施和设备；

（5）具备网上咨询、网上查询、生成定单、电子合同等基本交易服务功能；

（6）对上网交易的品种有完整的管理制度与措施；

（7）具有与上网交易的品种相适应的药品配送系统；

（8）具有执业药师负责网上实时咨询，并有保存完整咨询内容的设施、设备及相关管理制度；

（9）从事医疗器械交易服务，应当配备拥有医疗器械相关专业学历、熟悉医疗器械相关法规的专职专业人员。

（五）互联网药品交易服务管理

从事互联网药品交易服务的企业必须经过审查验收并取得互联网药品交易服务机构资格证书。

在依法获得药品监督管理部门颁发的互联网药品交易服务机构资格证书后，申请人应当按照《互联网信息服务管理办法》的规定，依法取得相应的电信业务经营许可证，或者履行相应的备案手续。

提供互联网药品交易服务的企业必须在其网站首页显著位置标明互联网药品交易服务机构资格证书号码。

互联网药品交易服务机构的验收标准由原国家食品药品监督管理局统一制定。互联网药品交易服务机构资格证书由国家药品监督管理部门统一印制，有效期五年。

任务六 医疗保险药店的定点药房申办

案例启发：如何申办定点零售药店

王先生想在贵阳市开办一家药品定点零售药店，需要具备哪些条件才能申办？若王先生聘请你为药店负责人，你将如何进行申办？

《零售药店医疗保障定点管理暂行办法》已经于 2020 年 12 月 24 日经国家医疗保障局局务会议审议通过，自 2021 年 2 月 1 日起施行。

一、定点零售药店和处方外配的定义

定点零售药店是指通过劳动保障行政部门资格审定，并经社会医疗保险经办机构确定，为城镇职工基本医疗保险参保人员提供处方外配和非处方药零售服务的药店。

处方外配是指参保人员持定点医疗机构处方，在定点零售药店购药的行为。

二、医疗保险定点零售药店的申办

（一）定点零售药店的审查原则

（1）保证基本医疗保险用药的品种和质量；
（2）引入竞争机制，合理控制药品服务成本；
（3）方便参保人员就医后购药和便于管理。

（二）定点零售药店应具备的资格与条件

取得药品经营许可证，并同时符合以下条件的零售药店均可申请医疗保障定点：
（1）在注册地址正式经营至少 3 个月；
（2）至少有 1 名取得执业药师资格证书或具有药学、临床药学、中药学专业技术资格证书的药师，且注册地在该零售药店所在地，药师须签订 1 年以上劳动合同且在合同期内；
（3）至少有 2 名熟悉医疗保障法律法规和相关制度规定的专（兼）职医保管理人员负责管理医保费用，并签订 1 年以上劳动合同且在合同期内；
（4）按药品经营质量管理规范要求，开展药品分类分区管理，并对所售药品设立明确的医保用药标识；
（5）具有符合医保协议管理要求的医保药品管理制度、财务管理制度、医保人员管理制度、统计信息管理制度和医保费用结算制度；
（6）具备符合医保协议管理要求的信息系统技术和接口标准，实现与医保信息系统有效对接，为参保人员提供直接联网结算，建立医保药品等基础数据库，按规定使用国家统一医保编码；
（7）符合法律法规和省级及以上医疗保障行政部门规定的其他条件。

（三）定点零售药店申请程序及要求

零售药店向统筹地区经办机构提出医疗保障定点申请，并提供有关材料。统筹地区经办机构应组织评估小组或委托符合规定的第三方机构，以书面、现场等形式开展评估。评估小组成员由医疗保障、医药卫生、财务管理、信息技术等专业人员构成。自受理申请材料之日起，评估时间不超过 3 个月，零售药店补充材料时间不计入评估期限。评估结果包括合格和不合格。统筹地区经办机构应将评估结果报同级医疗保障行政部门备案。对于评估合格的，纳入拟签订医保协议的零售药店名单向社会公示。对于评估不合格的应告知其理由，提出整改建议。自结果告知送达之日起，整改 3 个月后可再次组织评估，评估仍不合格的，1 年内不得再次申请。统筹地区经办机构与评估合格的零售药店协商谈判，达成一致的，双方自愿签订医保协议。原则上由地市级及以上的统筹地区经办机构与零售药店签订医保协议并向同级医疗保障行政部门备案。医保协议应明确双方的权利、义务和责任。签订医保协议的双方应当严格执行医保协议约定。医保协议期限一般为 1 年。

申请材料包括：定点零售药店申请表；药品经营许可证、营业执照和法定代表人、主要负责人或实际控制人身份证复印件；执业药师资格证书或药学技术人员相关证书及其劳动合同复印件；医保专（兼）职管理人员的劳动合同复印件；与医疗保障政策对应的内部管理制度和财务制度文本；与医保有关的信息系统相关材料；纳入定点后使用医疗保障基金的预测性分析报告；省级医疗保障行政部门按相关规定要求提供的其他材料。

三、医疗保险定点零售药店管理的规定

（1）具有为参保人员提供药品服务后获得医保结算费用，对经办机构履约情况进行监督，对完善医疗保障政策提出意见建议等权利。

（2）为参保人员提供药品咨询、用药安全、医保药品销售、医保费用结算等服务。符合规定条件的定点零售药店可以申请纳入门诊慢性病、特殊病购药定点机构，相关规定由统筹地区医疗保障部门另行制定。

经办机构不予支付的费用、定点零售药店按医保协议约定被扣除的质量保证金及其支付的违约金等，定点零售药店不得作为医保欠费处理。

（3）应当严格执行医保支付政策。鼓励在医疗保障行政部门规定的平台上采购药品，并真实记录“进、销、存”情况。

（4）要按照公平、合理、诚实信用和质价相符的原则制定价格，遵守医疗保障行政部门制定的药品价格政策。

（5）应当凭处方销售医保目录内处方药，药师应当对处方进行审核、签字后调剂配发药品。外配处方必须由定点医疗机构医师开具，有医师签章。定点零售药店可凭定点医疗机构开具的电子外配处方销售药品。

（6）应当组织医保管理人员参加由医疗保障行政部门或经办机构组织的宣传和培训。应当组织开展医疗保障基金相关制度、政策的培训，定期检查本单位医疗保障基金使用情况，及时纠正医疗保障基金使用不规范的行为。

（7）在显著位置悬挂统一格式的定点零售药店标识。

（8）按要求及时如实向统筹地区经办机构上传参保人员购买药品的品种、规格、价格及费用信息，定期向经办机构上报医保目录内药品的“进、销、存”数据，并对其真实性负责。

（9）应当配合经办机构开展医保费用审核、稽核检查、绩效考核等工作，接受医疗保障行政部门的监督检查，并按规定提供相关材料。

（10）提供药品服务时应核对参保人员有效身份凭证，做到人证相符。特殊情况下为他人代购药品的应出示本人和被代购人身份证。为参保人员提供医保药品费用直接结算单据和相关资料，参保人员或购药人应在购药清单上签字确认。凭外配处方购药的，应核验处方使用人与参保人员身份是否一致。

（11）定点零售药店应将参保人员医保目录内药品外配处方、购药清单等保存 2 年，以备医疗保障部门核查。

（12）应做好与医保有关的信息系统安全保障工作，遵守数据安全有关制度，保护参保人员隐私。定点零售药店重新安装信息系统时，应当保持信息系统技术接口标准与医保信息系统有效对接，并按规定及时全面准确向医保信息系统传送医保结算和审核所需的有关数据。

四、社会保险经办机构的职责

（1）确定定点零售药店，统发定点零售药店标牌，并向社会公布，供参保人员选择购药。

（2）掌握定点零售药店处方外配服务情况的检查和费用发生情况，加强对定点零售药店处方外配服务情况的检查和费用的审核。定点零售药店有义务提供与费用审核相关的资料及账目清单。

（3）与定点零售药店签订包括服务范围、服务内容、服务质量、药费结算办法以及药费审核与控制等内容的协议，明确双方的责任、权利和义务。协议有效期一般为 1 年。任何一方违反协议，对方均有权解除协议，但须提前通知对方和参保人，并报劳动保障行政部门备案。

（4）按照基本医疗保险有关政策规定和与定点零售药店签订的协议，按时足额结算费用。对违反规定的费用，社会保险经办机构不予支付。

（5）对零售药店的定点资格进行审查。

（6）组织药品监督管理、物价、医药行业主管部门等有关部门，加强对定点零售药店处方外配服务和管理的监督检查。

（7）对定点零售药店的资格进行年度审核。对违反规定的定点零售药店，经办机构可视不同情况，责令其限期改正，或取消其定点资格。

实训 7 审核首营企业

实训目的

（1）熟悉药品经营与质量管理的岗位职责；

（2）掌握首营企业应提供的资料，判断首营企业的合法性和质量保证能力；

（3）培养严谨、认真负责的工作态度和互相协调、配合的良好职业道德。

实训环境

仿真医药公司实训室。

实训内容

（1）由教师扮演供货企业销售员，提供首营企业资料；

（2）班级学生分成几个小组，每组 4 至 5 人，学生分别扮演业务员、业务部门负责人、质量部门负责人、总经理；

（3）每位同学首先扮演业务员，对首营企业资料进行审核，填写相应表格，分别交给由其他同学扮演的各级各部门负责人审批；

（4）组长归纳本组学生本次实训体会和存在问题，在班级进行发言讨论；

（5）教师答疑、总结。

实训评价

学生撰写实训报告。

项目六

目标检测

1. A 型题（单项选择题）

（1）开办药品经营企业必须具备的条件不包括（　　）。

A. 具有能对所经营药品进行质量检验的人员以及必要的仪器

B. 具有保证所经营药品质量的规章制度

C. 具有与所经营药品相适应的营业场所、设备、仓储设施、卫生环境

D. 具有与所经营药品相适应的质量管理机构或者人员

（2）依据《药品流通监督管理办法》的规定，药品生产企业设立的办事机构不得（　　）。

A. 向医疗机构销售现货　　B. 向批发企业销售现货

C. 向零售药店销售现货　　D. 进行药品现货销售活动

（3）根据《药品流通监督管理办法》，药品零售企业开具的药品销售凭证的内容不包括（　　）。

A. 药品名称　　B. 数量、价格

C. 药品批准文号　　D. 生产批号

（4）《药品经营质量管理规范》要求储存药品相对湿度为（　　）。

A. 45%～75%　　B. 35%～75%　　C. 55%～75%　　D. 45%～85%

（5）冷藏、冷冻药品的装箱、装车等项作业，应当由专人负责，在（　　）下完成工作。

A. 常温环境　　B. 露天环境　　C. 冷藏环境　　D. 库房

（6）药品批发与零售企业的阴凉库温度应是（　）。

A. 2～10 °C　　B. 0～15 °C　　C. 0～20 °C　　D. 0～30 °C

（7）根据《药品经营质量管理规范》，药品经营企业药品质量的主要责任人是（　　）。

A. 该企业的执业药师　　B. 该企业的负责人

C. 该企业的质量管理机构负责人　　D. 该企业的验收部门负责人

（8）根据《药品经营质量管理规范》，有关药品零售企业销售药品的要求，说法错误的是（　　）。

A. 处方经执业药师审核后方可调配

B. 对处方所列药品不得擅自更改

C. 对处方所列药品不得代用

D. 对有配伍禁忌或者超剂量的处方，任何情况下都应该拒绝调配

（9）根据《药品经营质量管理规范》，药品零售企业应当建立药品采购、验收、销售、陈列检查、温湿度监测、不合格药品处理等相关记录，记录应当至少保存（　　）。

A. 1 年　　B. 2 年　　C. 3 年　　D. 5 年

（10）互联网药品交易服务，通过互联网提供的产品不包括（　　）。

A. 药品　　B. 直接接触药品的包装材料

C. 医疗器械　　D. 医疗机构制剂

（11）根据《互联网药品信息服务管理办法》，提供互联网药品信息服务的网站（含医疗器械）广告，必须经（　　）。

A. 信息产业部门审查批准　　B. 药品监督管理部门审查批准

C. 工商管理部门审查批准　　D. 电信管理部门审查批准

2. B 型题（配伍题）

[（1）~（3）题备选答案]

A. 白色　　B. 黄色　　C. 绿色

D. 蓝色　　E. 红色

根据《药品经营质量管理规范》，药品批发企业库房存储药品，按质量状态实行色标管理，

（1）合格药品为（　　）。

（2）不合格药品为（　　）。

（3）待确定药品为（　　）。

[（4）~（7）题备选答案]

A. 可不打开最小包装　　B. 可不开箱检查

C. 应检查至中包装　　D. 应至少检查一个最小包装

E. 应至少检查两个最小包装

根据《药品经营质量管理规范》，企业应当按照验收规定，对每次到货药品进行逐批抽样验收，药品抽样原则为：

（4）同批号的药品（　　）。

（5）实行批签发管理的生物制品（　　）。

（6）外包装及封签完整的原料药（　　）。

（7）生产企业有特殊质量控制要求的药品（　　）。

3. 名词解释

（1）药品经营企业：

（2）首营企业：

（3）拆零销售：

4. 简答题

（1）简述药品采购的流程。

（2）申请定点零售药店应具备的资格与条件有哪些？

项目七　医疗机构药事管理

【学习目标】

知识目标

（1）掌握：医疗机构药事管理的含义及特点，医疗机构药品采购、验收、养护、出入库管理，处方管理的主要内容。

（2）熟悉：医疗机构药事管理的组织机构及其职能，药品的供应、调剂工作的内容及管理，制剂室的生产原理、临床药学工作的相关内容。

（3）了解：临床药师的日常工作职责，静脉药物集中调配的要求，煎药室管理的主要内容。

技能目标

能够掌握医疗机构药品的采购、验收、养护、制剂室的管理方法；能够完成处方调剂、制剂生产的相关工作。

任务一　医疗机构分类及其药事管理规定

案例启发

一名患者因感冒到辽宁省某市某医院就诊（早饭时曾饮用 2～3 两白酒）。医院接诊医生未对患者进行血常规化验检查，并且在未询问是否饮酒或药物过敏史的情况下，为该患者开具头孢类药物治疗，用药后该患者发现有突如其来的心悸、呼吸困难，发现问题后接诊医生未能及时对其进行规范有效抢救，最后该患者死亡。事后，患者家属与医院进行协商解决纠纷。

请问：药师在患者的治疗过程中可以做些什么？

药品是特殊的商品，是人类与疾病作斗争的重要武器，具有防病治病的积极作用。但如果使用和管理不当，亦会引起药物中毒或导致药源性疾病，影响到患者的生命健康。要做到合理用药，需要具有医药专业知识的医师及药师的指导。目前，生产和经营的药品大多数在医院以处方药的形式使用，医疗机构要在药品的使用中，体现“安全、有效、经济、合理”的特点，必须切实加强药事管理。

医院药事管理又称为医疗机构药事管理。传统的医院药事管理主要是指采购、贮存、分发药品的管理，自配制剂的管理，药品的质量管理和经济管理等，即对“物”的管理。随着现代医药卫生事业的发展，医院药事管理的重心已从对“物”的管理逐步转变为对“人”的管理，即以对患者合理用药为中心的系统化药事管理。

一、医疗机构与医疗机构药事

（一）医疗机构分类

医疗机构（medical institutions）是指以救死扶伤，防病治病，为公民的健康服务为宗旨，依法定程序设立的从事疾病诊断、治疗活动的卫生机构的总称。

目前，我国医疗机构通常可分为以下 12 类：

（1）综合医院、中医医院、中西医结合医院、民族医医院、专科医院、康复医院；

（2）妇幼保健院；

（3）中心卫生院、乡（镇）卫生院、街道卫生院；

（4）疗养院；

（5）综合门诊部、专科门诊部、中医门诊部、中西医结合门诊部、民族医门诊部；

（6）诊所、中医诊所、民族医诊所、卫生所、医务室、卫生保健所、卫生站；

（7）村卫生室（所）；

（8）急救中心、急救站；

（9）临床检验中心；

（10）专科疾病防治院、专科疾病防治所、专科疾病防治站；

（11）护理院、护理站；

（12）其他诊疗机构。

另外，根据 2000 年国务院办公厅转发国家体改办、卫生部等 8 个部门《关于城镇医药卫生体制改革的指导意见》，提出建立新的医疗机构分类管理制度，将医疗机构分为非营利性和营利性两类进行管理。

（二）医疗机构药事

1．医疗机构药事（pharmacy affairs of medical institutions）

医疗机构药事是泛指在以医院为代表的医疗机构中，一切与药品供应、使用、管理和药学服务有关的事务。

2．医疗机构药事内容

（1）主要涉及医疗机构中药品的监督管理、采购供应、储存保管、调剂制剂、质量管理、临床应用、经济核算到临床药学、药学情报服务和科研开发。

（2）医疗机构药学部门内部的组织机构、人员配备、设施设备、规章制度。

（3）医疗机构药学部门与外部的沟通联系、信息交流等事项。如药学部门与医疗科室、护理部门及患者的沟通交流，与医院之外的药品生产企业、药品经营企业、药品检验部门和监督管理的业务联系。

（三）医疗机构药事管理

1．医疗机构药事管理（pharmacy administration of medical institutions）

医疗机构药事管理是指医疗机构以病人为中心，以临床药学为基础，对临床用药全过程进行有效的组织实施与管理，促进临床科学、合理用药的药学技术服务和相关的药品管理工作。

2．医疗机构药事管理特点

主要包括三个方面，即专业技术性、政策法规性和技术服务性：① 专业性。药事管理的对象是药品、药品信息、药师，内容涉及采购、供应、调剂、制剂、药品检验、药品保管、临床使用、药学服务等，具有明显的专业特征。② 政策法规性。医疗机构药事管理是各种管理法规、政策在医院药事活动中的实际运用，比如《药品管理法》《处方管理办法》《麻醉药品和精神药品管理条例》《抗菌药物临床应用管理办法》等管理法规是医院药事工作必须严格遵守和认真执行的行为规范。③ 技术服务性。技术服务性突出了医疗机构药事管理的目的，是以服务病人为中心，保障供应医院临床需要的合格药品，保证用药安全、有效、经济，保障医院药学服务工作的正常运行和不断发展，从而促进医疗保健质量的提高。

3．医疗机构药事管理的内容

医疗机构药事管理是由若干互相联系、互相制约的部门管理和药学专业管理构成的一个体系，各项管理有其本身的特点，但又密切地相互联系、交叉和渗透。它包含了对药品和其他物资的管理、对人的管理以及药品的经济管理等。其内容主要包括以下几个方面。

（1）组织管理。包括医院药学实践的组织体制和结构、各项规章制度的建立，各类人员按比例配备，各级人员的职责设置、考核及升、调、奖、惩等。

（2）药品供应管理。药学部门要掌握新药动态和市场信息，制定药品采购计划，加速周转，减少库存，保证药品供应。药品供应管理包括药品采购、贮存、保管和供应等管理。

（3）调剂业务管理。药品调剂工作是药学技术服务的重要组成部分，医疗机构的药学专业技术人员必须严格执行调剂操作规程、处方管理制度，认真审查和核对，确保发出药品的准确、无误。调剂是药品从医院转移给患者的过程，严格把好调剂工作中的审查核对关，对药品合理使用具有非常重要的意义。根据临床需要逐步建立静脉用药集中调配中心（室），对肠外营养液和危害药品实行集中配制和供应。

（4）医疗机构制剂业务管理。医疗机构配制制剂，必须具备能够保证制剂质量的专业人员、场地、设施、设备、管理制度、检验仪器和卫生条件等。其业务管理包括制剂室的审批、制剂品种的注册、制剂工艺规程和标准操作规程的制定、制剂质量检验等方面。

（5）药品质量监督管理。除了自配制剂以外，医院采购的药品同样要进行质量控制，对临床各科使用的药品，特别是特殊管理药品的使用情况要加强检查、监督和管理。

（6）临床药学业务管理。临床药师参与临床药物治疗和治疗方案的调整工作，进行药物不良反应监测，开展药品使用中安全性、有效性、合理性的评价和管理。

（7）药物信息管理。包括药品供应、调剂与制剂、药品质量监督管理中有大量信息需要管理以外，药品使用信息的积累和管理，为医护人员及患者提供用药咨询。

（8）经济管理。引入市场经营机制，确保药品质量、服务质量的前提下，促进医院药学经济的发展。

（9）药学研究管理。结合临床需要开展临床药学和临床药理学的研究，进行有效管理，促进合理用药、新药开发。

（10）药学专业技术人员的培养与管理。对医疗机构内的药学专业技术人员进行药学知识、医疗知识、人文知识等方面的人员培训和继续教育管理等。

二、医疗机构药事管理组织

为加强医疗机构药事管理，促进药物合理应用，保障公众身体健康，根据《中华人民共和国药品管理法》《医疗机构管理条例》和《麻醉药品和精神药品管理条例》等有关法律、法规，卫生部、国家中医药管理局、总后勤部卫生部于 2011 年 1 月 30 日联合印发了《医疗机构药事管理规定》（卫医政发〔2011〕11 号）。《医疗机构药事管理规定》第四条指出："医疗机构药事管理和药学工作是医疗工作的重要组成部分。医疗机构应当设置药事管理组织和药学部门"。

世界上许多国家的医院都有类似的组织。美国和英国称为"药学和治疗学委员会"（Pharmacy and Therapeutics Committee），下设专科药物分委员会；德国称为"药品委员会"，日本称为"药事委员会"或"药品选用委员会"。国外把此类机构看作咨询组织，起着沟通药学人员和其他医务人员的作用。其目的有两个：一是咨询，推荐医院用药，帮助制定药品的评价、遴选和治疗使用的有关规定；二是教育，完善医师、护士、药师与药品及其使用有关问题的知识培训。

《医疗机构药事管理》规定，二级以上医院应当设立药事管理与药物治疗学委员会，其他医疗机构应当成立药事管理与药物治疗学组。

（一）组　成

二级以上医院药事管理与药物治疗学委员会委员由具有高级技术职务任职资格的药学、临床医学、护理和医院感染管理、医疗行政管理等人员组成。

成立医疗机构药事管理与药物治疗学组的医疗机构由药学、医务、护理、医院感染、临床科室等部门负责人和具有药师、医师以上专业技术职务任职资格人员组成。

医疗机构负责人任药事管理与药物治疗学委员会（组）主任委员，药学和医务部门负责人任药事管理与药物治疗学委员会（组）副主任委员。

药事管理与药物治疗学委员会（组）应当建立健全相应工作制度，日常工作由药学部门负责。

（二）职　责

医疗机构药事管理组织的主要职责：

（1）贯彻执行医疗卫生及药事管理等有关法律、法规、规章。审核制定本机构药事管理和药学工作规章制度，并监督实施。

（2）制定本机构药品处方集和基本药品供应目录。

（3）推动药物治疗相关临床诊疗指南和药物临床应用指导原则的制定与实施，监测、评估本机构药物使用情况，提出干预和改进措施，指导临床合理用药。

（4）分析、评估用药风险和药品不良反应、药品损害事件，并提供咨询与指导。

（5）建立药品遴选制度，审核本机构临床科室申请的新购入药品、调整药品品种或者供应企业和申报医院制剂等事宜。

（6）监督、指导麻醉药品、精神药品、医疗用毒性药品及放射性药品的临床使用与规范化管理。

（7）对医务人员进行有关药事管理法律、法规、规章制度和合理用药知识教育培训；向公众宣传安全用药知识。

三、医疗机构药学部门组织机构及人员管理

医院药学部门是医院专业技术科室，具体负责药品管理、药学专业技术服务和药事管理工作，开展以病人为中心，以合理用药为核心的临床药学工作，组织药师参与临床药物治疗，提供药学专业技术服务。主要包括：本医院药品保障供应与管理；处方适宜性审核、药品调配以及安全用药指导；实施临床药师制，直接参与临床药物治疗；药学教育以及与医院药学相关的药学研究等。

（一）医疗机构药学部门组织机构

医疗机构应当根据本机构功能、任务、规模设置相应的药学部门，配备和提供与药学部门工作任务相适应的专业技术人员、设备和设施。

三级医院设置药学部，并可根据实际情况设置二级科室；二级医院设置药剂科；其他医疗机构设置药房。

1．不同级别医疗机构药剂科室设立

二、三级医院必须设立药剂科（部、处），一级医院设立药房，作为医技科室，应有专人负责药剂工作。

2．不同级别中医院药剂科室设立

一级中医医院必须开展中药加工、调剂、煎煮、贮存等业务并建立科室。二级中医医院应设中西药调剂室、中药加工炮制室、中药制剂室、西药制剂室、煎药室、药品质量检验室、情报资料室。有条件可设灭菌制剂室、临床药学、制剂研究（药物研究）等科室。三级中医医院药剂科（部、处）必须设立上述所有科室。中药加工炮制室和煎药室可独立设置或根据需要附于调剂或制剂室管理。综合性一、二、三级医院，中药科室的设置可根据本院中医药或中西医结合业务工作开展的实际情况考虑，原则上可参考同级中医医院，与其相一致。

3．综合性医院药剂科设立

综合性医院药剂科（部），可根据医院规模、专业性质和工作职责范围，设立相应的药事组织机构，我国综合性医院药剂科组织机构见示意图 7-1。

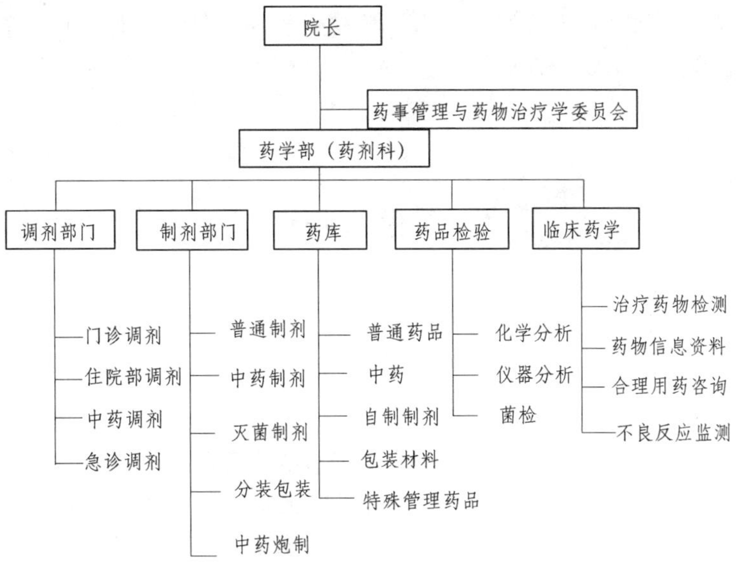

图 7-1　综合性医院药剂科组织机构

（二）医疗机构药学部门人员管理

医疗机构药学专业技术人员应按照有关规定取得相应的药学专业技术职务任职资格。医疗机构应当加强对药学专业技术人员的培养、考核和管理，制订培训计划，组织药学专业技术人员参加规范化培训和继续医学教育，将完成培训及取得继续医学教育学分情况，作为药学专业技术人员考核、晋升专业技术职务任职资格和专业岗位聘任的条件之一。

医疗机构直接接触药品的药学人员，应当每年进行健康检查。患有传染病或者其他可能污染药品的疾病的，不得从事直接接触药品的工作。

1．药学技术人员数量

医疗机构药学专业技术人员不得少于本机构卫生专业技术人员的 8%。设立静脉用药调配中心（室）的，医疗机构应当根据实际需要另行增加药学专业技术人员数量。承担教学和科研任务的三级医院，应当根据其任务和工作量适当增加药学专业技术人员数量。

医疗机构应当根据本机构性质、任务、规模配备适当数量临床药师，三级医院临床药师不少于 5 名，二级医院临床药师不少于 3 名。临床药师应当具有高等学校临床药学专业或者药学专业本科毕业以上学历，并应当经过规范化技能培训。

三级综合医院药学部药学人员中具有高等医药院校临床药学专业或者药学专业全日制本科毕业以上学历的，应当不低于药学专业技术人员总数的 30%；二级综合医院应当不低于 20%。

药学专业技术人员中具有副高级以上药学专业技术职务任职资格的，三级综合医院应当不低于 13%，教学医院应当不低于 15%，二级综合医院应当不低于 6%。

2．药学技术部门负责人要求

二级以上医院药学部门负责人应当具有高等学校药学专业或者临床药学专业本科以上学历，及本专业高级技术职务任职资格；除诊所、卫生所、医务室、卫生保健所、卫生站以外的其他医疗机构药学部门负责人应当具有高等学校药学专业专科以上或者中等学校药学专业学历，及药师以上专业技术职务任职资格。

任务二 医疗机构调剂管理

一、调剂工作概述

（一）调剂的概念

调剂（dispensing）是指配药、配方、发药，又称为调配处方。调剂包括：收方（包括从患者处接收医生的处方，从病房医护人员处接收处方或请领单，从医院信息系统内接收医生开具的处方）；审核处方；调配药剂及取出药品；核对处方与药剂、药品；发给患者（或病房护士）并进行交代和答复询问的全过程。调剂是专业性、技术性、管理性、法律性、事务性、经济性综合一体的活动过程；也是药师、医生、护士、患者（或患者家属）、会计协同活动的过程。

医院药剂科的调剂工作大体可分为门诊调剂（包括急诊调剂）、住院部调剂、中药配方三部分。

（二）调剂的流程和步骤

调剂活动可分为 6 个步骤：① 收方；② 审核处方；③ 调配药品；④ 包装、贴标签；⑤ 复查处方；⑥ 发药。

取得药学专业技术职务任职资格的人员方可从事处方调剂工作。具有药师以上专业技术职务任职资格的人员负责处方审核、评估、核对、发药以及安全用药指导；药士从事处方调配工作。

二、处方管理

为规范处方管理，提高处方质量，促进合理用药，保障医疗安全，原卫生部颁布了《处方管理办法》，自 2007 年 5 月 1 日起施行。

（一）处方的概念

处方是由注册的执业医师和执业助理医师在诊疗活动中为患者开具的、由取得药学专业技术职务任职资格的药学专业技术人员审核、调配、核对，并作为患者用药凭证的医疗文书。处方包括医疗机构病区用药医嘱单。

（二）处方内容

处方由前记、正文和后记三部分组成。

1．前　记

包括医疗机构名称、患者姓名、性别、年龄、门诊或住院病历号、科别或病区和床位号、临床诊断、开具日期等。可添列特殊要求的项目。麻醉药品和第一类精神药品处方还应当包括患者身份证明编号，代办人姓名、身份证明编号。

2．正　文

以 Rp 或 R（拉丁文 Recipe“请取”的缩写）标示，分列药品名称、剂型、规格、数量、用法、用量。

3．后　记

医师签名或者加盖专用签章，药品金额以及审核、调配，核对、发药药师签名或者加盖专用签章。

（三）处方颜色

普通处方印刷用纸为白色。
急诊处方印刷用纸为淡黄色，右上角标注“急诊”。
儿科处方印刷用纸为淡绿色，右上角标注“儿科”。
麻醉药品和第一类精神药品处方印刷用纸为淡红色，右上角标注“麻、精一”。
第二类精神药品处方印刷用纸为白色，右上角标注“精二”。

（四）处方权限

1．经注册的执业医师、助理医师

经注册的执业医师在执业地点取得相应的处方权，经注册的执业助理医师在医疗机构开具的处方，应当经所在执业地点执业医师签名或加盖专用签章后方有效。经注册的执业助理医师在乡、民族乡、镇、村的医疗机构独立从事一般的执业活动，可以在注册的执业地点取得相应的处方权。

2．签名留样

医师应当在注册的医疗机构签名留样或者进行专用签章备案后，方可开具处方。药师在执业的医疗机构取得处方调剂资格。药师签名或者专业签章等式样应当在本机构留样备查。

3．麻醉药品和第一类精神药品的处方

医疗机构应当按照有关规定，对本机构执业医师和药师进行麻醉药品和精神药品使用知识和规范化管理的培训。执业医师经考核合格后取得麻醉药品和第一类精神药品的处方权，药师经考核合格后取得麻醉药品和第一类精神药品调剂资格。

医师取得麻醉药品和第一类精神药品处方权后，方可在本机构开具麻醉药品和第一类精神药品处方，但不得为自己开具该类药品处方。药师取得麻醉药品和第一类精神药品调剂资格后，方可在本机构调剂麻醉药品和第一类精神药品。

4．试用期人员开具处方

试用期人员开具处方，应当经所在医疗机构有处方权的执业医师审核，并签名或加盖专用签章后方有效。

5．进修医师开具处方

进修医师由接收进修的医疗机构对其胜任本专业工作的实际情况进行认定后授予相应的处方权。

（五）处方书写

处方书写应当符合下列规则：

（1）患者一般情况、临床诊断填写清晰、完整，并与病历记载相一致。

（2）每张处方限于一名患者的用药。

（3）字迹清楚，不得涂改；如需修改，应当在修改处签名并注明修改日期。

（4）药品名称应当使用规范的中文名称书写，没有中文名称的可以使用规范的英文名称书写；医疗机构或者医师、药师不得自行编制药品缩写名称或者使用代号；书写药品名称、剂量、规格、用法、用量要准确规范。

药品剂量与数量用阿拉伯数字书写。剂量应当使用法定剂量单位：质量以克（g）、毫克（mg）、微克（μg）、纳克（ng）为单位；容量以升（L）、毫升（mL）为单位；国际单位（IU）、单位（U）；中药饮片以克（g）为单位。片剂、丸剂、胶囊剂、颗粒剂分别以片、丸、粒、袋为单位；溶液剂以支、瓶为单位；软膏及乳膏剂以支、盒为单位；注射剂以支、瓶为单位，应当注明含量；中药饮片以剂为单位。

药品用法可用规范的中文、英文、拉丁文或者缩写体书写，但不得使用“遵医嘱”“自用”等含糊不清字句。

（5）患者年龄应当填写实足年龄，新生儿、婴幼儿写日、月龄，必要时要注明体重。

（6）西药和中成药可以分别开具处方，也可以开具一张处方，中药饮片应当单独开具处方。

（7）开具西药、中成药处方，每一种药品应当另起一行，每张处方不得超过 5 种药品。

（8）中药饮片处方的书写，一般应当按照“君、臣、佐、使”的顺序排列；调剂、煎煮的特殊要求注明在药品右上方，并加括号，如布包、先煎、后下等；对饮片的产地、炮制有特殊要求的，应当在药品名称之前写明。

（9）药品用法、用量应当按照药品说明书规定的常规用法、用量使用，特殊情况需要超剂量使用时，应当注明原因并再次签名。

（10）除特殊情况外，应当注明临床诊断。

（11）开具处方后的空白处划一斜线以示处方完毕。

（12）处方医师的签名式样和专用签章应当与院内药学部门留样备查的式样相一致，不得任意改动，否则应当重新登记留样备案。

（13）医师利用计算机开具、传递普通处方时，应当同时打印出纸质处方，其格式与手写处方一致；打印的纸质处方经签名或者加盖签章后有效。药师核发药品时，应当核对打印的纸质处方，无误后发给药品，并将打印的纸质处方与计算机传递处方同时收存备查。

（六）处方限量

1. 普通处方用量

一般不得超过 7 日用量。

2. 门（急）诊处方用量

急诊处方一般不得超过 3 日用量；对于某些慢性病、老年病或特殊情况，处方用量可适当延长，但医师应当注明理由。

医疗用毒性药品、放射性药品的处方用量应当严格按照国家有关规定执行。

3. 精麻药品处方用量

为门（急）诊患者开具的麻醉药品和第一类精神药品注射剂，每张处方为一次常用量；控缓释制剂，每张处方不得超过 7 日常用量；其他剂型，每张处方不得超过 3 日常用量。哌醋甲酯用于治疗儿童多动症时，每张处方不得超过 15 日常用量。第二类精神药品一般每张处方不得超过 7 日常用量；对于慢性病或某些特殊情况的患者，处方用量可以适当延长，但医师应当注明理由。

为门（急）诊癌症疼痛患者和中、重度慢性疼痛患者开具的麻醉药品、第一类精神药品注射剂，每张处方不得超过 3 日常用量；控缓释制剂，每张处方不得超过 15 日常用量；其他剂型，每张处方不得超过 7 日常用量。

4. 为住院患者开具的麻醉药品和第一类精神药品处方

住院患者开具的麻醉药品和第一类精神药品处方应当逐日开具，每张处方为 1 日常用量。

5. 特别加强管制药品处方

对于需要特别加强管制的麻醉药品，盐酸二氢埃托啡处方为一次常用量，仅限于二级以上医院内使用；盐酸哌替啶处方为一次常用量，仅限于医疗机构内使用。

（七）处方有效期限

处方开具当日有效。特殊情况下需延长有效期的，由开具处方的医师注明有效期限，但有效期最长不得超过 3 天。

（八）处方保管

处方由调剂处方药品的医疗机构妥善保存。普通处方、急诊处方、儿科处方保存期限为 1 年，医疗用毒性药品、第二类精神药品处方保存期限为 2 年，麻醉药品和第一类精神药品处方保存期限为 3 年。处方保存期满后，经医疗机构主要负责人批准、登记备案，方可销毁。

三、调剂工作管理

（一）调剂操作规程

具有药师以上专业技术职务任职资格的人员负责处方审查、核对、评估以及安全用药指导，药士从事处方调配工作。药师应当按照操作规程调剂处方药品：认真审核处方，准确调配药品，正确书写药袋或粘贴标签，注明患者姓名和药品名称、用法、用量，包装；向患者交付药品时，按照药品说明书或者处方用法，进行用药交代与指导，包括每种药品的用法、用量、注意事项等。对麻醉药品和第一类精神药品处方，按年月日逐日编制顺序号。药师在完成处方调配后，应当在处方上签名或者加盖签章。

（二）处方审核

药师应当认真逐项检查处方前记、正文和后记书写是否清晰、完整，并确认处方的合法性。同时应当对处方用药适宜性进行审核，审核内容包括：① 规定必须做皮试的药品，处方医师是否注明过敏试验及结果的判定；② 处方用药与临床诊断的相符性；③ 剂量、用法的正确性；④ 选用剂型与给药途径的合理性；⑤ 是否有重复给药现象；⑥ 是否有潜在临床意义的药物相互作用和配伍禁忌；⑦ 其他用药不适宜情况。

（三）调剂中注意事项

1．凭处方调剂

药学专业技术人员须凭医师处方调剂处方药品，非经医师处方不得调剂。

2．疑似不适宜处方

经处方审核后，药师认为存在用药不适宜时，应当告知处方医师，请其确认或者重新开具处方。

药师发现严重不合理用药或者用药错误，应当拒绝调剂，及时告知处方医师，并应当记录，按照有关规定报告。

药师对于不规范处方或者不能判定其合法性的处方，不得调剂。

3．中药处方调剂注意“十八反”和“十九畏”

凡属“十八反”“十九畏”的药对，若无充分依据和应用经验，一般不应使用。

“十八反歌”：“本草明言十八反，半蒌贝蔹芨攻乌，藻戟遂芫俱战草，诸参辛芍叛藜芦。”

“十九畏”：硫黄畏朴硝，水银畏砒霜，狼毒畏密陀僧，巴豆畏牵牛，丁香畏郁金，川乌、草乌畏犀角，牙硝畏三棱，官桂畏石脂，人参畏五灵脂。

（四）药师的“四查十对”

药师调剂处方时必须做到“四查十对”：即查处方，对科别、姓名、年龄；查药品，对药名、剂型、规格、数量；查配伍禁忌，对药品性状、用法用量；查用药合理性，对临床诊断。

任务三　医疗机构制剂管理

一、医疗机构制剂概述

医疗机构制剂，是指医疗机构根据本单位临床需要经过批准而配制、自用的固定处方制剂。目前，我国医院制剂仅为市场供应不足的补充。医疗机构制剂不同于临时配方，它属于药品生产范畴。当前医院制剂存在小批量、多品种、配制环境及设施设备差、质量检验机构不健全、质检不严格等缺陷，存在诸多质量问题。因此，药品监督管理部门加强了对医院制剂质量的监督管理，并限制配制大输液等生产条件要求高的品种的生产。

国家为了保证医疗机构制剂的安全性和有效性，1984 年卫生部根据药品管理法的规定，对配制医疗机构制剂实行制剂许可证制度，对部分品种规定了审批程序，并组织编写出版了《医院制剂规范》《中国人民解放军药品制剂规范》，建立了对医院制剂的法治化管理制度，取得了一定效果。但因医院的性质和任务与药品生产企业不同，不可能大量投资新建、改建制剂室，以达到生产企业药品 GMP 要求。我国加入世贸组织后，在制药企业全面推进 GMP 制度，药品质量明显提高，品种、规格、数量得到很大丰富。同时，医疗卫生改革对药物治疗、合理用药等各方面提出了更高要求，形势的发展对医院制剂配制质量及其管理提出更严格的要求。随着原国家食品药品监督管理局颁布的《医疗机构制剂质量管理规范》的施行，医疗机构制剂与上市药品之间的质量差别逐渐缩小。

鉴于医疗机构配制制剂具有临床必需、使用量不定、规模小、贮存时间短、周转快等特点，至今尚无法被药厂生产的产品完全取代。几十年来，它在医疗机构解决一些药品市场供应短缺，满足临床需要方面，取得了良好的社会效益和经济效益。

二、医疗机构制剂的法治化管理

（一）医疗机构制剂注册管理

《药品管理法》及其《实施条例》规定：① 医疗机构配制的制剂，应当是本单位临床需要而市场上没有供应的品种；② 医疗机构配制制剂，必须按照国务院药品监督管理部门的规定报送有关资料和样品，经所在地省、自治区、直辖市人民政府药品监督管理部门批准，并发给制剂批准文号后，方可配制。

2005 年 8 月 1 日施行的《医疗机构制剂注册管理办法》对制剂配制范围做了进一步规定。有下列情形之一者，不得作为医疗机构制剂申请注册：① 市场上已有供应的品种；② 含有未经国家食品药品监督管理局批准的活性成分的品种；③ 除变态反应原外的生物制品；④ 中药注射剂；⑤ 中药、化学药组成的复方制剂；⑥ 麻醉药品、精神药品、医疗用毒性药品、放射性药品；⑦ 其他不符合国家有关规定的制剂。

医疗机构制剂的申请人，应当是持有《医疗机构执业许可证》并取得《医疗机构制剂许可证》的医疗机构。未取得《医疗机构制剂许可证》或者《医疗机构制剂许可证》无相应制剂剂型的“医院”类别的医疗机构可以申请医疗机构中药制剂，但是必须同时提出委托配制制剂的申请。接受委托配制的单位应当是取得《医疗机构制剂许可证》的医疗机构或者取得《药品生产质量管理规范》认证证书的药品生产企业。委托配制的制剂剂型应当与受托方持有的《医疗机构制剂许可证》或者《药品生产质量管理规范》认证证书所载明的范围一致。

准予配制的医疗机构制剂应持有《医疗机构制剂注册批件》及制剂批准文号。医疗机构制剂批准文号的格式为：X 药制字 H（Z）+ 4 位年号 + 4 位流水号。其中，X 是省、自治区、直辖市的简称；H 是化学制剂的代号；Z 是中药制剂的代号。医疗机构制剂批准文号的有效期为 3 年。有效期届满需要继续配制的，申请人应当在有效期届满前 3 个月按照原申请配制程序提出再注册申请，报送有关资料。

（二）医疗机构制剂质量管理

医疗机构配制制剂，必须具备能够保证制剂质量的专业人员、场地、设施、设备、管理制度、检验仪器和卫生条件等。

2001 年 3 月 13 日，根据《药品管理法》的规定，参照 GMP 的基本原则，原国家食品药品监督管理部门发布了《医疗机构制剂配制质量管理规范》（试行）（以下简称《规范》）。本《规范》是医疗机构制剂配制和质量管理的基本准则，适用于制剂配制的全过程。《规范》共 11 章、68 条，从机构与人员、房屋与设施、设备、物料、卫生、文件、配制管理、质量管理与自检、使用管理、附则等进行规定，以保障医疗机构制剂质量。

任务四 医疗机构药品供应管理

案例启发

近日，某市药监局第一分局执法人员在某口腔科医院进行日常监督检查中发现：该医院购进的药品和医疗器械均未做采购验收记录；在诊所经营场所内摆放药品和医疗器械的 4 层壁柜上，陈列有"聚羧酸锌水门汀"等四种共 4 瓶已超过有效期的医疗器械。

执法人员还发现，"聚羧酸锌水门汀"等四种共 4 瓶超过有效期的医疗器械均开封使用过，与盐酸甲哌卡因/肾上腺素等有效期内医疗药品夹杂陈列摆放，没有专门标示"过期停用"等说明或置放于不合格区，证明上述"聚羧酸锌水门汀"等四种共 4 瓶超过有效期的医疗器械仍然被诊所使用。

问题：该案件中该医院行为是否合法？医疗机构应怎样进行药品的采购管理？

一、药品采购管理

药品采购管理是指对医疗机构药品的供应渠道、采购程序、采购方式、采购计划和采购文件的管理。药品是特殊商品，只能让药品等病人，而不能让病人等药品。因此，依法、规范、按需、适时地购进质量优良、价格合理的药品，保证药品的供应，是医疗机构药品采购应遵循的基本原则。医疗机构药品的采购类别：一般药品、特殊管理药品、中药材（饮片）、自配制剂的原料、科研用药品等。

（一）药品采购计划的管理

定期、及时的制定好药品采购计划是做好药品供应工作的基础，是药品采购必需的文件依据。药品采购计划可分为定期性采购计划和临时性采购计划。定期性采购计划又分为年度计划、季度计划、月计划；临时性采购计划又可分为一般临时性采购计划和紧急临时性采购计划。

1．药品采购计划的制定应遵照的原则和要求

（1）量入为出、精打细算：以《国家基本药物目录》《国家基本医疗保险药品目录》为基础；正常情况下药品的库存量为 1 ~ 3 个月，特殊情况可适当增减。

（2）统筹兼顾、保证重点：充分考虑各类药品在计划中的比例，按照基本药物优先的原则，保证常用药物和急救药品的供应，限制贵重药品的供应，合理安排新药的供应。

（3）分期编制、未雨绸缪：① 采取分批、分阶段的采购策略，根据季节变化调整药品计划；② 充分考虑应对突发事件和临床特殊需要的因素，做到“未雨绸缪”；③ 注意收集与分析药品市场的各种信息，充分利用信息资源做好药品计划制定工作。

2．药品采购计划的审批

药品采购计划的审批应结合医疗机构自身的管理模式，根据计划类型、采购金额以及品种管理要求等因素综合考虑决定。药品采购计划分类见表 7-1。

表 7-1　药品采购计划分类表

年度计划	年度计划一般为上年度 12 月中旬编制，经药事管理与药物治疗学委员会审核，经主管院长批准执行
季度计划	季度计划是年度计划的具体执行程序，由药库管理人员编制后，经药学部门负责人批准
月计划	月计划是季度计划的补充，由药学部门负责人批准执行
临时性采购计划	临时性采购计划可分为一般临时性采购计划和紧急临时性采购计划。一般临时性采购计划由药学部门负责人批准执行；紧急临时性采购计划，采购小组应及时、果断地组织采购，同时，向药学部门直至主管院长报告，并补办规定的程序性文件与手续

（二）药品采购渠道管理

医疗机构购进药品时，应当按照《药品经营质量管理规范》有关规定，索取、查验、保存供货企业有关证件、资料、票据。

1．对供货企业有关证件、资料的查验

（1）查验供货企业的合法性：供货企业应当提供加盖本企业原印章的《药品生产许可证》或《药品经营许可证》和营业执照的复印件。

（2）查验供货品种的合法性：供货企业应当提供加盖本企业原印章的所销售药品的批准证明文件复印件。

（3）进口药品合法性的查验：医疗机构在采购进口药品时，供货企业应按照国家有关规定提供加盖本企业原印章的《进口药品注册证》和《进口药品检验报告书》等相关证明文件复印件。

（4）销售人员资质的查验：对药品生产企业、药品批发企业派出销售人员销售药品的，还应当提供加盖本企业原印章的授权书复印件。授权书原件应当载明授权销售的品种、地域、期限，注明销售人员的身份证号码，并加盖本企业原印章和企业法定代表人印章（或者签名）。销售人员应当出示授权书原件及本人身份证原件，供药品采购方核实。

2．索取供货企业的票据

从药品生产企业、药品批发企业采购药品时，供货企业开具的票据应标明供货单位名称、药品名称、生产厂商、批号、数量、价格等内容的销售凭证。

3．供货企业留存资料和销售凭证的保存时间

按规定对留存的药品生产、经营企业的资料和销售凭证，应当保存至超过药品有效期 1 年，但不得少于 3 年。

（三）药品采购方式管理

国家推行药品集中采购制度。《国家组织药品集中采购和使用试点方案》（国办发〔2019〕2 号）指出，药品集中采购根据每种药品入围的生产企业数量分别采取相应的方式：入围生产企业在 3 家及以上的，采取招标采购的方式；入围生产企业为 2 家的，采取议价采购的方式；入围生产企业只有 1 家的，采取谈判采购的方式。目前通常采用集中招标采购和集中议价采购两种方式采购药品。

1．药品集中招标采购

集中招标采购是指数家医疗机构联合组织的药品招标采购和共同委托招标代理机构组织的药品招标采购。为了规范这项工作，国家制定了《医疗机构药品集中招标采购试点工作若干规定》和《医疗机构药品集中招标采购管理工作规范（试行）》。

（1）原则：坚持质量优先、价格合理、遵循公开、公平、公正和诚实信用原则。

（2）采购方式与适用范围。① 集中公开招标：招标人以招标公告的方式邀请不特定的药品供应商投标的采购方式。主要适用范围是城镇职工基本医疗保险药品目录中的药品、医疗机构临床使用量比较大的药品，原则上实行集中招标采购。② 集中邀请招标：招标人以邀请书的方式邀请三个以上特定的药品供应商投标的采购方式。它只适用于采购标的（品种、批量或金额等）较少、潜在投标人较少或需要在短时间内完成的采购任务。

（3）采购程序：① 各医疗机构制定、提交拟集中招标的药品品种规格和数量。② 认真汇总各医疗机构药品采购计划。③ 依法组织专家委员会审核各医疗机构提出的采购品种、规格，确认集中采购的药品品种、规格、数量，并反馈给医疗机构。④ 确定采购方式，编制和发送招标采购工作文件。⑤ 审核药品供应企业（投标人）的合法性及其信誉和能力，确认供应企业（投标人）资格。⑥ 审核投标药品的批准文件和近期质检合格证明文件。⑦ 组织开标、评价或谈判，确定中标企业和药品品种品牌、规格、数量、价格、供应（配送）方式以及其他约定。⑧ 决标或洽谈商定后，组织医疗机构直接与中标企业按招标（洽谈）结果签订购销合同。购销合同应符合国家有关法规规定，明确购销双方的权利和义务。⑨ 监督中标企业（或经购销双方同意由中标企业依法委托的代理机构）和有关医疗机构依据招标文件规定和双方购销合同做好药品配送工作。

2．药品集中议价采购

药品集中议价采购方式有四种：即询价采购、竞争性谈判采购、单一来源采购和备案采购。目前，我国主要应用竞争性谈判采购，即指医疗机构以议价采购公告方式邀请不特定的药品供应商做出报价，并进行公开的价格谈判，通过比较评价来确定成交品种的一种采购方式。

（四）药品的验收入库

医疗机构购进药品，必须建立并执行进货检查验收制度，并建有真实完整的药品购进记录。药品购进记录必须注明药品的通用名称、生产厂商（中药材标明产地）、剂型、规格、批号、生产日期、有效期、批准文号、供货单位、数量、价格、购进日期。购进药品的检查验收，应由药库管理人员、采购人员共同进行，验收合格应及时填写验收入库记录，采购、保管人员双签字后，方可入库。药品购进记录必须保存至超过药品有效期 1 年，但不得少于 3 年。

二、药品储存管理

由于不同的药品有其不同的理化性质，在储存过程中，受内在因素和外在因素的影响，可能会发生质量变化。因此，创造适宜的储存条件，采取有效措施，做好药品的储存与养护工作，是医疗机构药品管理的最基本的任务，是医疗机构保证药品质量的重要环节。

（一）药品储存

分类储存管理药品主要是按药品的自然属性分类储存。

1．药品与非药品存放管理

（1）中药材、中药饮片、化学药品、中成药应分别储存、分类存放。并做到“十分开”。

知识链接

药品储存“十分开原则”：① 处方药与非处方药分开存放；② 内用药品与外用药品分开存放；③ 性能相互影响、容易串味的品种与其他的药品分开存放；④ 新药、贵重药品与其他药品分开存放；⑤ 基本医疗保险药品目录的药品与其他药品分开存放；⑥ 配制的制剂与外购药品分开存放；⑦ 养护条件差异较大（如温度、湿度等）的品种分开存放；⑧ 用途不同的药品分开存放；⑨ 按剂型、品种、规格、批号等不同情况分开存放；⑩ 合格药品与退货药品、超过有效期药品、变质药品等不合格药品分开存放。

（2）特殊管理药品专库或专柜存放，包括麻醉药品、一类精神药品、毒性药品、放射性药品。

（3）易燃、易爆、强腐蚀性等危险性药品应专库存放。

2．色标管理

色标管理指用不同颜色的设施来分隔不同性质的库区或货位的管理方式。一般情况下，合格库区、发货库区、零货称取库区为绿色；待验库区、退货库区为黄色；不合格库区为红色。

3．堆放管理

药品在库区的堆放要求一般有以下几点：① 按批号集中堆放。② 按效期远近堆放。③ 按外包装图示指引或文字的要求堆放。④ 保持合适的堆垛间隔距离，药品的每一堆垛与地面、墙面、顶面及堆垛之间应保持合适的距离。通常的情况下，与墙面、顶面的距离应大于 30 cm，与地面的距离应大于 10 cm，与库房内固定的养护设施及其他装置的距离应大于 30 cm，堆垛之间的距离应有利于药品搬运（拿取）、识别及安全。

（二）药品养护管理

药品养护管理是指对储存的药品提供必要的合适条件，并在储存期内进行质量检查，以保持药品在储存期内的质量要求。

1．养护管理的硬件要求

（1）按规定提供合适的温、湿度条件：医疗机构应设立与贮藏要求相适应的冷库，温度控制在 2～10 °C；阴凉库，温度 < 20 °C；常温库温度为 10～30 °C。各库的相对湿度应保持在 45%～75% 之间。

（2）配置避光设施：可设计成不采自然光的库房或为库房的门、窗悬挂深色布帘等避光措施，以便存放易受光线影响而引起质量下降的药品。

（3）配置防虫、防鼠、防霉、防火、防爆及通风设施库房应保持其结构与外环境的严密性，通风口处应装有严密的金属滤网。

2．养护管理的软件要求

（1）制定岗位工作制度。包括在库药品养护管理制度，养护设备、装置维护保养制度和库房（区）清洁卫生制度。

（2）制定监督检查制度：规定人员，规定时间，对在库药品的存放位置与状态、包装标识与状态等内容进行检查；对养护设备、装置的运行状态进行检查，排除故障，消除隐患，保持完好性。

（3）建立检查及异常处理记录：① 对在库药品进行质量检查记录；② 建立养护设备、装置的运行检查与维护保养记录；③ 建立药品库房的温度、湿度记录。

（三）药品有效期管理

药品有效期是指药品在规定的贮藏条件下能够符合国家药品标准，保持质量不变而有效的期限。《药品管理法》规定，超过有效期的药品按劣药论处。因此，医疗机构应对在库药品关于有效期的时间进行控制管理。应建立有效期药品的管理制度，做到照章管理，确保质量。

（1）设定控制管理时间：① 半年预警报告，即在库药品有效期剩余有六个月时应清点上报；② 逐月定期报告，即对于已经明确预警时间的有效期药品应逐月报告。

（2）管理工作原则：① 购进药品验收入库时应做好药品有效期登记工作，以便查阅核对；② 有效期药品出库时应按批号发货，近期先出；③ 过期药品不得出库与发放，必须按制度及程序处理，直至销毁。

知识链接

世界各国药品有效期的标注

（1）因国别不同，对年、月、日的排列顺序不同。欧洲国家产品大部分是按日、月、年的顺序排列，如 10/9/2006 或 10th Sept. 2006，即 2006 年 9 月 10 日；美国产品大多是按月、日、年的顺序排列，如上例则表示为 9/10/2006，或 Sept. 10th 2006；日本产品按年-月-日排列，如上例表示为 2006-9-10。

（2）国外生产的药品有失效期、有效期两种表示方法。常见的用词有：Expiry date（失效期）、Exp. Date（失效期）、Date of Expiration（失效期）、Expiring（失效期）、Use before（失效期）、Validity（有效期）、Duration（有效期）等。

三、药品经济管理

药品经济管理是按照经济规律的客观要求，运用经济手段，对医院药品的供应、库存、销售等基本过程进行全面的有效的监督和控制的核算方法。加强医疗机构药品经济管理工作，对于保证医疗需要、合理指导药品储存、减少资金占用、防止药品积压、降低药品损耗、加速药品周转、不断提高资金利用率有十分重要的意义。

（一）药品经济管理制度

医院对药品材料，实行“金额管理，重点统计，实耗实销”的管理办法。即医院对药品的经济管理不是数量管理，而是以金额管理为主、重点统计消耗数量为辅的实耗实销的管理办法。

（二）药品分级管理办法

根据药品的性质、需求数量和库存价值，将医疗机构的药品分成三级，采取不同的管理措施实行区别管理（见表 7-2）。

表 7-2　药品的三级管理

一级管理	麻醉药品，一类精神药品，毒性药品的原料药
二级管理	二类精神药品，贵重药品，自费药品
三级管理	普通药品。管理办法：金额管理，季度盘点，以存定销

（三）药品经济管理的质量指标

加强对药品金额管理的考核和控制是十分必要的，其评价指标有以下几方面。

1．药品加成率

国家目前规定的药品加成率是：西药、中成药不超过 15%；中药饮片不超过 25%。现部分公立医院改革中已取消药品加成。

2．账物相符率

对于贵重药品、特殊管理药品及其他规定逐日统计的药品，应达 100%；库存药品亦应账物相符，损耗率不得超过 0.5%。

3．药品盘点误差率

西药、中成药不超过 0.3%；中药饮片不超过 0.5%。

任务五　医疗机构临床药学管理

案例启发

据世界卫生组织调查指出，全球的死亡病人中有相当一部分是死于不合理用药，而不是疾病本身。我国医院的不合理用药情况也相当严重，不合理用药者占用药者的 12%~32%。据估计，我国每年药物不良反应致死人数达数十万人。我国有残疾人 6 000 万左右，其中，听力残疾者占三分之一，听力残疾者中很大部分为链霉素、卡那霉素、庆大霉素等中毒所致。

问题：不合理用药的表现、因素、后果有哪些？怎样进一步改变不合理用药？

一、临床药学的概念

（一）临床药学的定义

临床药学（clinical pharmacy）是一门以患者为对象，以生物药剂学和药物动力学为理论基础，研究药物与机体相互作用的反应，实现安全、有效、合理地使用药品，提高医疗质量，促进患者健康的科学。

（二）临床药学的主要内容及任务

1．临床药学的主要内容

临床药学的主要内容包括以下几方面。

（1）药学情报资料的收集和咨询服务：建立药学情报资料室，配备有关专业书籍、期刊及药品说明书，收集药品供应、使用、评价以及新药的研究、开发等方面的信息。

（2）以各种形式定期向医务人员介绍新药、老药新用及药物不良反应等。
（3）指导患者正确用药，做好用药咨询服务。

2. 临床药学的主要任务

（1）医药结合：参与临床治疗实践，深入病房，随同医师一起查房，掌握患者的病情，参与用药治疗，协助医师制定给药方案，为合理用药当好参谋。另外参加危重、急诊、中毒患者的抢救和疑难患者的会诊、药物治疗处理。

（2）参与新药评价及上市后药物不良反应的监测工作：新药的安全性和有效性要通过临床研究才能确定，即使对于已经上市的药品，随着临床使用实践的增加，也可能会产生不良反应。国家实行药物不良反应报告制度，临床药师应协助医师做好这项工作，为安全用药提供保证。

（3）进行药物配合和相互作用的研究：临床联合用药日趋复杂，产生的药物配伍变化中有体外的物理、化学方面的变化，如临床普遍遇到的静脉输液添加药物的混合问题，就是个复杂的药学问题。

（4）建立药历，进行处方、药历分析：了解本院用药情况，药历是患者用药史的记录，与病历有密切的关系和同等重要性。通过药历、处方分析，不但使临床药师熟悉药物的临床应用，了解影响药物治疗的相关因素以及所用药物之间的相互作用，将这些回顾性分析，将结果反馈给临床，指导临床合理用药。此外，可以发现一些不合理用药处方，使临床用药引以为戒。

二、医疗机构临床合理用药

合理用药是人类社会对药物治疗的理想与追求。临床合理用药涉及医疗卫生大环境的综合治理，依赖于国家相关方针政策的制定和调整，受到与用药有关各方面人员的道德情操、行为动机、心理因素等影响。临床合理用药已经成为临床药学研究讨论的重要课题。

（一）合理用药的概念

合理用药是指以当代的、系统的医学与药物知识和理论为指导，在了解疾病和药物的基础上，安全、有效、经济地使用药品。其中，安全、有效、经济三大要素是合理用药的最终目的。安全性是前提，涵盖了让用药者承受最小的治疗风险而获得最大的治疗效果；有效性是目标，蕴藏着以适当的药品，以适当的剂量，在适当的时间，经适当的途径，给适当的患者，使用适当疗程最终达到预期的治疗、诊断或预防的作用；经济性是要求，即以尽可能少的药费支出取得尽可能大的治疗收益。

（二）临床不合理用药的现状及其分析

1. 不合理用药的表现

（1）适应证选择不当：多数情况属于选用药物不当，也有的是用药差错造成的。此外还有无用药适应证而保险或安慰用药，或者有用药适应证而得不到药物治疗等。

（2）选择无确切疗效或毒副作用较大的药物：受经济利益驱动，给患者使用疗效不确切的药物；使用毒副作用较大的药物，无必要地让患者承受较大的治疗风险，容易发生本可以避免的药物不良反应或药源性疾病。

（3）用药不足或用药过度：用药不足如剂量偏低，达不到有效治疗剂量，或疗程太短，不足以彻底治愈疾病，导致疾病反复发作，耗费更多的医疗资源。用药过度分为四种情况：一是给药剂量过大；二是疗程过长；三是无病用药；四是轻症用重药等。

（4）给药方案不合理：未在适当的时间、间隔，经适当的途径给药。

（5）联合用药不合理：联合用药又称合并用药，指在一个患者身上同时或相继使用两种或两种以上的药物，治疗一种或多种同时存在的疾病。联合用药不适当包括：无必要地联合使用多种药物；不适当地联合用药，导致不良的药物相互作用。

（6）重复用药：同一种药物重复使用，如不同商品名或不同剂型的同一种药物合用；同一类药物重复使用；药理作用相同的药物重复使用等。

2．不合理用药的原因

（1）人类对药物认识的局限因素：虽然人类已经初步掌握了大多数药物的基本药理作用和应用特点，但是人类对药物作用的认识是相对的，事实上是处于永久的探究状态，尤其在药物相互作用、时辰药理学、遗传药理学和药物基因组学以及疾病对药物的影响等领域，对药物作用规律的认识还处于初级阶段，而这些又是与合理用药密切相关的问题。认识的局限性必然导致用药的盲目性。

（2）医务人员因素：医务人员因素包括医师、药师、护士等专业技术人员对药物不熟悉，对药物治疗学知识不足，专业信息更新不及时，固有用药习惯的限制，缺乏安全用药交代与指导，以及服务意识淡薄、责任心不强、医德医风不正等都可能造成不合理用药。

（3）患者自身因素：患者自身的知识结构、文化素质和所处的生活环境等，在一定程度上影响患者对药物的选择和用药依从性。患者自身常见的不合理用药行为有：自我诊断疾病，非针对性选购药品、盲目听信广告宣传用药、随意滥用抗菌药物、对输液过度依赖、不合理使用药物剂型、反复对比不同医院或医师用药方案、不及时用药、不执行医嘱、自行减药减量等。

（4）政策缺陷因素：由于国家药物政策的制定分布在政府多个部门，各部门从各自职能出发制定的法规和指南就可能出现不协调现象。

（5）社会因素：社会因素造成不合理用药的情况比较复杂，涉及心理学、行为科学、社会伦理学等诸多方面，主要表现在：① 医疗机构对用药缺乏有效的管理；② 药品生产和经营企业的不正当竞争手段；③ 社会零售药店销售处方药失控；④ 饲料生产和畜牧水产养殖部门不当使用抗菌药物等现象。

3．不合理用药的后果

（1）浪费医药资源：不合理用药会造成医药资源的浪费，这可以是直接的，如重复给药、无病用药、无必要的合并用药等；也可以是间接的，如处置药物不良反应、药源性疾病等会增加医药资源的消耗，且常会被医务人员和患者忽视。

（2）延误疾病的治疗：许多不合理用药都不利于疾病的治疗，如用药错误或给药不足，会延误疾病治疗或导致疾病治疗不彻底，不能痊愈，容易复发，从而增加患者的痛苦和医师治疗的难度；而不适当的合并用药，则又会干扰药物的吸收和排泄，降低治疗效果等。

（3）引发药物不良反应及药源性疾病：发生药物不良反应的因素很多。有药物的因素，如品种混淆；有患者的因素，如过敏性体质、个体差异、特殊人群；选用药物不准确、用药时间过长、剂量过大、用法不适当，均会引起不良反应，甚至药源性疾病。

（4）造成医疗事故和医疗纠纷：不合理用药常常会造成医疗事故，或称为药疗事故。

（三）临床合理用药的管理

对于合理用药，国家相继颁布了《医疗机构药事管理暂行规定》《处方管理办法》（试行）和《抗菌药物临床应用指导原则》等，对促进我国药物合理应用具有十分重要的意义。《处方药与非处方药分类管理办法》（试行）和《关于做好处方药与非处方药分类管理实施工作的通知》，对药品分类管理提出了具体要求，为进一步规范非处方药管理，促进药品的合理使用提供了保障。

知识链接

抗菌药物合理应用分级管理标准

（1）“非限制使用”抗菌药物（即首选药物、一线用药）：疗效好，副作用小，细菌耐药性小，价格低廉，临床各级医师可根据需要选用。

（2）“限制使用”抗菌药物（即次选药物、二线用药）：疗效好但价格昂贵或毒副作用和细菌耐药性都具有一定局限性，使用需说明理由，并经主治及以上医师同意并签字方可使用。

（3）“特殊使用”抗菌药物（即三线用药）：疗效好，价格昂贵，针对特殊耐药菌，或新上市抗菌药其疗效或安全性等临床资料尚少，或临床需要倍加保护以免细菌过快产生耐药性，使用应有严格的指征或确凿依据，需经有关专家会诊或本科主任同意，其处方须由副主任、主任医师签名方可使用。

（4）“抗菌药物分级管理目录”由医院药事管理委员会根据指导原则和卫办医发〔2009〕38号的规定制定，该目录涵盖全部抗菌药物，新药引进时应同时明确其分级管理级别。

（5）医院药事管理委员会要有计划地对同类或同代抗菌药物轮流使用，具体由药剂科组织实施。

（四）临床合理用药的措施

（1）通过药物利用研究，不断开发临床合理用药的实用性方法，逐步制定适合我国国情的合理用药指标体系，按照循证医学的原则和思路，促进临床合理用药。

（2）充分发挥药事管理的职能，领导开展合理用药工作；积极开展临床用药研究、医院处方集制定、药物治疗学培训、医院药品费用控制等工作；建立健全医院各临床科室与有关合理用药小组的合作和信息交流平台，使全体医务工作者都明确合理用药的目的和意义，不断促进合理用药。

（3）推行国家基本医疗保险药品目录，合理配置药品资源，保证满足人民用药的基本要求，推行使用国际非专利药名，药品名称以《中华人民共和国药典》收载或药典委员会公布的《中国药品通用名称》或经国家批准的专利药品名为准。

（4）积极构建和应用临床合理用药计算机网络系统，利用数字化手段开展临床药学工作，为医院实施合理用药奠定基础。

（5）大力加强合理用药的教育与培训，合理用药的关键在于提高医师合理用药意识和药物治疗学术水平，养成良好的处方行为，对在职医师、护士、药师以及其他人员进行有关合理用药知识培训，加强医师对药物知识的全面了解，促进医护人员的药物知识更新。同时，大力推行面向大众的合理用药教育计划，不断提高全民的自我保健和合理用药意识。

实训 8 查阅资料，编写医院处方管理制度

实训目的

通过查阅相关资料，编写一则医院处方管理制度。

实训环境

图书馆、互联网、医疗机构。

实训内容

（1）通过检索有关网站，查阅国家相关法律法规、药物手册，参观医疗机构等，收集资料，编写一份医院处方管理制度；

（2）处方管理制度应内容完整、用词精炼，符合国家相关规定；

（3）要求一周内完成提交；

（4）独立完成。

实训评价

根据处方管理制度的编写质量进行成绩评定。

项目七 目标检测

一、选择题

1. 单项选择题

（1）直接收购地产中药材的，验收人员应当具有（　　）。

A. 中药学中级以上专业技术职称　　B. 中药专业专科以上学历

C. 中药专业中专以上学历　　D. 高中以上学历

（2）药品到货时，收货人员应当核实运输方式是否符合要求，并对照随货同行单（票）和（　　）核对药品，做到票、账、货相符。

A. 购销合同　　B. 采购记录　　C. 质量保证协议　　D. 增值税专用发票

（3）随货同行单（票）应当包括供货单位、生产厂商、药品的通用名称、剂型、规格、批号、数量、收货单位、收货地址、发货日期等内容，并加盖供货单位（　　）原印章。

A. 业务专用章　　B. 财务专用章　　C. 发票专用章　　D. 药品出库专用章

（4）哪个部门负责对购货单位采购人员的合法资格进行审核？（　　）

A. 综合办公室　　B. 质量管理部门　　C. 业务部门　　D. 储运部门

（5）医院对麻醉药品、毒性药品的原料实行（　　）。

A. 一级管理　　B. 二级管理　　C. 三级管理　　D. 收支两线条管理

2. 不定项选择题

（1）医疗机构的主要任务包括（　　）。

A. 医疗服务　　B. 培养医务人员　　C. 开展科学研究　　D. 预防保健服务

（2）医疗机构药事管理的主要内容有（　　）。

A. 组织管理　　B. 人事管理　　C. 药物信息管理　　D. 药品生产管理

（3）医疗机构药师的工作职责主要包括（　　）。

A. 药品采购供应　　B. 参与临床药物治疗

C. 开展药品质量监测　　D. 掌握用药信息

（4）医疗机构制剂可分为（　　）。

A. 片剂　　B. 普通制剂　　C. 标准制剂　　D. 灭菌制剂

（5）不合理用药的后果包括（　　）。

A. 浪费医疗资源　　B. 延误疾病的治疗

C. 降低患者依从性　　D. 造成医疗事故

二、简答题

（1）处方审核流程是什么？

（2）合理用药的基本原则是什么？

三、问答题

导致不合理用药的原因有哪些？

项目八 中药管理

【学习目标】

知识目标

（1）掌握国家重点保护的野生药材物种的分级及药材名称、中药品种保护的范围、等级划分。

（2）熟悉国家重点保护的野生药材的采猎与出口管理的相关规定；药品管理法及实施条例中对中药材、中药饮片的规定。

（3）了解 GAP 规范的内容及实施情况。

技能目标

能够区别国家重点保护的野生药材的级别；能依法合规生产、经营、使用中药饮片；能通过查阅法律文件，借助法律规范正确进行 GAP 认证申请、中药保护品种申请。

中药是指在中医理论指导下，用于预防、治疗、诊断疾病并具有康复与保健作用的物质。中药主要来源于天然药及其加工品，包括植物药、动物药、矿物药及部分化学、生物制品类药物。中药包括中药材、中药饮片、中成药。

中药材是指药用植物、动物、矿物的药用部分采收后经产地初加工形成的原料药材。大部分中药材都是来源于植物。中药饮片是指在中医理论指导下，按照国家药品标准及炮制规范将中药材加工炮制后直接用于中医临床的制成品，简称“饮片”。中医临床用以治病的药物是中药饮片和中成药，而中成药的原料亦是中药饮片，并非中药材。中成药，即中药成药，指根据疗效确切，应用广泛的处方、验方或秘方，具备一定质量规格，批量生产供应的药物。在“成药”生产中，为有别于西药，故称之为“中成药”。中成药的剂型有膏、丹、丸、散、片剂、胶囊、颗粒剂、滴丸剂等。

民族药是指我国某些地区少数民族经长期医疗实践的积累并用少数民族文字记载的药品，如藏药、蒙药、苗药等，在使用上有一定的地域性。

中药管理是我国药事管理的重要内容，其核心就是保证中药安全、有效、经济、合理。中药作为我国传统中医药体系的重要组成部分，有其独特的理论和实践基础，这决定了中药管理在内容、方法等方面与现代药应有所不同，同时也要求对中药材种质资源、野生药材资源、中药饮片的炮制、中药材和中药饮片的经营、中药品种保护等各个环节进行研究和规范。20 世纪 90 年代以来，我国政府加大对中药管理的力度，制定了多项法律法规，对中药从种植、研制到生产、经营、使用过程进行了科学化、标准化、现代化的管理。

任务一　野生药材资源保护管理

案例启发

案例 1 非法出售濒危野生动物制品被批捕

乌鲁木齐新市区人民法院审理了一起多次通过非法出售珍稀濒危野生动物制品获取钱财的刑事案件。该案被告人时某某因触犯非法收购、运输、出售国家珍稀濒危野生动物制品罪，被判处有期徒刑一年，缓刑一年，并处罚金一万元。

2006 年至 2014 年 6 月期间，被告人时某某多次收购国家珍稀濒危二级保护野生动物盘羊和国家珍稀濒危一级保护野生动物藏羚，并通过运输后予以出售。

乌鲁木齐新市区人民法院审理后认为，被告人时某某违反野生动物保护法规，非法收购、运输、出售国家珍稀濒危野生动物制品，涉案价值 72 024 元，其行为已触犯《中华人民共和国刑法》的相关规定，犯罪事实清楚，证据确实、充分，应当以非法收购、运输、出售国家珍稀濒危野生动物制品罪追究被告人时某某的刑事责任。依照刑法规定，应处五年以下有期徒刑或者拘役，并处罚金。公诉机关指控的犯罪事实存在，罪名成立，本院予以支持。被告人时某某归案后如实供述自己的罪行，系坦白，依照我国刑法规定，可以从轻处罚。依照相关法律，遂作出上述判决。

案例 2 锡林浩特：非法采挖防风严重

锡林浩特市公安局抓获一非法采挖野生药材团伙，查获中药材防风近 4 吨。2018 年 8 月初，锡林浩特市公安局食药环侦大队民警在工作中获得线索，在锡林浩特市大自然保护区内有人盗挖野生药用植物。民警立即开展侦查，经过一个多月的蹲守摸排，初步掌握了这一团伙的作案规律，非法盗采人员昼伏夜出，携带采挖工具，晚上由专人组织乘车到大自然保护区内进行盗采，凌晨返回。9 月 4 日凌晨 4 时许，锡林浩特市公安局食药环侦民警在特警大队、宝力根派出所民警的配合下，在锡林浩特市三队一大院内将涉嫌采盗挖、收购野生药用植物的违法人员 25 人当场抓获，查获非法盗采中药材防风近 2.5 吨，民警顺藤摸瓜又查获另外一非法收购窝点，发现非法盗采中药材防风近 1.5 吨。在草原上采挖野生药材的铲子约有 20 cm 长，一铲下去形成一个半圆型的深坑，盗采者因怕被公安机关抓获，往往都是挖完草药后从来不把刨起来的土堆填回去，导致草无法再顺利生长，严重破坏了草原与牲畜的自然平衡，这不仅严重加剧了草场的沙漠化，更是给当地生态环境和牧民群众造成了严重后果。

问题：个人是否可以购进或销售濒危野生动物制品？村民随意采集野生药材的行为是否违法？野生药材资源保护的管理规定有哪些？如何处罚？

一、野生药材物种的分级与名称

（一）三级管理

国家重点保护的野生药材物种分以下为三级。

一级：濒临灭绝状态的稀有珍贵野生药材物种。

二级：分布区域缩小、资源处于衰竭状态的重要野生药材物种。

三级：资源严重减少的主要常用野生药材物种。

（二）国家重点保护的野生药材名录

《国家重点保护野生药材物种名录》共收载野生药材物种 76 种，中药材 43 种。其中一级保护野生药材物种 4 种，中药材 4 种；二级保护野生药材物种 27 种，中药材 17 种；三级保护野生药材物种 45 种，中药材 22 种，具体如下：

一级保护野生药材名称：虎骨、豹骨、羚羊角、鹿茸（梅花鹿）。

二级保护野生药材名称：鹿茸（马鹿）、麝香（3 个品种）、熊胆（2 个品种）、穿山甲、蟾酥（2 个品种）、哈蟆油、金钱白花蛇、乌梢蛇、蕲蛇、蛤蚧、甘草（3 个品种）、黄连（3 个品种）、人参、杜仲、厚朴（2 个品种）、黄柏（2 个品种）、血竭。

三级保护野生药材名称：川贝母（4 个品种）、伊贝母（2 个品种）、刺五加、黄芩、天冬、猪苓、龙胆（4 个品种）、防风、远志（2 个品种）、胡黄连、肉苁蓉、秦艽（4 个品种）、细辛（3 个品种）、紫草、五味子（2 个品种）、蔓荆子（2 个品种）、诃子（2 个品种）、山茱萸、石斛（5 个品种）、阿魏（2 个品种）、连翘（2 个品种）、羌活（2 个品种）。

二、野生药材资源保护管理规定

（一）对一级保护野生药材物种的管理

禁止采猎一级保护野生药材物种。一级保护野生药材物种属于自然淘汰的，其药用部分由各级药材公司负责经营管理，但不得出口。

（二）对二、三级保护野生药材物种的管理

采猎、收购二、三级保护野生药材物种的，必须按照批准的计划执行。采猎二、三级保护野生药材物种的，不得在禁止采猎区、禁止采猎期进行采猎，不得使用禁用工具进行采猎。采猎二、三级保护野生药材物种的，必须持有采药证。

取得采药证后，需要进行采伐或狩猎的，必须分别向有关部门申请采伐证或狩猎证。三级保护野生药材物种属于国家计划管理的品种，由中国药材公司统一经营管理；其余品种由产地县药材公司或其委托单位按照计划收购。二、三级保护野生药材物种的药用部分，除国家另有规定外，实行限量出口。

（三）法律责任

1. 对擅自进入野生药材资源保护区者的处罚

进入野生药材资源保护区从事科研、教学、旅游等活动者，必须经该保护区管理部门批

准。进入设在国家或地方自然保护区范围内野生药材资源保护区的，还须征得该自然保护区主管部门的同意。对于违反规定者，当地县以上医药管理部门和自然保护区主管部门有权制止；造成损失的，必须承担赔偿责任。

2．对擅自采收野生药材物种者的处罚

违反采猎、收购野生药材物种规定的单位或个人，由当地县以上医药管理部门会同同级有关部门没收其非法采猎的野生药材及使用工具，并处以罚款。

3．对擅自经营野生药材物种者的处罚

对违反收购、经营、出口管理规定者，工商行政管理部门或有关部门没收其野生药材和全部违法所得，并处以罚款。

4．对破坏野生药材资源情节严重者的处罚

情节严重构成犯罪者，由司法机关依法追究其刑事责任。

5. 对保护野生药材资源管理部门工作人员的处罚

保护野生药材资源管理部门工作人员徇私舞弊的，由所在单位或上级管理部门给予行政处分；造成野生药材资源损失的，须承担赔偿责任。

三、中药材保护的其他管理规定

（一）实行国家管理的品种

第一类：野生、名贵品种。如麝香、杜仲、厚朴、甘草。

第二类：产地集中，调剂面大的品种。如黄连、当归、川芎、生地、白术、白芍、茯苓、麦冬、黄芪、贝母、金银花、牛膝、延胡索、桔梗、菊花、连翘、山茱萸、三七、人参、牛黄。

（二）市场上严禁非法倒卖的走私活动的中药材品种（34 种）

麝香、牛黄、人参、三七、黄连、贝母、鹿茸、冬虫夏草、天麻、珍珠、虎骨、熊胆、枸杞、杜仲、厚朴、全蝎、肉桂、沉香、山茱萸、蟾酥、金银花、巴戟天、阿胶、犀角、广角、羚羊角、乳香、没药、血竭、砂仁、檀香、公丁香、豹骨、西红花等。

（三）中药材进出口管理

1．中药材进口管理

《进口药材管理办法》于 2020 年 1 月 1 日起正式施行。其中规定，进口药材要进行申请和审批程序。药材进口单位，应当是中国境内的中成药上市许可持有人、中药生产企业，以及具有中药材或者中药饮片经营范围的药品经营企业。国家药品监督管理局委托省、自治区、直辖市药品监督管理部门实施首次进口药材审批，并对委托实施首次进口药材审批的行为进行监督指导。省级药品监督管理部门依法对进口药材进行监督管理，并在委托范围内以国家药品监督管理局的名义实施首次进口药材审批。允许药品进口的口岸或者允许药材进口的边境口岸所在地负责药品监督管理的部门负责进口药材的备案，组织口岸检验并进行监督管理。

据统计，我国传统进口药材有40余种。目前主要有：血竭、广角、豹骨、沉香、牛黄、麝香、砂仁、西红花、胖大海、西洋参等。

2. 中药材出口管理

出口中药材必须到对外经济贸易部审批办理“出口中药材许可证”后，方可办理出口手续。国家对35种中药材的出口实行审批，品种为：人参、鹿茸、当归、蜂王浆（包括粉）、三七、麝香、甘草及其制品、杜仲、厚朴、黄芪、党参、黄连、半夏、茯苓、菊花、枸杞、山药、川芎、生地、贝母、金银花、白芍、白术、麦冬、天麻、大黄、冬虫夏草、丹皮、桔梗、延胡索、牛膝、连翘、罗汉果、牛黄。

任务二 中药材生产质量管理规范

案例启发

在河南禹州的中药材市场记者看到，在马路边、停车场等开放场所随意摊开晾晒中药材的现象十分普遍，垃圾充斥其中，甚至在摊晒的药材中还能看到动物的粪便。不仅如此，一些商贩为了牟取暴利还对销售的药材大动手脚。栀子是一种清热泻火的药材，为了让栀子颜色变得更加好看，商贩竟然使用染色剂对药材进行浸泡。中药饮片是经过加工炮制后，可直接用于中医临床的中药。根据药品管理法规定，未获得《药品生产许可证》的生产企业一律不得从事中药饮片的生产。但是记者发现，在该市场内，中药饮片加工炮制随处可见，而且大多数都是非地产药材。对此专家表示，药品有其特殊属性，炮制不当药效就会改变，直接影响中药的疗效。

问题：如何保证中药材质量？如何进行中药材生产质量管理规范认证？

一、《中药材生产质量管理规范（试行）》简介

实施“中药材生产质量管理规范（Good Agricultural Practice for Chinese Crude Drugs，简称GAP）”，对中药材生产全过程进行有效的质量控制，是保证中药材质量稳定、可控，保障中医临床用药安全有效的重要措施；有利于中药资源保护和持续利用，促进中药材种植（养殖）的规模化、规范化和产业化发展。《中药材生产质量管理规范（试行）》于2002年6月1日起施行，本规范适用于中药材生产企业生产中药材的全过程，是中药材生产和质量管理的基本准则，其主要内容如下。

（一）产地生态环境

GAP中明确指出生产企业应按中药材产地适宜性优化原则，因地制宜，合理布局。中药

材产地的环境应符合国家相应的标准。药用动物养殖企业应满足动物种群对生态因子的需求及与生活、繁殖等相适应的条件。

（二）种质和繁殖材料

应准确鉴定养殖、栽培或野生采集的药用动植物的物种，包括亚种、变种或品种。种子、菌种和繁殖材料在生产、储运过程中应实行检验和检疫制度以保证质量和防止病虫害及杂草的传播；防止伪劣种子、菌种和繁殖材料的交易与传播。应按动物习性进行药用动物的引种及驯化。捕捉和运输时应避免动物机体和精神损伤。引种动物必须严格检疫，并进行一定时间的隔离、观察。加强中药材良种选育、配种工作，建立良种繁育基地，保护药用动植物种质资源。

（三）药用植物栽培管理

根据药用植物生长发育要求，确定栽培适宜区域，并制定相应的种植规程。根据药用植物的营养特点及土壤的供肥能力，确定施肥种类、时间和数量，施用肥料的种类以有机肥为主，根据不同药用植物物种生长发育的需要有限度地使用化学肥料。允许施用经充分腐熟达到无害化卫生标准的农家肥。禁止施用城市生活垃圾、工业垃圾及医院垃圾和粪便。根据药用植物不同生长发育时期的需水规律及气候条件、土壤水分状况，适时、合理灌溉和排水，保持土壤的良好通气条件。根据药用植物生长发育特性和不同的药用部位，加强田间管理，及时采取打顶、摘蕾、整枝修剪、覆盖遮荫等栽培措施，调控植株生长发育，提高药材产量，保持质量稳定。药用植物病虫害的防治应采取综合防治策略。如必须施用农药时，应按照国家相关规定，采用最小有效剂量并选用高效、低毒、低残留农药，以降低农药残留和重金属污染，保护生态环境。

（四）药用动物养殖管理

根据药用动物生存环境、食性、行为特点及对环境的适应能力等，确定相应的养殖方式和方法，制定相应的养殖规程和管理制度。根据药用动物的季节活动、昼夜活动规律及不同生长周期和生理特点，科学配制饲料，定时定量投喂，适时适量地补充精料、维生素、矿物质及其他必要的添加剂，不得添加激素、类激素等添加剂，饲料及添加剂应无污染。药用动物养殖应视季节、气温、通气等情况，确定给水的时间及次数。养殖环境应保持清洁卫生，建立消毒制度，定期消毒。药用动物的疫病防治，应以预防为主，定期接种疫苗。禁止将中毒、感染疫病的药用动物加工成中药材。

（五）采收与初加工

野生或半野生药用动植物的采集应坚持“最大持续产量”原则（即不危害生态环境，可持续生产的最大产量），根据产品质量及植物单位面积产量或动物养殖数量，并参考传统采收经验等因素确定适宜的采收时间和方法，有计划地进行野生抚育、轮采与封育。采收机械、器具应保持清洁、无污染，存放在无虫鼠害和禽畜的干燥场所。药用部分采收后，经过拣选、清洗、切制或修整等适宜的加工，需干燥的应采用适宜的方法和技术迅速干燥。鲜用药材可采用冷藏、砂藏、罐贮、生物保鲜等适宜的保鲜方法，尽可能不使用保鲜剂和防腐剂。地道药材应按传统方法进行加工。如有改动，应提供充分试验数据，不得影响药材质量。

（六）包装、运输与贮藏管理

GAP对包装所用材料、包装操作与记录均作出了明确的规定，对药材批量运输、仓库应具备的设施及条件也做出了规定。其中规定，所使用的包装材料应清洁、干燥、无污染、无破损，并符合药材质量要求；包装前应检查并清除劣质品及异物；包装应按标准操作规程操作，并有批包装记录，其内容应包括品名、规格、产地、批号、重量、包装工号、包装日期等；在每件药材包装上，应注明品名、规格、产地、批号、包装日期、生产单位，并附有质量合格的标志；易破碎的药材应使用坚固的箱盒包装；毒性、麻醉性、贵细药材应使用特殊包装，并应贴上相应的标记；药材批量运输时，不应与其他有毒、有害、易串味物质混装；运载容器应具有较好的通气性，以保持干燥，并应有防潮措施：药材仓库应通风、干燥、避光，必要时安装空调及除湿设备，并具有防鼠、虫、禽畜的措施；药材应存放在货架上，与墙壁保持足够距离，防止虫蛀、霉变、腐烂、泛油等现象发生，并定期检查。

（七）质量管理

生产企业应设质量管理部门，负责中药材生产全过程的监督管理和质量监控，并应配备与药材生产规模、品种检验要求相适应的人员、场所、仪器和设备。质量管理部门的主要职责包括：① 负责环境监测、卫生管理；② 负责生产资料、包装材料及药材的检验，并出具检验报告；③ 负责制定培训计划，并监督实施；④ 负责制定和管理质量文件，并对生产、包装、检验等各种原始记录进行管理。药材包装前，质量检验部门应对每批药材，按中药材国家标准或经审核批准的中药材标准进行检验。检验项目应至少包括药材性状与鉴别、杂质、水分、灰分与酸不溶性灰分、浸出物、指标性成分或有效成分含量。农药残留量、重金属及微生物限度均应符合国家标准和有关规定。不合格的中药材不得出厂和销售。

（八）人员和设备

GAP对生产企业的各类人员的学历或资历提出明确规定。生产企业的技术负责人应有药学或农学、畜牧学等相关专业的大专以上学历，并有药材生产实践经验。质量管理部门负责人应有大专以上学历，并有药材质量管理经验。从事中药材生产的人员均应具有基本的中药学、农学或畜牧学常识，并经生产技术、安全及卫生学知识培训。从事田间工作的人员应熟悉栽培技术，特别是农药的施用及防护技术；从事养殖的人员应熟悉养殖技术。从事加工、包装、检验人员应定期进行健康检查，患有传染病、皮肤病或外伤性疾病等不得从事直接接触药材的工作。对从事中药材生产的有关人员应定期培训与考核。

（九）文件管理

生产企业应有生产管理、质量管理等标准操作规程。每种中药材的生产全过程均应详细记录，必要时可附照片或图像。所有原始记录、生产计划及执行情况、合同及协议书等均应存档，至少保存5年。

二、《中药材生产质量管理规范》认证及备案

为加强对中药材生产的监督管理，推动 GAP 的实行，2003 年 9 月 19 日，原国家食品药品监督管理局制定并发布了《中药材生产质量管理规范认证管理办法》（试行）及《中药材 GAP 认证检查评定标准》（试行），自 2003 年 11 月 1 日起施行，自此启动了我国 GAP 认证工作。

2016 年 2 月 3 日，国务院印发《关于取消 13 项国务院部门行政许可事项的决定》，规定取消中药材生产质量管理规范（GAP）认证。为进一步做好中药材 GAP 监督实施工作，2016 年 3 月 17 日，原国家食品药品监督管理总局就有关事宜发布公告。自公告发布之日起，不再开展中药材 GAP 认证工作，不再受理相关申请，对中药材 GAP 实施备案管理。食品药品监督管理部门继续做好取消认证后中药材 GAP 的监督实施工作，要加强中药材 GAP 的监督检查，发现问题依法依规处理，保证中药材质量。已经通过认证的中药材生产企业应继续按照中药材 GAP 规定，切实加强全过程质量管理，保证持续合规。

任务三 中药生产、经营、使用管理

案例启发

2018 年 2 月，原国家食品药品监督管理总局的官网发布了关于吉林一正药业集团有限公司的飞行检查通报。该企业在检查中被发现存在严重违反《药品生产质量管理规范》相关规定的行为，要求收回其相关药品 GMP 证书，并对其违法违规行为依法调查，涉嫌犯罪的依法移交公安机关处理。根据检查方案的要求，此次检查组主要针对该公司女金丸的生产和投料，特别是色素苋菜红、日落黄和亮蓝使用情况进行了飞行检查。检查发现，该公司主要存在以下问题：① 中药材和中药饮片供应商审计混乱。企业的供应商管理不完善，如档案信息不完整，未对供应商进行分级管理，档案审计资料有涂改迹象，未定期对供应商物料质量进行回顾，供应商现场审计过于简单。② 物料管理不规范。生产使用的甘草饮片标识生产厂家为安国十方中药饮片有限公司生产，但无生产批号；库存的中药材益母草供应商为安国市隆达中药饮片有限公司，实际为中药饮片，但无生产批号。③ 该企业 10 批次女金丸中检出苋菜红、日落黄、亮蓝三种人工合成色素，说明企业在生产过程、原料中药材把关存在问题。吉林一正药业集团有限公司的上述行为严重违反了《药品生产质量管理规范》相关规定，总局要求吉林省食品药品监管局将该企业相关药品 GMP 证书收回，并对其违法违规行为依法调查，涉嫌犯罪的依法移交公安机关处理。

问题：中药饮片生产、经营和使用有哪些相关规定？

一、中药材管理

（一）中药材管理的法定要求

1.《中华人民共和国药品管理法》的有关规定

“国家保护野生药材资源和中药品种，鼓励培育道地中药材。”（第四条）

“在中国境内上市的药品，应当经国务院药品监督管理部门批准，取得药品注册证书；但是，未实施审批管理的中药材和中药饮片除外。实施审批管理的中药材、中药饮片品种目录由国务院药品监督管理部门会同国务院中医药主管部门制定。申请药品注册，应当提供真实、充分、可靠的数据、资料和样品，证明药品的安全性、有效性和质量可控性。”（第二十四条）

“发运中药材应当有包装。在每件包装上，应当注明品名、产地、日期、供货单位，并附有质量合格的标志。”（第四十八条）

“药品上市许可持有人、药品生产企业、药品经营企业和医疗机构应当从药品上市许可持有人或者具有药品生产、经营资格的企业购进药品；但是，购进未实施审批管理的中药材除外。”（第五十五条）

“药品经营企业销售中药材，必须标明产地。”（第五十八条）

“城乡集市贸易市场可以出售中药材，国务院另有规定的除外。”（第六十条）

“新发现和从境外引种的药材，经国务院药品监督管理部门批准后，方可销售。”（第六十三条）

“中药材种植、采集和饲养的管理，依照有关法律、法规的规定执行。”（第一百五十二条）

“地区性民间习用药材的管理办法，由国务院药品监督管理部门会同国务院中医药主管部门制定。”（第一百五十三条）

2.《中华人民共和国药品管理法实施条例》的有关规定

“药品生产企业生产药品所使用的原料药，必须具有国务院药品监督管理部门核发的药品批准文号或者进口药品注册证书、医药产品注册证书；但是，未实施批准文号管理的中药材、中药饮片除外。”（第九条）

“国家鼓励培育中药材。对集中规模化栽培养殖、质量可以控制并符合国务院药品监督管理部门规定条件的中药材品种，实行批准文号管理。”（第三十九条）

（二）加强中药材管理的规定

2013 年 10 月，国家药品监督管理局等八部门针对“标准化种植养殖落实不到位，不科学使用农药化肥造成有害物质残留；中药材产地初加工设备简陋，染色增重、掺杂使假现象时有发生；中药材专业市场以次充好，以假充真，制假售假，违法经营中药饮片和其他药品现象屡禁不止”等中药材管理领域存在的突出问题，印发了《关于进一步加强中药材管理的通知》，规定了强化中药材管理的主要措施。

1. 中药材种植养殖管理规定

（1）中药材资源的保护和利用。各地要高度重视中药材资源的保护、利用和可持续发展，加强中药材野生资源的采集和抚育管理。采集使用国家保护品种，要严格按规定履行审批手续。严禁非法贩卖野生动物和非法采挖野生中药材资源。

（2）中药材规范化种植、养殖。各地要在全国中药材资源普查的基础上结合本地中药材资源分布、自然环境条件、传统种植养殖历史和道地药材特性，加强中药材种植养殖的科学管理，按品种逐一制定并严格实施种植养殖和采集技术规范，统一建立种子种苗繁育基地，合理使用农药和化肥，按年限、季节和药用部位采收中药材，提高中药材种植养殖的科学化、规范化水平。禁止在非适宜区种植养殖中药材，严禁使用高毒、剧毒农药，严禁滥用农药、抗生素、化肥，特别是动物激素类物质、植物生长调节剂和除草剂。

（3）加强中药材质量控制。加快技术、信息和供应保障服务体系建设，完善中药材质量控制标准以及农药、重金属等有害物质限量控制标准；加强检验检测，防止不合格的中药材流入市场。鼓励和引导中药饮片、中成药生产企业逐步使用可追溯的中药材为原料，在传统主产区建立中药材种植养殖和生产加工基地，保证中药材质量稳定。

2．中药材产地初加工管理规定

产地初加工是指在中药材产地对地产中药材进行洁净、除去非药用部位、干燥等处理，是防止霉变虫蛀、便于储存运输、保障中药材质量的重要手段。

（1）逐步实现产地加工集中化、规范化、产业化。各地要结合地产中药材的特点，加强对中药材产地初加工的管理，逐步实现初加工集中化、规范化、产业化。

（2）提高产地初加工水平。要对产地中药材逐品种制定产地初加工规范，统一质量控制标准，改进加工工艺，提高中药材产地初加工水平，避免粗制滥造导致中药材有效成分流失、质量下降。

（3）禁止性规定。严禁滥用硫黄熏蒸等方法，二氧化硫等物质残留必须符合国家规定。严厉打击产地初加工过程中掺杂使假、染色增重、污染霉变、非法提取等违法违规行为。

3．中药材专业市场管理规定

（1）进入中药材市场经营中药材者应具备的条件。进入中药材专业市场经营中药材的企业和个体工商户必须依照法定程序向市场所在地省级药品监督管理部门申请并取得《药品经营许可证》，向工商行政管理部门申请办理《营业执照》，证照齐全者准予进入中药材专业市场固定门店从事中药材批发业务。

（2）禁止开办非法中药材市场。除现有 17 个中药材专业市场外，各地一律不得开办新的中药材专业市场。

（3）明确市场管理责任。中药材专业市场所在地人民政府要按照“谁开办，谁管理”的原则，承担起管理责任，明确市场开办主体及其责任。

（4）逐步建立公司化经营模式。中药材专业市场要建立健全交易管理部门和质量管理机构，完善市场交易和质量管理的规章制度，逐步建立起公司化的中药材经营模式。

（5）提高市场电子、信息、物流水平。要构建中药材电子交易平台和市场信息平台，建设中药材流通追溯系统，配备使用具有药品现代物流水平的仓储设施设备，提高中药材仓储、养护技术水平，切实保障中药材质量。

（6）禁止性规定。严禁销售假劣中药材，严禁未经批准以任何名义或方式经营中药饮片、中成药和其他药品，严禁销售国家规定的 27 种毒性药材，严禁非法销售国家规定的 42 种濒危药材。

二、中药饮片管理

（一）中药饮片管理的法定要求

1.《中华人民共和国药品管理法》的规定

《中华人民共和国药品管理法》规定了中药饮片的炮制依据和管理规定，即“在中国境内上市的药品，应当经国务院药品监督管理部门批准，取得药品注册证书；但是，未实施审批管理的中药材和中药饮片除外。实施审批管理的中药材、中药饮片品种目录由国务院药品监督管理部门会同国务院中医药主管部门制定。”（第二十四条）

“中药饮片生产企业履行药品上市许可持有人的相关义务，对中药饮片生产、销售实行全过程管理，建立中药饮片追溯体系，保证中药饮片安全、有效、可追溯。”（第三十九条）

“中药饮片应当按照国家药品标准炮制；国家药品标准没有规定的，应当按照省、自治区、直辖市人民政府药品监督管理部门制定的炮制规范炮制。省、自治区、直辖市人民政府药品监督管理部门制定的炮制规范应当报国务院药品监督管理部门备案。不符合国家药品标准或者不按照省、自治区、直辖市人民政府药品监督管理部门制定的炮制规范炮制的，不得出厂、销售。”（第四十四条）

2.《药品管理法实施条例》的规定

《药品管理法实施条例》规定“药品生产企业生产药品所使用的原料药，必须具有国务院药品监督管理部门核发的药品批准文号或者进口药品注册证书、医药产品注册证书；但是，未实施批准文号管理的中药材、中药饮片除外。”（第九条）

“生产中药饮片，应当选用与药品性质相适应的包装材料和容器；包装不符合规定的中药饮片，不得销售。中药饮片包装必须印有或者贴有标签。 中药饮片的标签必须注明品名、规格、产地、生产企业、产品批号、生产日期，实施批准文号管理的中药饮片还必须注明药品批准文号。”（第四十四条）

“生产没有国家药品标准的中药饮片，不符合省、自治区、直辖市人民政府药品监督管理部门制定的炮制规范的；医疗机构不按照省、自治区、直辖市人民政府药品监督管理部门批准的标准配制制剂的，依照《药品管理法》第七十五条的规定给予处罚。”（第六十六条）

3.《药品经营质量管理规范》的规定

2016 版 GSP 规定，经营中药材、中药饮片的，应当有专用的库房和养护工作场所，直接收购地产中药材的应当设置中药样品室（柜）； 采购药品应当建立采购记录。采购记录应当有药品的通用名称、剂型、规格、生产厂商、供货单位、数量、价格、购货日期等内容，采购中药材、中药饮片的还应当标明产地；中药饮片验收记录应当包括品名、规格、批号、产地、生产日期、生产厂商、供货单位、到货数量、验收合格数量等内容，实施批准文号管理的中药饮片还应当记录批准文号；中药材和中药饮片分库存放；对中药材和中药饮片应当按其特性采取有效方法进行养护并记录，所采取的养护方法不得对药品造成污染；中药饮片销售记录应当包括品名、规格、批号、产地、生产厂商、购货单位、销售数量、单价、金额、销售日期等内容；从事中药饮片质量管理、验收、采购人员应当具有中药学中专以上学历或者具有中药学专业初级以上专业技术职称；中药饮片调剂人员应当具有中药学中专以上学历或者具备中药调剂员资格；中药饮片柜斗谱的书写应当正名正字；装斗前应当复核，防止错斗、串斗；应当定期清斗，防止饮片生虫、发霉、变质；不同批号的饮片装斗前应当清斗并记录；销售中药饮片做到计量准确，并告知煎服方法及注意事项；提供中药饮片代煎服务，应当符合国家有关规定。

（二）加强中药饮片管理的规定

基于中药饮片生产、经营和使用等环节还存在一些不规范的问题，个别生产企业存在着不按《药品生产质量管理规范》要求生产，甚至外购散装饮片，加工包装等行为；部分经营企业和医疗机构存在着从不具有资质的生产经营企业采购和使用中药饮片等问题。2007 年，原卫生部、国家中医药管理局制定发布了《医院中药饮片管理规范》；2011 年，国家食品药品监督管理局发布了《关于加强中药饮片监督管理的通知》，对中药饮片生产经营及医疗机构中药饮片监管作出了具体规定。

1．中药饮片生产、经营管理规定

（1）饮片生产企业的资质。中药饮片生产经营必须依法取得许可证照，如《药品生产许可证》和药品 GMP 证书等，按照法律法规及有关规定组织开展生产经营活动。严禁未取得合法资质的企业和个人从事中药饮片生产、中药提取。各地要坚决取缔无证生产经营中药饮片的非法窝点，严厉打击私切滥制等非法加工、变相生产中药饮片的行为。要加强对药品生产经营企业的管理，严厉打击药品生产经营企业出租出借许可证照、将中药饮片生产转包给非法窝点或药农、购买非法中药饮片改换包装出售等违法行为。

（2）饮片原料的规定。生产中药饮片必须以中药材为起始原料，使用符合药用标准的中药材，并应尽量固定药材产地；必须严格执行国家药品标准和地方中药饮片炮制规范、工艺规程。

（3）生产条件和检验。必须在符合药品 GMP 条件下组织生产，出厂的中药饮片应检验合格，并随货附纸质或电子版的检验报告书。

（4）饮片批发和零售批发零售中药饮片必须持有《药品经营许可证》和药品 GSP 证书，必须从持有药品 GMP 证书的生产企业或持有药品 GSP 证书的经营企业采购。批发企业销售给医疗机构、药品零售企业和使用单位的中药饮片，应随货附加盖单位公章的生产、经营企业资质证书及检验报告书（复印件）。

（5）禁止性规定。严禁生产企业外购中药饮片半成品或成品进行分包装或改换包装标签等行为。严禁经营企业从事饮片分包装、改换标签等活动；严禁从中药材市场或其他不具备饮片生产经营资质的单位或个人采购中药饮片。

2．医疗机构的中药饮片管理规定

（1）饮片采购。医疗机构从中药饮片生产企业采购，必须要求企业提供资质证明文件及所购产品的质量检验报告书；从经营企业采购的，除要求提供经营企业资质证明外，还应要求提供所购产品生产企业的药品 GMP 证书以及质量检验报告书。医疗机构必须按照《医院中药饮片管理规范》的规定使用中药饮片，保证在储存、运输、调剂过程中的饮片质量。

严禁医疗机构从中药材市场或其他没有资质的单位和个人，违法采购中药饮片调剂使用。医疗机构如加工少量自用特殊规格饮片，应将品种、数量、加工理由和特殊性等情况向所在地市级以上药品监管部门备案。

（2）加强医院中药饮片质量的管理。《医院中药饮片管理规范》对各级各类医院中药饮片的采购、验收、保管、调剂、临方炮制、煎煮等管理作了明确规定。

（3）加强中药饮片处方的管理。原卫生部于 2007 年制定了《处方管理办法》，国家中医药管理局 2009 年印发了《关于中药饮片处方用名和调剂给付有关问题的通知》，进一步明确了中药饮片处方书写、调剂给付等规范要求，保证临床疗效。

（4）加强中药饮片调剂质量的管理。国家中医药管理局组织开展小包装中药饮片推广使用试点，2008 年组织编写并下发了《小包装中药饮片医疗机构应用指南》，开展了培训和推广使用工作。

（5）加强中药煎药室的管理。原卫生部、国家中医药管理局制定了《医疗机构中药煎药室管理规范》，于 2009 年 3 月下发，并组织研发了新型中药煎药机。

三、中成药、医院中药制剂的管理规定

中成药的管理依据《药品管理法》等法律法规实行。“生产新药或者已有国家标准的药品，须经国家药品监督管理部门批准，并发给批准文号。”另外，原卫生部、国家中医药管理局于 2010 年 6 月印发了《中成药临床应用指导原则》，以加强中成药临床应用管理，减少不良反应的发生率。该指导原则规定，在合理使用中成药的同时，应加强其不良反应的监测工作，逐步建立起完善的中成药不良反应监测体系，减少漏报率。一旦出现不良反应立即停药，并采取相应治疗措施。特别加强中药注射剂、含毒性中药材中成药的不良反应监测，临床用药前应详细询问过敏史，重视个体差异，辨证施治。建立中药严重不良反应快速反应、紧急处理预案，并建立严重病例报告追踪调查制度。

为了遵循中医药发展规律，充分体现中药制剂特点，加强医疗机构中药制剂管理，促进医疗机构中药制剂发展，2010 年 8 月，原卫生部、国家中医药管理局和国家食品药品监督管理局联合印发了《关于加强医疗机构中药制剂管理的意见》《医疗机构制剂配制质量管理规范》，对医疗机构的中药制剂的配制作出规定。

四、中药配方颗粒的管理规定

中药配方颗粒是采用现代科学技术，仿照传统中药汤剂煎煮的方式，将中药饮片经浸提、浓缩、干燥等工艺精制而成的单味中药产品。国家药品监督管理局于 2001 年 7 月制定了《中药配方颗粒管理暂行规定》。明确中药配方颗粒从 2001 年 12 月 1 日起纳入中药饮片管理范畴，实行批准文号管理。在未启动实施批准文号管理前仍属科学研究阶段，该阶段采取选择试点企业研究、生产，试点临床医院使用。试点生产企业、品种、临床医院的选择将在全国范围内进行。试点结束后，中药配方颗粒的申报及生产管理将另行规定。

原国家食品药品监督管理局于 2006 年在给安徽省食品药品监管局《关于中药配方颗粒在未经批准单位经营使用如何查处问题的批复》中明确表示：根据国家局《中药配方颗粒管理

暂行规定》的有关规定，未经国家局批准的试点和生产企业及未经相关省级药品监管部门备案的临床医院不能生产和使用中药配方颗粒，药品经营企业不允许销售中药配方颗粒。对违反规定的药品经营企业和医疗机构应责令其限期整改，逾期未整改的，应依法查处。

2013 年 6 月 26 日原国家食品药品监督管理总局发布《关于严格中药饮片炮制规范及中药配方颗粒试点研究管理等有关事宜的通知》。通知指出，要严格中药饮片炮制规范和中药配方颗粒试点研究管理，各省、自治区、直辖市在制定或修订本辖区中药饮片炮制规范时，其收载范围仅限于确有地方炮制特色和中医用药特点的炮制方法及中药饮片，不得将尚处于科学研究阶段、未获得公认的安全性、有效性方面数据的科研产品，以及片剂、颗粒剂等常规按制剂管理的产品作为中药饮片管理，并不得为其制定中药饮片炮制规范；中药配方颗粒仍处于科研试点研究，国家食品药品监督管理总局将会同相关部门推进中药配方颗粒试点研究工作，发现问题，总结经验，适时出台相关规定；此前，各省级食品药品监督管理部门不得以任何名义自行批准中药配方颗粒生产。

任务四 中药品种保护管理

案例启发

海南享新药业有限公司诉江苏鹏鹞药业有限公司侵犯“中药品种保护专属权”案

被告之一江苏鹏鹞药业有限公司（原江苏省宜兴市制药厂）经江苏省卫生厅批准，自 1979 年开始生产“抗癌平丸", 2002 年经国家药监局批准，换发批准文号为国药准字 Z32020933。该药主要功效为清热解毒，散瘀止痛。主要用于治疗热毒瘀血壅滞肠胃而致的胃癌、食道癌、贲门癌、直肠癌等消化道肿瘤。原告海南享新药业有限公司于 1995 年经海南省药监局批准，亦开始生产“抗癌平丸”，2002 年获国药准字 Z46020009 号，2000 年 8 月 4 日向国家药监局中保办申请“抗癌平丸”中药品种保护，并于 2002 年 4 月 9 日获得批准。国家药监局向亨新公司颁发了（2002）国药中保字第 120 号《中药保护品种证书》，并于 2002 年 9 月 12 日进行了公告。江苏鹏鹞公司亦于 2002 年 7 月 18 日，向国家药监局申请其生产的“抗癌平丸”为中药保护品种，并取得了受理通知书。在申请尚未获得批准的情况下，鹏鹞公司继续生产和销售“抗癌平丸”。被告之二广西桂林秀峰振辉药店则销售了鹏公司生产的“抗癌平丸”。享新公司遂向桂林市中级人民法院起诉，要求鹏鹞公司和振辉药店停止侵权并赔偿损失。

问题：江苏鹏鹞公司和桂林秀峰振辉药店是否侵犯海南享新公司产品的中药品种保护专属权？

国务院自从 1992 年颁布实施《中药品种保护条例》（以下简称《条例》）以来成效显著，第一，促进了中药品种质量的提高，提升了传统中成药的科技含量，起到了保护先进、促进老药再提高的作用。第二，保护了中药生产企业的合法权益，使一批传统名贵中成药和创新中药避免了被低水平仿制，推动了中药成方制剂部颁标准的制定和颁布工作，调动了企业研究开发中药新药的积极性。第三，促进了中药产业的集约化、规模化和规范化生产，促进了中药名牌产品的形成，催生了一批具有现代化生产条件、有较强竞争力的中药知名企业，带动了中药产业链的形成，维护了正常的生产秩序。2006 年 2 月，原国家食品药品监督管理局颁布了《关于中药品种保护有关事宜的通知》，明确了“被批准保护的中药品种，将在国家食品药品监督管理局网站及《中国医药报》予以公告”；2009 年 2 月又制定了《中药品种保护指导原则》，进一步规范了中药品种保护受理审批程序。

一、《中药品种保护条例》适用范围及管理部门

（一）适用范围

《条例》适用于中国境内生产制造的中药品种，包括中成药、天然药物的提取物及其制剂和中药人工制品。中药保护品种必须是列入国家药品标准的品种。申请专利的中药品种，不适用本条例。

（二）监督管理部门

国家药品监督管理部门负责全国中药品种保护的监督管理工作，国家中医药管理部门协调管理全国中药品种的保护工作。国家药品监督管理局中药品种保护审评委员会是中药保护品种的专业技术审查和咨询机构，在国家药品监督管理局领导下负责日常管理和协调工作。

二、中药保护品种等级划分、主要保护措施

（一）符合下列条件之一的中药品种，可以申请一级保护

（1）对特定疾病有特殊疗效的；
（2）相当于国家一级保护野生药材物种的人工制成品；
（3）用于预防和治疗特殊疾病的。

（二）符合下列条件之一的中药品种，可以申请二级保护

（1）符合本条例第六条规定的品种或者已经解除一级保护的品种；
（2）对特定疾病有显著疗效的；
（3）从天然药物中提取的有效物质及特殊制剂。

（三）中药保护品种的保护措施

（1）中药保护品种的保护期限：中药一级保护品种分别为三十年、二十年、十年。中药二级保护品种为七年。

（2）中药一级保护品种的处方组成、工艺制法，在保护期限内由获得《中药保护品种证书》的生产企业和有关的药品生产经营主管部门、卫生行政部门及有关单位和个人负责保密，不得公

开。负有保密责任的有关部门、企业和单位应当按照国家有关规定，建立必要的保密制度。

（3）向国外转让中药一级保护品种的处方组成、工艺制法的，应当按照国家有关保密的规定办理。

（4）中药一级保护品种因特殊情况需要延长保护期限的，由生产企业在该品种保护期满前六个月，依照本条例第九条规定的程序申报。延长的保护期限由国务院卫生行政部门根据国家中药品种保护审评委员会的审评结果确定；但是，每次延长的保护期限不得超过第一次批准时的保护期限。

（5）中药二级保护品种在保护期满后可以延长七年。申请延长保护期的中药二级保护品种，应当在保护期前六个月，由生产企业依照相关规定的程序申报。

（6）被批准保护的中药品种，在保护期内限于由获得《中药保护品种证书》的企业生产。

（7）国务院卫生行政部门批准保护的中药品种如果在批准前是由多家企业生产的，其中未申请《中药保护品种证书》的企业应当自公告发布之日起六个月内向国务院卫生行政部门申报，并依照本条例第十条的规定提供有关资料，由国务院卫生行政部门指定药品检验机构对该申报品种进行同品种的质量检验。国务院卫生行政部门根据检验结果，可以采取以下措施：

对达到国家药品标准的，经征求国家中药生产经营主管部门意见后，补发《中药保护品种证书》。

对未达到国家药品标准的，依照药品管理的法律、行政法规的规定撤销该中药品种的批准文号。

（8）对临床用药紧缺的中药保护品种，根据国家中药生产经营主管部门提出的仿制建议，经国务院卫生行政部门批准，由仿制企业所在地的省、自治区、直辖市卫生行政部门对生产同一中药保护品种的企业发放批准文号。该企业应当付给持有《中药保护品种证书》并转让该中药品种的处方组成、工艺制法的企业合理的使用费，其数额由双方商定；双方不能达成协议的，由国务院卫生行政部门裁决。

（9）生产中药保护品种的企业及中药生产经营主管部门，应当根据省、自治区、直辖市卫生行政部门提出的要求，改进生产条件，提高品种质量。

（10）中药保护品种在保护期内向国外申请注册的，须经国务院卫生行政部门批准。

三、一级保护中药品种举例

（1）保护年限 20 年：

品种：片仔癀　　生产企业：漳州片仔癀集团公司

品种：云南白药、云南白药胶囊　　生产企业：云南白药集团股份有限公司

品种：云南白药　　生产企业：云南省丽江药业有限公司、云南省文山壮族苗族自治州制药厂

品种：六神丸　　生产企业：上海中药制药一厂

（2）保护年限 10 年：

品种：福字阿胶　　生产企业：山东东阿阿胶集团股份有限公司、山东平阴阿胶厂

品种：龙牡壮骨冲剂　　生产企业：武汉市健民制药厂

实训 9 调研中药饮片管理规定的实施情况

实训目的

（1）考察当地中药饮片加工厂情况，了解目前中药炮制加工、仓储、质量控制等中药饮片商品现状。

（2）通过实训，将中药饮片的管理规定与实践结合，实现知行合一。

实训环境

（1）药品生产企业、批发企业。

（2）电脑、手机、网络。

实训内容

（1）列出在调研中收集的各类中药饮片生产企业生产的品种、产地、规格、炮制方法，尽量选取有代表性的品种。

（2）调研药品批发企业购销过程中对购销企业和品种合法性的审核及相关资料、记录的保存情况。

（3）调研不同规模、不同性质的医疗机构中采购、使用环节实施中药饮片管理规定的情况。

（4）针对调研中发现的问题进行思考、分析、探讨，形成不少于 1 000 字的调研报告。

项目八 目标检测

1. A 型题（单项选择题）

（1）生产中药饮片的企业必须（　　）。

A. 严格执行地方中药饮片炮制规范、工艺规程

B. 持有《药品生产许可证》《药品 GAP 证书》

C. 严格执行中药饮片炮制规范

D. 持有《药品生产许可证》《药品 GMP 证书》

（2）根据《关于加强中药饮片监督管理的通知》，关于中药饮片生产、经营行为的说法，下列错误的是（　　）。

A. 生产中药饮片必须持有《药品生产许可证》《药品 GMP 证书》

B. 生产中药饮片必须使用符合药用标准的中药材，并尽量固定药材产地

C. 中药饮片的生产必须严格执行国家药品标准和地方中药饮片炮制规范

D. 经营中药饮片的企业应在符合要求的场所从事中药饮片分包装活动

（3）下列属于一级保护野生药材物种的是（　　）。

A. 羚羊角　　B. 熊胆　　C. 人参　　D. 穿山甲

（4）下列对二、三级保护野生药材物种的管理说法错误的是（　　）。

A. 采猎、收购必须按照批准的计划执行

B. 采猎者必须持有采药证

C. 需要进行采伐或狩猎的，必须申请采伐证或狩猎证

D. 禁止采猎

（5）国家三级野生药材物种是指（　　）。

A. 分布区域缩小的重要野生药材物种

B. 资源处于衰竭状态的重要野生药材资源

C. 资源严重减少的主要常用野生药材物种

D. 濒临灭绝状态的稀有珍贵野生药材物种

（6）以下关于中药保护品种的范围和等级划分不正确的是（　　）。

A. 依照《中药品种保护条例》，受保护的中药品种，必须是列入国家药品标准的品种

B. 对受保护的中药品种分为三级进行管理

C. 中药一级保护品种的保护期限分别为 30 年、20 年、10 年

D. 中药二级保护品种的保护期限为 7 年

2. B 型题（配伍题）

A. 甘草　　B. 天麻　　C. 半夏

D. 羚羊角　　E. 防风

（7）属于国家重点保护一级保护品种的野生药材是（　　）。

（8）属于国家重点保护二级保护品种的野生药材是（　　）。
（9）属于国家重点保护三级保护品种的野生药材是（　　）。
（10）属于毒性中药材的是（　　）。
（11）在中药材专业市场可以销售的中药材是（　　）。

3．X 型题（多项选择题）

（1）以下哪些药物属于国家二级保护野生药材物种（　　）？

A. 猪苓　　B. 熊胆　　C. 麝香　　D. 蛇胆

（2）根据《关于进一步加强中药材管理的通知》以下说法正确的是（　　）。

A. 中药材专业市场严禁销售国家规定的 27 种毒性药材

B. 严禁非法贩卖野生动物和非法采挖野生中药材资源

C. 鼓励和引导中药饮片、中成药生产企业逐步使用可追溯的中药材为原料

D. 除现有 17 个中药材专业市场外，各地可视情况开办新的中药材专业市场

（3）根据《关于加强中药饮片监督管理的通知》，有关医疗机构使用中药饮片，以下说法正确的是（　　）。

A. 医疗机构必须保证在储存、运输、调剂过程中的饮片质量

B. 医疗机构必须按照《医院中药饮片管理规范》的规定使用中药饮片

C. 严禁医疗机构从中药材市场或其他没有资质的单位和个人违法采购中药饮片调剂使用

D. 医疗机构如加工少量自用特殊规格饮片，应将品种、数量、加工理由和特殊性等情况向所在省级以上药品监管部门备案

（4）下列关于生产中药饮片的说法正确的有（　　）。

A. 严禁从中药材市场或其他不具备饮片生产经营资质的单位或个人采购中药饮片

B. 必须严格执行国家药品标准和地方中药饮片炮制规范、工艺规程

C. 严禁生产企业外购中药饮片半成品或成品进行分包装或改换包装标签等行为

D. 必须以中药材为起始原料，使用符合药用标准的中药材，并应尽量固定药材产地

（5）请中药一级保护品种应具备的条件是（　　）。

A. 对特定疾病有特殊疗效的

B. 从天然药物中提取的有效物质及特殊制剂

C. 相当于国家一级保护野生药材物种的人工制成品

D. 用于预防和治疗特殊疾病

4．名词解释

（1）GAP：
（2）GMP：
（3）GSP：

5．简答题

请介绍野生药材资源保护原则及三级管理。

项目九 特殊管理药品的管理

【学习目标】

知识目标

（1）掌握麻醉药品、精神药品、毒性药品的概念及其生产、经营、使用的管理要点，以及违反规定的法律责任。

（2）熟悉我国生产和使用的麻醉、精神药品品种；麻醉、精神药品的实验研究、储存、运输管理规定。

（3）了解放射性药品、易制毒化学药品、兴奋剂、生物制品批签发的管理规定；特殊管理药品的范畴、特点。

技能目标

掌握我国对特殊管理药品实行严格管理的必要性和具体管理要求，在今后工作中更加科学地对待特殊管理药品。

任务一 特殊管理药品的管理必要性认知

麻醉药品和精神药品的概念、专用标志及管理部门职责见表 9-1。

表 9-1　麻醉药品和精神药品的概念、专用标志和管理部门职责

要　点	内　容	
麻醉药品和精神药品概念	麻醉药品	是指连续使用后易产生身体依赖性、能成瘾癖的药品。麻醉药品是指列入麻醉药品目录的药品和其他物质
	精神药品	是指直接作用于中枢神经系统，使之兴奋或抑制，连续使用可产生依赖性的药品。《条例》所称精神药品，是指列入精神药品目录的药品和其他物质
	非药用类麻醉药品和精神药品	非药用类麻醉药品和精神药品，是指未作为药品生产和使用，具有成瘾性或者成瘾潜力且易被滥用的物质
麻醉药品和精神药品的专用标志	根据《药品管理法》及相关规定，麻醉药品和精神药品的标签必须印有国务院药品监督管理部门规定的标志 麻醉药品专用标志　　精神药品专用标志	
管理部门及职责	① 国务院药品监督管理部门负责全国麻醉药品和精神药品的监督管理工作，并会同国务院农业主管部门对麻醉药品药用原植物实施监督管理。省级药品监督管理部门负责本行政区域内麻醉药品和精神药品的监督管理工作 ② 国务院公安部门负责对造成麻醉药品药用原植物、麻醉药品和精神药品流入非法渠道的行为进行查处。县级以上地方公安机关负责对本行政区域内造成麻醉药品和精神药品流入非法渠道的行为进行查处 ③ 国务院其他有关主管部门在各自的职责范围内负责与麻醉药品和精神药品有关的管理工作。县级以上地方人民政府其他有关主管部门在各自的职责范围内负责与麻醉药品和精神药品有关的管理工作	

任务二 麻醉药品和精神药品管理

案例启发

2014 年 9 月，哈尔滨市食药监局稽查支队接到群众举报，称位于该市香坊区通站街的益民堂药房销售国家限制销售的第二类精神药品佐匹克隆（一种安眠药）。执法人员随即对该药房进行了检查。

通过调查，执法人员发现，该药房的确曾出售过佐匹克隆，但根据该药房的《药品经营许可证》上允许的药品经营范围，该店并不具备二类精神药品的销售资格。药房负责人也承认从个人手中购入了 5 盒佐匹克隆并全部售出。对此，执法人员给予了依法没收其违法销售药品的违法所得，并处违法销售药品货值金额二倍以上五倍以下的罚款的行政处罚。

问题：麻醉药品和精神药品的销售有何规定?

一、麻醉药品和精神药品目录（表 9-2）

表 9-2 麻醉药品和精神药品目录

<table>
<tr><th>要 点</th><th colspan="2">内 容</th></tr>
<tr><td>麻醉药品目录</td><td colspan="2">《麻醉药品品种目录》（2013 版）共 121 个品种，其中我国生产及使用的品种及包括的制剂、提取物、提取物粉共有 27 个品种，具体有以下品种：
1. 可卡因
2. 罂粟浓缩物（包括罂粟果提取物、罂粟果提取物粉）
3. 二氢埃托啡
4. 地芬诺酯
5. 芬太尼
6. 氢可酮
7. 氢吗啡酮
8. 美沙酮
9. 吗啡（包括吗啡阿托品注射液）
10. 阿片（包括复方樟脑酊、阿桔片）
11. 羟考酮
12. 哌替啶
13. 瑞芬太尼
14. 舒芬太尼
15. 蒂巴因
16. 可待因
17. 右丙氧芬
18. 双氢可待因
19. 乙基吗啡
20. 福尔可定
21. 布桂嗪
22. 罂粟壳
需要说明的有两点，一是上述品种包括其可能存在的盐和单方制剂（除非另有规定）；二是上述品种包括其可能存在的化学异构体及酯、醚（除非另有规定）。
《麻醉药品和精神药品管理条例》规定，麻醉药品目录中的罂粟壳只能用于中药饮片和中成药的生产以及医疗配方使用</td></tr>
<tr><td rowspan="2">精神药品目录</td><td colspan="2">《精神药品品种目录》（2013 版）共有 149 个品种，其中第一类精神药品有 68 个品种，第二类精神药品有 81 个品种
国家药品监督管理局、公安部、国家卫生健康委员会于 2019 年 7 月 11 日联合发布公告，将羟考酮复方制剂等品种列入精神药品管理</td></tr>
<tr><td>第一类精神药品目录</td><td>目前，我国生产及使用的第一类精神药品有 7 个品种，具体有以下品种：
1. 哌醋甲酯 2. 司可巴比妥 3. 丁丙诺啡 4. γ-羟丁酸
6. 马吲哚 5. 氯胺酮 7. 三唑仑</td></tr>
</table>

续表

要　点		内　容
	第二类精神药品目录	目前，我国生产及使用的第二类精神药品有29个品种，具体有以下品种： 1. 异戊巴比妥　11. 氟西泮　21. 布托啡诺及其注射剂 2. 格鲁米特　12. 劳拉西泮　22. 咖啡因 3. 喷他佐辛　13. 甲丙氨酯　23. 安钠咖 4. 戊巴比妥　14. 咪达唑仑　24. 地佐辛及其注射剂 5. 阿普唑仑　15. 硝西泮　25. 麦角胺咖啡因片 6. 巴比妥　16. 奥沙西泮　26. 氨酚氢可酮片 7. 氯氮草　17. 匹莫林　27. 曲马多 8. 氯硝西泮　18. 苯巴比妥　28. 扎来普隆 9. 地西泮　19. 唑吡坦　29. 佐匹克隆 10. 艾司唑仑　20. 丁丙诺啡透皮贴剂

二、麻醉药品和精神药品生产

（一）生产总量控制

（1）国家根据麻醉药品和精神药品的医疗、国家储备和企业生产所需原料的需要确定需求总量，对麻醉药品药用原植物的种植、麻醉药品和精神药品的生产实行总量控制。

（2）麻醉药品药用原植物种植企业应当根据年度种植计划，种植麻醉药品药用原植物。麻醉药品药用原植物种植企业应当向国务院药品监督管理部门和国务院农业主管部门定期报告种植情况。

（3）麻醉药品药用原植物种植企业由国务院药品监督管理部门和国务院农业主管部门共同确定，其他单位和个人不得种植麻醉药品药用原植物。

（二）定点生产和渠道限制

（1）国家对麻醉药品和精神药品实行定点生产制度。国务院药品监督管理部门应当根据麻醉药品和精神药品的需求总量，确定麻醉药品和精神药品定点生产企业的数量和布局，并根据年度需求总量对数量和布局进行调整、公布。

（2）定点生产企业应当严格按照麻醉药品和精神药品年度生产计划安排生产，并依照规定向所在地省、自治区、直辖市人民政府药品监督管理部门报告生产情况。经批准定点生产的麻醉药品、精神药品不得委托加工。

（3）定点生产企业生产的麻醉药品和第一类精神药品原料药只能按照计划销售给制剂生产企业和经批准购用的其他单位，小包装原料药可以销售给全国性批发企业和区域性批发企业。定点生产企业只能将麻醉药品和第一类精神药品制剂销售给全国性批发企业、区域性批发企业以及经批准购用的其他单位。

（4）定点生产企业只能将第二类精神药品原料药销售给全国性批发企业、区域性批发企业、专门从事第二类精神药品批发业务的企业、第二类精神药品制剂生产企业以及经备案的其他需用第二类精神药品原料药的企业。生产企业将第二类精神药品原料药销售给制剂生产企业以及经备案的其他需用第二类精神药品原料药的企业时，应当按照备案的需用计划销售。定点生产企业只能将第二类精神药品制剂销售给全国性批发企业、区域性批发企业、专门从事第二类精神药品批发业务的企业、第二类精神药品零售连锁企业、医疗机构或经批准购用的其他单位。

（5）麻醉药品和精神药品定点生产企业销售麻醉药品和精神药品不得使用现金交易。

三、麻醉药品和精神药品经营

（一）定点经营企业必备条件

麻醉药品和精神药品定点批发企业除应具备药品经营企业的开办条件外，还应具备下列4个条件：① 符合《麻醉药品和精神药品管理条例》规定的麻醉药品和精神药品储存条件。② 有通过网络实施企业安全管理和向药品监督管理部门报告经营信息的能力。③ 单位及其工作人员2年内没有违反有关禁毒的法律、行政法规规定的行为。④ 符合国务院药品监督管理部门公布的定点批发企业布局。

麻醉药品和第一类精神药品的定点批发企业，还应当具有保证供应责任区域内医疗机构的供应能力，并具有安全经营的管理制度。

（二）定点经营资格审批

全国性批发企业，应当经国务院药品监督管理部门批准；区域性批发企业和第二类精神药品批发企业，应当经省级药品监督管理部门批准。

（三）购销和零售管理

1．麻醉药品和第一类精神药品的销售

（1）销售渠道：向取得使用资格的医疗机构以及依照《麻醉药品和精神药品管理条例》规定批准的其他单位销售。

（2）销售许可：全国性批发企业进行销售时，要经医疗机构所在地省级药品监督管理部门批准。区域性批发企业由于特殊地理位置的原因，需要就近向其他省、自治区、直辖市行政区域内取得麻醉药品和第一类精神药品使用资格的医疗机构销售的，应当经企业所在地省、自治区、直辖市人民政府药品监督管理部门批准。区域性批发企业之间因医疗急需、运输困难等特殊情况需要调剂的，应当在调剂后2日内将调剂情况分别报省级药品监督管理部门备案。

（3）送货方式：定点批发企业向医疗机构销售时，应当将药品送至医疗机构。医疗机构不得自行提货。

（4）零售：麻醉药品和第一类精神药品不得零售。

2．第二类精神药品的销售

（1）销售渠道：向取得使用资格的医疗机构以及依照《麻醉药品和精神药品管理条例》规定批准的其他单位销售。

（2）零售：经市级药品监督管理部门批准，实行统一进货、统一配送、统一管理的药品零售连锁企业可以从事零售业务。第二类精神药品零售企业应当凭执业医师出具的处方销售，并将处方保存 2 年备查；禁止超剂量或无处方销售；不得向未成年人销售，在难以确定购药者是否为未成年人的情况下，可查验购药者身份证明。

（3）购进。

① 全国性批发企业应当从定点生产企业购进麻醉药品和第一类精神药品。

② 区域性批发企业可以从全国性批发企业购进麻醉药品和第一类精神药品；经省级药品监督管理部门批准，也可以从定点生产企业购进麻醉药品和第一类精神药品。

③ 禁止使用现金进行交易，但是个人合法购买的除外。

四、麻醉药品和精神药品使用

（一）使用审批和印鉴卡管理

1．使用审批

（1）用于普通药品的生产：向省级药品监督管理部门报送年度需求计划，批准后，以麻醉药品和第一类精神药品为原料的，向定点生产企业购买；以第二类精神药品为原料的向定点批发企业或定点生产企业购买。

（2）用于非药品的生产：需要使用咖啡因作为原料的，经省级药品监督管理部门批准，向定点批发企业或定点生产企业购买。

（3）用于实验、教学活动：经省级药品监督管理部门批准，向定点批发企业或定点生产企业购买。

（4）用作标准品、对照品：经省级药品监督管理部门批准，向国务院药品监督管理部门批准的单位购买。

（5）用于医疗：医疗机构需要使用麻醉药品和第一类精神药品的，经市卫生主管部门批准，取得麻醉药品、第一类精神药品购用印鉴卡。医疗机构应当凭印鉴卡向本省定点批发企业购买。经批准可以开展与计划生育有关的临床医疗服务的计划生育技术服务机构需要使用麻醉药品和精神药品的，和医疗机构使用规定相同。

2．印鉴卡管理

（1）医疗机构取得印鉴卡的条件：有专职的麻醉药品和第一类精神药品管理人员；有获得麻醉药品和第一类精神药品处方资格的执业医师；有保证麻醉药品和第一类精神药品安全储存的设施和管理制度。

（2）医疗机构向设区的市级卫生行政部门提出申请《印鉴卡》，并提交下列材料：①《印鉴卡》申请表；②《医疗机构执业许可证》副本复印件；③ 麻醉药品和第一类精神药品安全储存设施情况及相关管理制度；④ 市级卫生行政部门规定的其他材料。

《印鉴卡》有效期满需换领新卡的医疗机构，还应当提交原《印鉴卡》有效期期间内麻醉药品、第一类精神药品使用情况。

（3）《印鉴卡》的变更：当《印鉴卡》中医疗机构名称、地址、医疗机构法人代表（负责人）、医疗管理部门负责人、药学部门负责人、采购人员等项目发生变更时，医疗机构应当在变更发生之日起 3 日内到市级卫生行政部门办理变更手续。

（4）《印鉴卡》的审批：市级卫生行政部门对经审核合格的医疗机构可发给《印鉴卡》，

并将取得《印鉴卡》的医疗机构情况抄送所在地同级药品监督管理部门、公安机关，报省级卫生行政部门备案。

（5）《印鉴卡》的有效期为 3 年。《印鉴卡》有效期满前 3 个月，医疗机构应当向市级卫生行政部门重新提出申请。

（二）处方资格及处方管理

1. 处方资格

执业医师取得麻醉药品和第一类精神药品的处方资格后，方可在本医疗机构开具处方，但不得为自己开具该种处方。

2. 处方管理

对麻醉药品和精神药品处方进行专册登记。麻醉药品处方至少保存 3 年，精神药品处方至少保存 2 年。

（三）借用和配制规定

（1）医疗机构抢救患者急需麻醉药品和第一类精神药品而本医疗机构无法提供时，可以从其他医疗机构或定点批发企业紧急借用；抢救工作结束后，应当及时将借用情况报所在地设区的市级药品监督管理部门和卫生主管部门备案。

（2）对临床需要而市场无供应的麻醉药品和精神药品，持有医疗机构制剂许可证和印鉴卡的医疗机构需要配制制剂的，应当经所在地省、自治区、直辖市人民政府药品监督管理部门批准。医疗机构配制的麻醉药品和精神药品制剂只能在本医疗机构使用，不得对外销售。

（3）乡镇卫生院以上医疗机构应加强对购进罂粟壳的管理，严格凭执业医师处方调配使用。

五、麻醉药品和精神药品储存与运输

（一）麻醉药品与第一类精神药品的储存

（1）储存单位应当设置储存专库，该专库应当符合下列 3 个要求：① 安装专用防盗门，实行双人双锁管理；② 具有相应的防火设施；③ 具有监控设施和报警装置，报警装置应当与公安机关报警系统联网。

（2）定点生产企业应当将麻醉药品原料药和制剂分别存放。

（3）使用单位应当设立专库或专柜，专库应当设有防盗设施并安装报警装置；专柜应当使用保险柜；专库和专柜应当实行双人双锁管理。

（4）应当配备专人负责管理工作，并建立专用账册。药品入库双人验收，出库双人复核，做到账、物相符。专用账册的保存期限应当自药品有效期期满之日起不少于 5 年。

（二）第二类精神药品的储存

经营企业应当在药品库房中设立独立的专库或专柜储存，并建立专用账册，实行专人管理。专用账册的保存期限应当自药品有效期期满之日起不少于 5 年。

（三）运输和邮寄管理

（1）麻醉药品和第一类精神药品的运输：① 铁路运输，使用集装箱或铁路行李车运输；② 公路或水路运输，由专人负责押运；③ 托运或自行运输，向省级药品监督管理部门申请领取运输证明。运输证明有效期为 1 年。运输证明应当由专人保管，不得涂改、转让、转借。托运人办理运输手续，应当将运输证明副本交付承运人。承运人应当查验、收存运输证明副本，并检查货物包装。没有运输证明或货物包装不符合规定的，承运人不得承运。承运人在运输过程中应当携带运输证明副本，以备查验。

（2）麻醉药品和精神药品的邮寄：寄件人应当提交省级药品监督管理部门出具的准予邮寄证明。邮政营业机构应当查验、收存准予邮寄证明；没有准予邮寄证明的，邮政营业机构不得收寄。省级邮政主管部门指定符合安全保障条件的邮政营业机构负责收寄，并依法查验。

（四）企业间药品运输信息管理要求

定点生产企业、全国性批发企业和区域性批发企业之间运输麻醉药品、第一类精神药品，发货人在发货前应当向所在地省、自治区、直辖市人民政府药品监督管理部门报送本次运输的相关信息。属于跨省、自治区、直辖市运输的，收到信息的药品监督管理部门应当向收货人所在地的同级药品监督管理部门通报；属于在本省、自治区、直辖市行政区域内运输的，收到信息的药品监督管理部门应当向收货人所在地设区的市级药品监督管理部门通报。

任务三　医疗用毒性药品的管理

案例启发

为做好毒性药品监管工作，保证人民用药安全有效，并防止发生中毒等严重事件，维护社会稳定，2002 年 10 月 14 日原国家食品药品监督管理局以“国药监安[2002]368号”文下发了“关于切实加强医疗用毒性药品监管的通知”。该通知要求：（1）高度重视毒性药品监管工作，进一步落实防范措施；（2）严格执行毒性药品管理规定，自觉规范生产、经营、使用行为；（3）开展毒性药品监管专项检查，切实消除各种不安全隐患。

问题：如何规范毒性药品的经营行为？如何规范毒性药品的使用环节管理？

一、医疗用毒性药品的界定和品种

（一）医疗用毒性药品界定和专用标志

（1）医疗用毒性药品（简称毒性药品）：毒性剧烈、治疗剂量与中毒剂量相近，使用不当会致人中毒或死亡的药品。

（2）品种。毒性药品品种由国家卫生和计划生育委员会（现国家卫生健康委员会）会同国家食品药品监督管理局（现国家药品监督管理局）、国家中医药管理局规定。

（3）专有标志：医疗用毒性药品的标志样式见图 9-1，颜色为黑白相间，黑底白字。

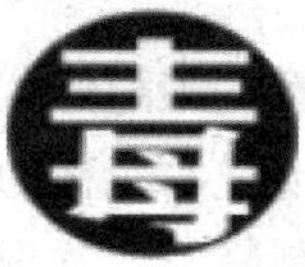

图 9-1　医疗用毒性药品专用标志

（二）医疗用毒性药品的品种

（1）毒性中药品种共 27 种：砒石（红砒、白砒）、砒霜、水银、生马前子、生川乌、生草乌、生白附子、生附子、生半夏、生南星、生巴豆、斑蝥、青娘虫、红娘虫、生甘遂、生狼毒、生藤黄、生千金子、生天仙子、闹羊花、雪上一枝蒿、白降丹、蟾酥、洋金花、红粉、轻粉、雄黄。

（2）西药毒药品种共 13 种：去乙酰毛花苷丙、阿托品、洋地黄毒苷、氢溴酸后马托品、三氧化二砷、毛果芸香碱、升汞、水杨酸毒扁豆碱、亚砷酸钾、氢溴酸东莨菪碱、士的宁、亚砷酸注射液、A 型肉毒毒素及其制剂。

二、生产、经营管理

（一）生产、经营资格管理

毒性药品的生产是由药品监督管理部门指定的药品生产企业承担；毒性药品的收购和经营，由药品监督管理部门指定的药品经营企业承担。

（二）医疗用毒性药品生产管理

（1）由省级药品监督管理部门制定医疗用毒性药品年度生产计划。

（2）药厂必须由医药专业人员负责生产、配制和质量检验，并建立严格的管理制度，严防与其他药品混杂。

（3）每次配料，必须经 2 人以上复核无误，并详细记录每次生产所用原料和成品数，经手人要签字备查。所有工具、容器要处理干净，以防污染其他药品。

（4）毒性药品的包装容器上必须印有毒药标志。在运输毒性药品的过程中，应当采取有效措施，防止发生事故。

（5）生产毒性药品及其制剂，必须严格执行生产工艺操作规程，在本单位药品检验人员的监督下准确投料，并建立完整的生产记录，保存 5 年备查。

（6）加工炮制毒性中药，必须按照《中国药典》或省级药品监督管理部门制定的炮制规范炮制。

（三）收购、经营、加工、储存、运输和使用毒性药品规定

（1）毒性药品的收购、经营，由各级药品监督管理部门指定的药品经营单位负责。经营单位必须建立健全保管、验收、领发、核对等制度。严防收假、发错，严禁与其他药品混杂，做到划定仓间或仓位，专柜加锁并由专人保管。

（2）医疗单位凭医师签名的正式处方供应和调配毒性药品。国营药店凭盖有医师所在的医疗单位公章的正式处方供应和调配毒性药品。

（3）每次处方剂量不得超过 2 日极量。调配处方时，必须认真负责，计量准确，按医嘱注明要求，并由配方人员及具有药师以上技术职称的复核人员签名盖章后方可发出。对处方未注明“生用”的毒性中药，应当付炮制品。如发现处方有疑问时，须经原处方医师重新审定后再行调配。处方 1 次有效，取药后处方保存 2 年备查。

（4）科研教学单位所需的毒性药品，必须持本单位的证明信，经单位所在地县级以上药品监督管理部门批准后，供应部门方可发售。

（四）A 型肉毒毒素的管理

药品批发企业只能将 A 型肉毒毒素制剂销售给医疗机构，未经指定的药品经营企业不得购销 A 型肉毒毒素制剂。药品零售企业不得零售 A 型肉毒毒素制剂。

三、药品类易制毒化学品管理

（一）药品类易制毒化学品的界定与分类

1．药品类易制毒化学品界定

（1）易制毒化学品：国家规定管制的可用于制造麻醉药品和精神药品的前体、原料和化学配剂等物质，流入非法渠道又可用于制造毒品。

（2）药品类易制毒化学品：《易制毒品化学品管理条例》中所确定的麦角酸、麻黄碱等物质。

（3）小包装麻黄碱：国家药品监督管理局指定生产的供教学、科研和医疗机构配制制剂使用的特定包装的麻黄碱原料药。

2．药品类易制毒化学品品种与分类

易制毒化学品分为 3 类。第一类是可以用于制毒的主要原料；第二类、第三类是可以用于制毒的化学配剂。药品类易制毒化学品属于第一类易制毒化学品。

国务院批准调整易制毒化学品分类和品种，涉及药品类易制毒化学品的，国家药品监督管理局应当及时调整并予公布。

目前，药品类易制毒化学品品种目录分为两类，即麦角酸和麻黄碱等物质：① 麦角酸；② 麦角胺；③ 麦角新碱；④ 麻黄碱、伪麻黄碱、消旋麻黄碱、苯丙醇胺（去甲麻黄碱）、甲基麻黄碱、麻黄浸膏、麻黄浸膏粉等麻黄碱类物质。

说明：所列物质包括可能存在的盐类；药品类易制毒化学品包括原料药及其单方制剂。

（二）药品类易制毒化学品的购销要求

（1）药品类易制毒化学品原料药的购销要求：

① 购买药品类易制毒化学品的，应当办理《药品类易制毒化学品购用证明》。

② 药品类易制毒化学品生产企业应当将药品类易制毒化学品原料药销售给取得《药品类易制毒化学品购用证明》的药品生产企业、药品经营企业和外贸出口企业。

③ 药品类易制毒化学品经营企业应当将药品类易制毒化学品原料药销售给本省、自治区、直辖市行政区域内取得《药品类易制毒化学品购用证明》的单位。

④ 药品类易制毒化学品经营企业之间不得购销药品类易制毒化学品原料药。

（2）教学科研单位购买药品类易制毒化学品的要求：教学科研单位只能凭《药品类易制毒化学品购用证明》从麻醉药品全国性批发企业、区域性批发企业和药品类易制毒化学品经营企业购买药品类易制毒化学品。

（3）药品类易制毒化学品单方制剂和小包装麻黄碱的购销要求：药品类易制毒化学品生产企业应当将药品类易制毒化学品单方制剂和小包装麻黄碱销售给麻醉药品全国性批发企业。

麻醉药品全国性批发企业、区域性批发企业应当按照《麻醉药品和精神药品管理条例》第三章规定的渠道销售药品类易制毒化学品单方制剂和小包装麻黄碱。麻醉药品区域性批发企业之间不得购销药品类易制毒化学品单方制剂和小包装麻黄碱。

麻醉药品区域性批发企业之间因医疗急需等特殊情况需要调剂药品类易制毒化学品单方制剂的，应当在调剂后 2 日内将调剂情况分别报所在地省、自治区、直辖市药品监督管理部门备案。

（4）药品类易制毒化学品禁止使用现金或实物进行交易。

（5）药品类易制毒化学品生产企业、经营企业销售药品类易制毒化学品，应当逐一建立购买方档案。

购买方为非医疗机构的，档案内容至少包括：① 购买方《药品生产许可证》《药品经营许可证》、企业营业执照等资质证明文件复印件；② 购买方企业法定代表人、主管药品类易制毒化学品负责人、采购人员姓名及其联系方式；③ 法定代表人授权委托书原件及采购人员身份证明文件复印件；④《药品类易制毒化学品购用证明》或麻醉药品调拨单原件；⑤ 销售记录及核查情况记录。

购买方为医疗机构的，档案应当包括医疗机构麻醉药品、第一类精神药品购用印鉴卡复印件和销售记录。

（6）药品类易制毒化学品生产企业、经营企业销售药品类易制毒化学品时，应当核查采购人员身份证明和相关购买许可证明，无误后方可销售，并保存核查记录。

发货应当严格执行出库复核制度，认真核对实物与药品销售出库单是否相符，并确保将药品类易制毒化学品送达购买方《药品生产许可证》或《药品经营许可证》所载明的地址，或医疗机构的药库。

在核查、发货、送货过程中发现可疑情况的，应当立即停止销售，并向所在地药品监督管理部门和公安机关报告。

任务四 放射性药品的管理

一、放射性药品的定义

放射性药品是指含有放射性核素或标记化合物的药品，在分子内或制剂内含有放射性，所放射出的射线具有较强的穿透力，当它通过人体时，可对人体组织发生电离作用。若使用不当，对人体会产生较大的危害。因此，国家把放射性药品纳入特殊管理的药品。

二、放射性药品的品种分类

按核素分类：一类是放射性核素本身即是药物的主要组成部分，如 131 碘、125 碘等，是利用其本身的生理、生化或理化特性以达到诊断或治疗的目的；另一类是利用放射性核素标记的药物如 131 碘-邻碘马尿酸钠，其示踪作用是通过被标记物本身的代谢过程来体现的。

按医疗用途分类：放射药品主要用于诊断治疗，即利用放射性药品对人体各脏器进行功能、代谢的检查以及动态或静态的体外显像，如甲状腺吸 131 碘试验、131 碘-邻碘马尿酸钠肾图及甲状腺、脑、肝、肾显像等；少量用于治疗，如 131 碘治疗甲亢，32 磷、90 锶敷贴治疗皮肤病等。

三、放射性药品的标准管理

放射性药品是一类特殊药品，它释放出的射线具有穿透性，当其通过人体时，可与组织发生电离作用，因此对它的质量要求比一般药品更需严加监督检查，以保证达到诊断与治疗的目的又不使正常组织受到损害。所谓放射性药品标准管理即指药检机构根据国家制定的标准对药品质量进行监督检查。放射性药品的监督检查可以概括为三个方面：

① 物理检查（检查性状、放射性纯度及强度）；

② 化学检查（包括 pH 值、放射化学纯度、载体含量等）；

③ 生物检查（要求无菌、无热原，进行生物学特殊实验）。

四、放射性药品的管理制度

（1）必须建立放射性药品管理制度。

（2）放射性药品是指用于临床诊断或者治疗的放射性核素制剂或者其标记药物。主要包括裂变制品、推照制品、加速器制品、放射性同位素发生器及其配套药盒、放射免疫分析药盒等。

（3）医院使用放射性药品必须取得《放射性药品使用许可证》。《放射性药品使用许可证》有效期为 5 年，期满前 6 个月向省级药品监督管理局提出申请换证。

（4）放射产品必须从生产企业直接采购，不得经过任何中介单位和个人。

（5）放射性药品的使用科室为核医学科。核医学科必须具备与其医疗任务相适应的并经核医学技术培训的技术人员。

（6）放射性药品的采购由使用科室至少提前 1 周提出《放射性药品领药计划单》，药剂科采购人员复核后交药剂科主任、分管院长审批，定点采购。

（7）放射性药品应存放于指定的活性实验室内，并有安全防护措施。

（8）放射性药品的质量检查验收，不良反应收集由核医学科负责。

（9）放射性药品使用后废物（包括患者排出物）应分类处理，并按照国家环保和辐射防护的有关规定处置。

五、意外事故的处理

发生意外事故（如放射性药品的撒、漏等），应及时封闭被污染的现场和迅速切断污染的来源，防止事故的扩大，对受污染人员及时采取必要的去污措施，若污染严重须报告上级有关部门和领导；若发生放射性药品源丢失或被盗，应立即追查去向并向主管部门报告。

任务五 疫苗流通管理

案例启发

2016 年 3 月，山东警方破获一起案值 5.7 亿元的非法疫苗案（以下简称“山东疫苗案”)。此案中疫苗为非法购进且疫苗未经严格冷链存储即运输销往全国 24 个省市。疫苗含 25 种儿童、成人用二类疫苗。此次涉及疫苗买卖线索的共有安徽、北京、福建、甘肃、广东、广西、贵州、河北、河南、黑龙江、湖北、吉林、江苏、江西、重庆、浙江、四川、陕西、山西、山东、湖南、辽宁、内蒙古、新疆等 24 个省、自治区、直辖市的近 80 个市县。

2017 年 5 月 19 日，“山东疫苗案”经二审，对主犯庞某及其女儿孙某维持原判，两人以非法经营罪分别获有期徒刑十九年、六年，并没收全部财产近 800 万元。

2018 年 2 月 2 日，贾某、倪某等 4 人非法向“山东疫苗案”主犯庞某销售疫苗一案，经江苏省泰州市中级人民法院二审宣判，驳回上诉、维持原判。

问题：什么是疫苗？疫苗的流通有哪些特殊管理规定？

一、疫苗的定义及分类

（一）疫苗的定义

我国《疫苗流通和预防接种管理条例》规定：疫苗，是指为预防、控制传染病的发生、流行，用于人体预防接种的疫苗类预防性生物制品。

（二）疫苗的分类

疫苗分为两类。免疫规划疫苗，是指政府免费向公民提供，公民应当依照政府的规定受种的疫苗，包括国家免疫规划确定的疫苗，省、自治区、直辖市人民政府在执行国家免疫规划时增加的疫苗，以及县级以上人民政府或者其卫生主管部门组织的应急接种或者群体性预防接种所使用的疫苗；非免疫规划疫苗，是指由公民自费并且自愿受种的其他疫苗。

二、疫苗的流通管理

1．疫苗的采购管理

采购疫苗，应当通过省级公共资源交易平台进行。省级疾病预防控制机构应当根据国家免疫规划和本地区预防、控制传染病的发生、流行的需要，制定本地区第一类疫苗的使用计划（以下称使用计划），并向依照国家有关规定负责采购第一类疫苗的部门报告，同时报同级人民政府卫生主管部门备案。使用计划应当包括疫苗的品种、数量、供应渠道与供应方式等内容。

依照国家有关规定负责采购第一类疫苗的部门应当依法与疫苗生产企业签订政府采购合同，约定疫苗的品种、数量、价格等内容。疫苗生产企业应当按照政府采购合同的约定，向省级疾病预防控制机构或者其指定的其他疾病预防控制机构供应第一类疫苗，不得向其他单位或者个人供应。

2．专有标识

疫苗生产企业应当在其供应的纳入国家免疫规划疫苗的最小外包装的显著位置,标明“免费”字样以及国务院卫生主管部门规定的“免疫规划”专用标识。具体管理办法由国务院药品监督管理部门会同国务院卫生主管部门制定。

3．疫苗的逐级分发

省级疾病预防控制机构应当做好分发第一类疫苗的组织工作，并按照使用计划将第一类疫苗组织分发到设区的市级疾病预防控制机构或者县级疾病预防控制机构。

县级疾病预防控制机构应当按照使用计划将第一类疫苗分发到接种单位和乡级医疗卫生机构。

乡级医疗卫生机构应当将第一类疫苗分发到承担预防接种工作的村医疗卫生机构。

医疗卫生机构不得向其他单位或者个人分发第一类疫苗。

分发第一类疫苗，不得收取任何费用。

4．第二类疫苗的采购与配送

第二类疫苗由省级疾病预防控制机构组织在省级公共资源交易平台集中采购，由县级疾病预防控制机构向疫苗生产企业采购后供应给本行政区域的接种单位。

疫苗生产企业应当直接向县级疾病预防控制机构配送第二类疫苗，或者委托具备冷链储存、运输条件的企业配送。接受委托配送第二类疫苗的企业不得委托配送。

县级疾病预防控制机构向接种单位供应第二类疫苗可以收取疫苗费用以及储存、运输费用。疫苗费用按照采购价格收取，储存、运输费用按照省、自治区、直辖市的规定收取。收费情况应当向社会公开。

三、疫苗储存、运输管理规范

1．疫苗储存、运输的设施设备

疾病预防控制机构、接种单位、疫苗生产企业、接受委托配送疫苗的企业应当遵守疫苗储存、运输管理规范，保证疫苗质量。疫苗储存、运输的全过程应当始终处于规定的温度环境，不得脱离冷链，并定时监测、记录温度。对于冷链运输时间长、需要配送至偏远地区的疫苗，省级疾病预防控制机构应当提出加贴温度控制标签的要求。

省级疾病预防控制机构、疫苗生产企业、疫苗配送企业、疫苗仓储企业应当根据疫苗储存、运输的需要，配备普通冷库、低温冷库、冷藏车和自动温度监测器材或设备等。设区的市级、县级疾病预防控制机构应当配备普通冷库、冷藏车或疫苗运输车、低温冰箱、普通冰箱、冷藏箱（包）、冰排和温度监测器材或设备等。接种单位应当配备普通冰箱、冷藏箱（包）、冰排和温度监测器材或设备等。

2．疾病预防控制机构、接种单位的疫苗储存、运输设施设备管理和维护要求

用于疫苗储存的冷库容积应当与储存需求相适应，应当配有自动监测、调控、显示、记录温度状况以及报警的设备，备用制冷机组、备用发电机组或安装双路电路。冷藏车能自动调控、显示和记录温度状况。冰箱的补充、更新应当选用具备医疗器械注册证的医用冰箱。冷藏车、冰箱、冷藏箱（包）在储存、运输疫苗前应当达到相应的温度要求。自动温度监测设备，温度测量精度要求在 ±0.5 °C 范围内；冰箱监测用温度计，温度测量精度要求在 ±1 °C 范围内。

3．疫苗储存、运输的温度监测

疾病预防控制机构、接种单位、疫苗生产企业、疫苗配送企业、疫苗仓储企业必须按照疫苗使用说明书、《预防接种工作规范》等有关疫苗储存、运输的温度要求储存和运输疫苗。采用自动温度监测器材或设备对冷库进行温度监测，须同时每天上午和下午至少各进行一次人工温度记录（间隔不少于 6 小时），并填写“冷链设备温度记录表”。

采用温度计对冰箱（包括普通冰箱、低温冰箱）进行温度监测，须每天上午和下午各进行一次温度记录（间隔不少于 6 小时），并填写“冷链设备温度记录表”。温度计应当分别放置在普通冰箱冷藏室及冷冻室的中间位置，低温冰箱的中间位置。每次应当测量冰箱内存放疫苗的各室温度，冰箱冷藏室温度应当控制在 2～8 °C，冷冻室温度应当控制在≤ –15 °C。有条件的地区或单位可以应用自动温度监测器材或设备对冰箱进行温度监测记录。

疫苗配送企业、疾病预防控制机构、接种单位应当对疫苗运输过程进行温度监测，并填写“疫苗运输温度记录表”。记录内容包括疫苗运输工具、疫苗冷藏方式、疫苗名称、生产企业、规格、批号、有效期、数量、用途、启运和到达时间、启运和到达时的疫苗储存温度和环境温度、启运至到达行驶里程、送/收疫苗单位、送/收疫苗人签名。运输时间超过 6 小时，须记录途中温度。途中温度记录时间间隔不超过 6 小时。对于冷链运输时间长、需要配送至偏远地区的疫苗，省级疾病预防控制机构应当对疫苗生产企业提出加贴温度控制标签的要求，并在招标文件中提出。疫苗生产企业应当根据疫苗的稳定性选用合适规格的温度控制标签。疫苗储存、运输过程中的温度记录可以为纸质或可识读的电子格式，温度记录要求保存至超过疫苗有效期 2 年备查。

4．疫苗储存、运输中温度异常的管理

疫苗应当在批准的温度范围（控制温度）内储存、运输。疫苗生产企业应当评估疫苗储存、运输过程中出入库、装卸等常规操作产生的温度偏差对疫苗质量的影响及可接收的条件。符合接收条件的，疫苗配送企业、疾病预防控制机构、接种单位应当接收疫苗。疾病预防控制机构、接种单位采用冰箱、冷藏箱（包）储存疫苗的，在存放、取用疫苗时应当及时开关冰箱、冷藏箱（包）门/盖，尽可能减少疫苗暴露于控制温度范围外的时间。在特殊情况下，

如停电、储存运输设备发生故障，造成温度异常的，须填写“疫苗储存和运输温度异常情况记录表”。疫苗生产企业应当及时启动重大偏差或次要偏差处理流程，评估其对产品质量的潜在影响，并将评估报告提交给相应单位。经评估对产品质量没有影响的，可继续使用。经评估对产品质量产生不良影响的，应当在当地卫生行政部门和药品监督管理部门的监督下销毁。

四、疫苗销售和收货

疫苗生产企业在销售疫苗时，应当提供由药品检验机构依法签发的生物制品每批检验合格或者审核批准证明复印件，并加盖企业印章；销售进口疫苗的，还应当提供进口药品通关单复印件，并加盖企业印章。

疾病预防控制机构、接种单位在接收或者购进疫苗时，应当向疫苗生产企业索取前款规定的证明文件，并保存至超过疫苗有效期 2 年备查。

疫苗生产企业应当依照药品管理法和国务院药品监督管理部门的规定，建立真实、完整的销售记录，并保存至超过疫苗有效期 2 年备查。

疾病预防控制机构应当依照国务院卫生主管部门的规定，建立真实、完整的购进、储存、分发、供应记录，做到票、账、货、款一致，并保存至超过疫苗有效期 2 年备查。疾病预防控制机构接收或者购进疫苗时应当索要疫苗储存、运输全过程的温度监测记录；对不能提供全过程温度监测记录或者温度控制不符合要求的，不得接收或者购进；并应当立即向药品监督管理部门、卫生主管部门报告。

实训十 麻醉药品和精神药品经营、使用资格申办模拟

实训目的

（1）掌握《麻醉药品和第一类精神药品购用印鉴卡》的申领程序。

（2）熟悉麻醉药品和精神药品定点批发企业的申办程序。

实训环境

（1）《药事管理与法规》教材及参考资料。

（2）电脑、手机、网络。

实训内容

一、前期准备

（1）学习原卫生部《关于印发〈麻醉药品、第一类精神药品购用印鉴卡管理规定〉的通知》。见参考资料。

（2）根据该通知整理出《印鉴卡》申请程序。

（3）学习麻醉药品和精神药品定点企业申办程序，见参考资料。

（4）任选一种定点企业类别，画出其申办程序流程图、列出申办资料清单。

（5）自行查阅资料。

二、完成下列实训任务。

任务 1：正确填写《麻醉药品、第一类精神药品购用印鉴卡》申请表（表 9-3）。

表 9-3 《麻醉药品、第一类精神药品购用印鉴卡》申请表

医疗机构名称			
医疗机构代码			
地　址			
电话号码		邮政编码	
床位数		平均日门诊量	

续表

<table>
<tr><td>具有麻醉药品、第一类精神药品处方权执业医师数量</td><td colspan="2"></td><td colspan="2" rowspan="3">医疗机构公章：

年　月　日</td></tr>
<tr><td>药学部门负责人签章</td><td colspan="2"></td></tr>
<tr><td>医疗机构法定代表人（负责人）签章</td><td colspan="2"></td></tr>
<tr><td>批准单位意见</td><td colspan="4">审核人签字：　　　（公章）

年　月　日</td></tr>
<tr><td></td><td></td><td></td><td></td><td></td></tr>
</table>

注：口腔医疗机构在“床位数”栏需同时填写床位数和牙椅数，如无病床，只填写牙椅数。

任务 2：正确填写《申报麻醉药品和精神药品定点经营申请表》。

任务 3：对照二类精神药品零售企业验收标准，进行模拟评分。

实训评价

以小组为单位上交申报麻醉药品和精神药品定点经营申请表（表 9-4）、模拟评分表（表 9-5、表 9-6），教师评价，记入过程考核成绩。

表 9-4　申报麻醉药品和精神药品定点经营申请表

<table>
<tr><td colspan="5">企业名称</td><td colspan="4">申报定点类别</td></tr>
<tr><td colspan="5"></td><td colspan="4"></td></tr>
<tr><td colspan="3">药品经营许可证号</td><td colspan="2">经营规模</td><td colspan="4">企业地址</td></tr>
<tr><td colspan="3"></td><td colspan="2"></td><td colspan="4"></td></tr>
<tr><td>法人</td><td>企业负责人</td><td>质量负责人</td><td>特药负责人</td><td>联系人</td><td>电话</td><td>传真</td><td colspan="2">邮政编码</td></tr>
<tr><td></td><td></td><td></td><td></td><td></td><td></td><td></td><td colspan="2"></td></tr>
<tr><td colspan="3">销售额（万元）</td><td colspan="3">利税（率）</td><td colspan="3">资产负债率</td></tr>
<tr><td>2018 年</td><td>2019 年</td><td>2020 年</td><td>2018 年</td><td>2019 年</td><td>2020 年</td><td>2018 年</td><td>2019 年</td><td>2020 年</td></tr>
<tr><td></td><td></td><td></td><td></td><td></td><td></td><td></td><td></td><td></td></tr>
<tr><td colspan="9">企业申报事由及自查情况：</td></tr>
</table>

续表

受理部门检查情况：（企业填写、印制上页，此页药监部门填。区域性批发企业检查意见示例） 受省食品药品监督管理局委托，检查组按照“××省麻醉药品和第一类精神药品区域性定点批发企业验收标准”，对该企业（拟）经营麻醉药品和第一类精神药品区域性批发业务的情况进行了现场检查，情况如下： 企业依法取得《药品经营许可证》《营业执照》，通过GSP认证；具有药品配送能力，普通药品的销售已经形成本地区经营网络；连续三年在本地区药品经营行业中，经营规模、销售额、利税率、资产负债率等综合指标位居前列；具备经营60%以上品种规格的麻醉药品和第一类精神药品的能力，并保证储备2个月销售量的麻醉药品和第一类精神药品；具有保证供应责任区域内医疗机构所需麻醉药品和第一类精神药品的能力，无不能及时供应的用户投诉；单位及其工作人员近2年内没有违反有关禁毒的法律、行政法规规定的行为，单位近2年内无违规经营或经销假劣药品行为，未发生过特殊药品被盗和特殊药品流弊问题；储存麻醉药品和第一类精神药品的专库符合要求；建立（修订）了保证麻醉药品和第一类精神药品安全经营的管理制度。符合麻醉药品和第一类精神药品区域性定点批发企业标准。 检查人签字：　　　年　　月　　日
受理部门审查意见：

表9-5　××省第二类精神药品零售企业验收标准

序号	考核内容	应得分	考核办法及评分标准	实得分	说明
1	药品零售连锁总部及第二类精神药品零售门店依法取得《药品经营许可证》《营业执照》，通过GSP认证	否决项	查许可证、营业执照和GSP认证证书		
2	药品零售连锁企业对其所属的经营第二类精神药品的门店，严格执行统一进货、统一配送和统一管理。药品零售连锁企业门店所零售的第二类精神药品，应当由本企业直接配送，不得委托配送	否决项			
3	在药品库房中设立独立的专库或者专柜储存第二类精神药品，并建立专用账册，实行专人管理。专用账册的保存期限自药品有效期期满之日起不少于5年	否决项			
4	配备专人负责第二类精神药品经营管理	否决项			
5	单位近2年内无违规经营或经销假劣药品行为，未发生过特殊药品被盗和特殊药品流弊问题	否决项	查质量公报、省市档案		
6	第二类精神药品管理人员和直接业务人员相对稳定	15分	缺一项扣7.5分		

续表

序号	考核内容	应得分	考核办法及评分标准	实得分	说明
7	第二类精神药品管理人员和直接业务人员每年接受不少于10学时的麻醉药品和精神药品管理业务培训	15分	缺一项扣7.5分		
8	凭执业医师处方、按剂量零售第二类精神药品，处方保存2年备查。未向未成年人销售第二类精神药品	20分	未执行不得分		
9	处方复核人员为执业药师或其他依法经过资格认定的药学技术人员，按规定剂量销售第二类精神药品	否决项			
10	有企业、门店经营第二类精神药品的安全管理制度	20分	无制度不得分		
11	企业、单位之间购销麻醉药品和精神药品未使用现金进行交易	否决项			
12	建立了安全经营的评价机制。定期对安全制度的执行情况进行考核，保证制度的执行，并根据有关管理要求和企业经营实际，及时进行修改、补充和完善；定期对安全设施、设备进行检查、保养和维护，并记录	20分	缺一项扣10分		
13	对过期、损坏的麻醉药品和精神药品应当登记造册，及时向所在地县级以上药品监督管理部门申请销毁	10分			
合计	1. 有一项否决项则判定为不合格。2. 总分100分，得分率70%以上为合格				

表9-6　特殊药品经营企业设区市局初审（审批）情况汇总表

<table>
<tr><td>序号</td><td>企业名称</td><td>申报定点类别</td><td>企业地址</td><td>邮政编码</td><td>法人</td><td>企业负责人</td><td>质量负责人</td><td>特药经营管理负责人</td><td>联系人</td><td>电话</td><td>传真</td><td>备注</td></tr>
<tr><td rowspan="4"></td><td rowspan="4"></td><td></td><td></td><td></td><td></td><td></td><td></td><td></td><td></td><td></td><td></td><td rowspan="4"></td></tr>
<tr><td rowspan="2">药品经营许可证号</td><td rowspan="2">经营规模</td><td colspan="3">销售额（万元）</td><td colspan="3">利税（万元）</td><td colspan="3">资产负债率</td></tr>
<tr><td>2018年</td><td>2019年</td><td>2020年</td><td>2018年</td><td>2019年</td><td>2020年</td><td>2018年</td><td>2019年</td><td>2020年</td></tr>
<tr><td></td><td></td><td></td><td></td><td></td><td></td><td></td><td></td><td></td><td></td><td></td></tr>
</table>

续表

序号	企业名称	申报定点类别	企业地址	邮政编码	法人	企业负责人	质量负责人	特药经营管理负责人	联系人	电话	传真	备注

药品经营许可证号	经营规模	销售额（万元）			利税（万元）			资产负债率		
		2018年	2019年	2020年	2018年	2019年	2020年	2018年	2019年	2020年

序号	企业名称	申报定点类别	企业地址	邮政编码	法人	企业负责人	质量负责人	特药经营管理负责人	联系人	电话	传真	备注

药品经营许可证号	经营规模	销售额（万元）			利税（万元）			资产负债率		
		2018年	2019年	2020年	2018年	2019年	2020年	2018年	2019年	2020年

市局意见：（盖章）

年　月　日

（注："申报定点类别"指全国性批发企业、区域性批发企业、第二类精神药品批发企业或第二类精神药品零售企业）

项目九 目标检测

1. A 型题（单项选择题）

（1）医院从药品批发企业购进第一类精神药品时（　　）。

A. 应由医院自行到药品批发企业提货

B. 应由药品批发企业将药品送至医院

C. 应由公安部门协助药品批发企业将药品送至医院

D. 应由公安部门监督药品批发企业将药品送至医院

（2）药品经营企业一般情况下不得经营（　　）。

A. 麻醉药品原料药　　B. 第一类精神药品制剂

C. 第二类精神药品原料　　D. 麻醉药品制剂

（3）在本医疗机构可以开具麻醉药品和第一类精神药品处方的人员条件为（　　）。

A. 具有麻醉药品和第一类精神药品处方资格的执业医师

B. 具有麻醉药品和第一类精神药品处方资格的执业药师

C. 具有医师以上专业技术职务

D. 取得执业药师资格的药师

（4）关于第二类精神药品零售企业的叙述，下列错误的是（　　）。

A. 不得向未成年人销售第二类精神药品

B. 零售第二类精神药品时，处方应经执业药师或其他依法经过资格认定的药学技术人员复核

C. 禁止超剂量或无处方销售第二类精神药

D. 将处方保存 3 年备查

（5）以下说法错误的是（　　）。

A. 医疗机构抢救患者急需麻醉药品和第一类精神药品而本医疗机构无法提供时，可以从其他医疗机构或定点批发企业紧急借用

B. 医疗机构配制的麻醉药品和精神药品制剂只能在本医疗机构使用，不得对外销售

C. 医疗机构需要使用麻醉药品和第一类精神药品的，应当经所在地设区的市级药品监督管理部门批准，取得麻醉药品、第一类精神药品购用印鉴卡

D. 禁止使用现金进行麻醉药品和精神药品交易，但是个人合法购买麻醉药品和精神药品的除外

（6）根据《麻醉药品、第一类精神药品购用印鉴卡管理规定》，下列项目变更时不必办理印鉴卡变更手续的是（　　）。

A. 医疗机构负责人　　B. 医疗管理部门负责人

C. 药学部门负责人　　D. 具有麻醉药品处方审核资格的药师

（7）根据《医疗用毒性药品管理办法》，关于医疗用毒性药品处方和调剂的做法，错误的是（　　）。

A. 医疗单位供应和调配毒性药品，应凭医师签名的正式处方

B. 每次处方剂量不得超过 3 日极量

C. 对处方未注明“生用”的毒性中药，应当付炮制品

D. 处方一次有效，取药后处方保存 2 年备查

（8）根据《疫苗流通和预防接种管理条例》，疫苗分为两类，下列属于第二类疫苗的是（　　）。

A. 公民自费并自愿受种的疫苗

B. 政府免费向公民提供，公民依照政府的规定受种的疫苗

C. 县级以上人民政府组织的应急接种所使用的疫苗

D. 县级以上卫生行政主管部门组织的群体性预防接种所使用的疫苗

（9）处方为淡红色且处方右上角标注“麻”的药品是（　　）。

A. 三唑仑　　B. 美沙酮　　C. 麦角胺咖啡因　　D. 曲马多

（10）医疗机构需取得印鉴卡才可以购买的药品有（　　）。

A. 三唑仑　　B. 咖啡因　　C. 地西泮　　D. 曲马多

（11）属于含特殊药品复方制剂的品种范围的药品是（　　）。

A. 哌甲酯　　B. 复方甘草片

C. 麦角胺咖啡因　　D. 曲马多

（12）毒性药品生产记录保存期限为（　　）。

2. B 型题（配伍选择题）

[（13）~（16）]

A. 蓝色与白色相间　　B. 绿色与白色相间

C. 黑色与白色相间　　D. 红色与白色相间

（13）麻醉药品专用标志颜色为（　　）。

（14）精神药品专用标志颜色为（　　）。

（15）医疗用毒性药品专用标志颜色为（　　）。

（16）外用药品专用标志颜色为（　　）。

[（17）~（20）]

A. 1 年　　B. 2 年　　C. 3 年　　D. 5 年

（17）麻醉药品处方的保存期限为（　　）。

（18）第一类精神药品处方的保存期限为（　　）。

（19）麻醉药品和第一类精神药品专用账册的保存期限为（　　）。

（20）第二类精神药品专用账册的保存期限（　　）。

[（21）~（24）]

A. 应当付炮制品

B. 必须经 2 人以上复核无误

C. 凭医师签名的正式处方

D. 凭盖有医师所在的医疗单位公章的正式处方

（21）医疗单位供应和调配毒性药品（　　）。

（22）国营药店供应和调配毒性药品（　　）。

（23）对处方未注明“生用”的毒性中药（　　）。

（24）毒性药品生产每次配料（　　）。

[（25）~（27）]

A. 第一类疫苗　　B. 第二类疫苗

C. 第三类疫苗　　D. 第四类疫苗

（25）政府免费向公民提供，公民应当依照政府的规定受种的疫苗，包括国家免疫规划确定的疫苗为（　　）。

（26）省、自治区、直辖市人民政府在执行国家免疫规划时增加的疫苗为（　　）。

（27）由公民自费并且自愿受种的其他疫苗是（　　）。

[（28）~（31）]

A. 可以向疾病预防控制机构、接种单位、其他疫苗批发企业销售第二类疫苗

B. 可以向接种单位供应第二类疫苗

C. 不得直接向接种单位供应第二类疫苗

D. 可向疾病防控机构、接种单位、疫苗批发企业销售本企业生产的第二类疫苗

（28）疫苗生产企业（　　）。

（29）疫苗批发企业（　　）。

（30）县级疾病预防控制机构（　　）。

（31）设区的市级以上疾病预防控制机构（　　）。

3．C 型题（综合分析选择题）

[（32）~（34）]

2012 年 4 月，山东省某市公安部门披露，经过缜密侦查，3 月份时该市公安部门将 2 个利用新康泰克胶囊提炼冰毒的制毒团伙共 7 名涉案成员抓获归案，共缴获冰毒 60 多克以及大量半成品。据悉，本案中犯罪嫌疑人分多次购买了近千盒新康泰克胶囊，导致不少药店甚至因此断货。新康泰克胶囊又称复方盐酸伪麻黄碱缓释胶囊，里面含有的盐酸伪麻黄碱经过加工能提炼出麻黄碱。

（32）本案中的麻黄碱属于（　　）。

A. 麻醉药品　　B. 精神药品　　C. 毒品　　D. 药品类易制毒化学品

（33）本案中的新康泰克胶囊属于（　　）。

A. 麻醉药品　　B. 药品类易制毒化学品

C. 含特殊药品复方制剂　　D. 医疗用毒

（34）药品零售企业销售新康泰克胶囊时，除处方药按处方剂量销售外，一次销售不得超过几盒？（　　）

A. 1　　B. 2　　C. 3　　D. 5

项目十　药品信息管理

【学习目标】

知识目标

（1）掌握药品标签和说明书管理的相关知识。

（2）熟悉药品广告相关规定。

（3）了解药品价格管理。

技能目标

能正确、准确地从药品标签和说明书中获取有效信息。

任务一　药品标签和说明书管理

案例启发

某药品监管局在日常监督检查中，在一药品批发企业的冰箱内发现该企业购进某药品生产企业生产的“人血清蛋白”，共 99 瓶，每瓶内包装标签上载明：“批准文号：国药准字 S1097008，规格：20%·5g。”每瓶内装“人血清蛋白使用说明书”一份，载明：“批准文号：国药准字 S1097009，规格：蛋白浓度 20%，装量为 10g/瓶”。该药品的标签明显与说明书内容不符。

问题：该企业是否存在违法行为？如果存在请列出违反的相关法规。

一、药品标签管理

（一）药品标签的概念及分类

1．药品标签的概念

药品的标签是指药品包装上印有或者贴有的内容。

2．药品标签的分类

（1）内标签（直接接触药品包装的标签）。

（2）外标签（内标签以外的其他包装的标签）。

（二）药品标签的内容

1．药品标签的主要内容

药品标签的主要内容如表 10-1 所示。

表 10-1　药品标签的内容

<table>
<tr><th></th><th>标签共有内容</th><th>标签特有内容</th></tr>
<tr><td>内标签</td><td rowspan="2">药品通用名称、产品批号、有效期、生产日期、生产企业、规格、适应证或者功能主治、用法用量</td><td>/</td></tr>
<tr><td>外标签</td><td>贮藏、批准文号、不良反应、禁忌、注意事项、成分、性状</td></tr>
<tr><td>运输/储藏包装标签</td><td>贮藏、批准文号、包装数量、运输注意事项</td><td>规格</td></tr>
<tr><td>原料药标签</td><td></td><td>执行标准</td></tr>
</table>

注：中药材、中药饮片的标签管理规定由国家药品监督管理局另行制定。

（三）药品标签相关规定

为规范药品说明书和标签的管理，2006 年 3 月 10 日根据《中华人民共和国药品管理法》和《中华人民共和国药品管理法实施条例》，经原国家食品药品监督管理局局务会审议通过并于 2006 年 6 月 1 日起施行的《药品说明书和标签管理规定》中要求：在中华人民共和国境内上市销售的药品，其标签应当符合本规定的要求并由国家食品药品监督管理局予以核准。该规定对药品标签中的文字、内容、药品名称、有效期方面均作了规定。

1．文字管理

（1）药品标签的文字表述应当科学、规范、准确。

（2）药品标签中的文字应当清晰易辨，标识应当清楚醒目，不得有印字脱落或者黏贴不牢等现象，不得以黏贴、剪切、涂改等方式进行修改或者补充。

（3）药品标签应当使用国家语言文字工作委员会公布的规范汉字，增加其他文字对照的，应当以汉字表述为准。

2．内容管理

（1）药品标签应当以说明书为依据，其内容不得超出说明书的范围，不得印有暗示疗效、误导使用和不适当宣传产品的文字和标识。

（2）药品的内标签应当注明药品通用名称、成分、性状、适应证或者功能主治、规格、用法用量、生产日期、产品批号、有效期、生产企业等内容。包装尺寸过小无法全部标明上述内容的，至少应当标注药品通用名称、规格、产品批号、有效期等内容。

（3）药品外标签应当注明药品通用名称、成分、性状、适应证或者功能主治、规格、用法用量、不良反应、禁忌、注意事项、贮藏、生产日期、产品批号、有效期、批准文号、生产企业等内容。适应证或者功能主治、用法用量、不良反应、禁忌、注意事项不能全部注明的，应当标出主要内容并注"详见说明书"字样。

（4）用于运输、储藏的包装的标签至少应当注明药品通用名称、规格、贮藏、生产日期、产品批号、有效期、批准文号、生产企业，也可以根据需要注明包装数量、运输注意事项或者其他标记等必要内容。

（5）原料药的标签应当注明药品名称、贮藏、生产日期、产品批号、有效期、执行标准、批准文号、生产企业，同时还需注明包装数量以及运输注意事项等必要内容。

（6）中药饮片标签必须注明品名、规格、产地、生产企业、产品批号、生产日期。实施批准文号管理的中药饮片还必须注明批准文号。

（7）同一药品生产企业生产的同一药品的药品规格和包装规格均相同的，其标签的内容、格式及颜色必须一致；药品规格或者包装规格不同的，其标签应当明显区别或者规格项明显标注。同一药品生产企业生产的同一药品，分别按处方药与非处方药管理的，两者的包装颜色应当明显区别。

（8）特殊贮藏要求的药品应当在标签的醒目位置注明。

（9）警示语。出于保护公众健康和指导正确合理用药的目的，药品生产企业可以主动提出在标签上加注警示语，国家药品监督管理局也可以要求药品生产企业在标签上加注警示语。

3．药品名称和注册商标管理

（1）药品标签中标注的药品名称必须符合国家药品监督管理局公布的药品通用名称和商品名称的命名原则，并与药品批准证明文件的相应内容一致。

（2）药品通用名称是指列入国家药品标准的药品名称，其应当显著、突出，且字体、字号和颜色必须一致。对于横版标签，必须在上三分之一范围内显著位置标出；对于竖版标签，必须在右三分之一范围内显著位置标出；不得选用草书、篆书等不易识别的字体，不得使用斜体、中空、阴影等形式对字体进行修饰；字体颜色应当使用黑色或者白色，与相应的浅色或者深色背景形成强烈反差；除因包装尺寸的限制而无法同行书写的，不得分行书写。

（3）药品商品名称是指经国家药品监督管理部门批准的特定企业使用的该药品专用的商品名称，其不得与通用名称同行书写，其字体和颜色不得比通用名称更突出和显著，其字体以单字面积计不得大于通用名称所用字体的二分之一。

（4）药品标签中禁止使用未经注册的商标以及其他未经国家药品监督管理局批准的药品名称。

（5）药品标签使用注册商标的，应当印刷在药品标签的边角，含文字的，其字体以单字面积计不得大于通用名称所用字体的四分之一。

4．有效期的标注方法

（1）药品标签中的有效期应当按照年、月、日的顺序标注，年份用四位数字表示，月、日用两位数表示。其具体标注格式为“有效期至 XXXX 年 XX 月”或者“有效期至 XXXX 年 XX 月 XX 日”；也可以用数字和其他符号表示为“有效期至 XXXX.XX.”或者“有效期至 XXXX/XX/XX”等。

（2）预防用生物制品有效期的标注按照国家药品监督管理局批准的注册标准执行，治疗用生物制品有效期的标注自分装日期计算，其他药品有效期的标注自生产日期计算。

（3）有效期若标注到日，应当为起算日期对应年月日的前一天，若标注到月，应当为起算月份对应年月的前一月。

5．专用标识的管理

麻醉药品、精神药品、医疗用毒性药品、放射性药品、外用药品和非处方药品等国家规定有专用标识的，其说明书和标签必须印有规定的标识。

二、药品说明书管理

（一）药品说明书的概念

药品说明书是国家药品监督管理部门批准的由药品企业印制并提供的，包含药理学、毒理学、药效学、医学等药品安全性、有效性重要科学数据和结论的说明性文件，具有技术意义和法律意义，并用以指导临床正确使用药品的指示说明。

（二）药品说明书的内容要求

（1）药品说明书应当包含药品安全性、有效性的重要科学数据、结论和信息，用以指导安全、合理使用药品。药品说明书的具体格式、内容和书写要求由国家药品监督管理局制定并发布。

（2）药品说明书对疾病名称、药学专业名词、药品名称、临床检验名称和结果的表述，应当采用国家统一颁布或规范的专用词汇，度量衡单位应当符合国家标准的规定。

（3）药品说明书应当列出全部活性成分或者组方中的全部中药药味。注射剂和非处方药还应当列出所用的全部辅料名称。药品处方中含有可能引起严重不良反应的成分或者辅料的，应当予以说明。

知识链接

2006年以来，国家药品监督管理部门颁布（批准）实施的与药品说明书和标签有关的行政法规及文件见表10-2。

表10-2　我国与药品说明书和标签有关的行政法规及文件

法规或文件名称	发布形式	施行日期
药品说明书和标签管理规定	国家食品药品监督管理局令第24号	2006年6月1日
关于加强《药品说明书和标签管理规定》实施工作的通知	国食药监办〔2007〕311号	2007年5月31日
关于（药品说明书和标签管理规定》有关问题解释的通知	国食药监注〔2007〕49号	2007年1月24日
国家食品药品监督管理局关于印发非处方药说明书规范细则的通知	国食药监注〔2006〕540号	2006年10月20日
关于公布非处方药说明书范本的通知	国食药监注〔2007〕54号	2007年1月31日
关于进一步规范药品名称管理的通知	国食药监注〔2006〕99号	2006年3月15日
关于进一步加强非处方药说明书和标签管理的通知	国食药监注〔2006〕610号	2006年11月30日
关于实施《药品说明书和标签管理规定》有关事宜的公告	国食药监注〔2006〕100号	2006年3月15日
放射性药品说明书规范细则	国食药监注〔2006〕264号	2006年6月16日
关于印发非处方药说明书规范细则的通知	国食药监注〔2006〕540号	2006年10月20日
关于印发化学药品和生物制品说明书规范细则的通知	国食药监注〔2006〕202号	2006年5月10日
关于印发中药、天然药物处方药说明书格式内容书写要求及撰写指导原则的通知	国食药监注〔2006〕283号	2006年6月22日

任务二 药品广告管理

案例启发

在某广告中，标示名称为“世纪星脑心安胶囊”的药品，通用名称为“脑心安胶囊”，生产企业为“吉林意达生物技术有限公司”，批准文号为“国药准字 Z20123066”，批准的功能主治为“益气活血，开窍通络。用于气虚血瘀，痰浊阻络，中风偏瘫，胸痹心痛。”该广告宣称“服用脑心安，当天即可见到呼吸顺畅、心脏舒爽的效果；冠心病 3 个疗程内即可完全康复；3～5 个疗程，无论多少年、多严重的后遗症都能完全消失”等。

问题：药品广告的审批程序是怎样的？该药品广告中存在哪些问题？

一、广告管理基本知识

广告是指一种用登报、广播、招贴等形式介绍商品、服务性事业等的宣传方式。《中华人民共和国广告法》中对广告的定义为：“本法所称广告，是指商品经营者或服务提供者承担费用，通过一定媒介和形式直接或间接地介绍自己所推销的商品或所提供的服务的商业广告。”

二、药品广告的概念及其作用

（一）药品广告的概念

药品是一类特殊的商品，所以其广告也具有一定的特殊性。药品广告属于广告的一种，是以销售药品为目的的产品广告，它是通过实物、文字、绘画或音响等多种媒体向社会宣传药品，以加强药品的生产者和经营者与用户之间的联系，从而达到销售药品、指导患者合理用药的目的。因此，药品广告与其他商品广告相比，在广告内容的确定、媒体的选择及审批部门与程序等方面均有严格的规定。

（二）药品广告的作用

随着药品生产规模的不断扩大，广告的中间媒介作用逐步为人们所重视。从药品经营的角度，广告的作用体现在以下三个方面：

1．提供用药信息

药品的广告宣传是为了患者了解药品适应证、用法用量、毒副作用等信息的重要手段。通过药品广告，特别是非处方药的广告宣传，对增强人们的自我保健意识以及培养新的保健需求具有一定作用，对扩大药品销售量及开发新产品具有重要意义。

2．开拓药品市场

广告能广泛、经常地接近消费者，刺激、鼓励其购买欲望，因此，在新产品的推广以及开拓市场方面，广告起到开路先锋的作用，是进行市场渗透的有力武器。

3．树立商品形象

为了能使产品具有很好的市场前景，各药品生产企业均非常重视其药品的商标，并在广告宣传时以其注册商标或企业名称为代表进行宣传，通过树立其商标和企业的形象来加深医生与患者对其产品的印象。

三、药品广告审查标准

（一）不得发布及限制发布广告的药品

1．不得发布广告的药品

根据《药品广告审查发布标准》，下列药品不得发布广告：

① 麻醉药品、精神药品、医疗用毒性药品、放射性药品；② 医疗机构配制的制剂；③ 军队特需药品；④ 国家药品监督管理局明令停止或禁止生产、销售和使用的药品；⑤ 批准试生产的药品。

2．限制发布广告的药品

根据《中华人民共和国药品管理法》，处方药可以在国务院卫生行政部门和国务院药品监督管理部门共同指定的医学、药学专业刊物上介绍，但不得在大众传播媒介发布广告或者以其他方式进行以公众为对象的广告宣传。

（二）国家有关管理部门指定的医学、药学专业刊物

根据《中华人民共和国药品管理法》第六十条规定，截至 2018 年 1 月，原国家食品药品监督管理局、国家工商行政管理总局和新闻出版署先后 28 次以“国食药监稽〔2011〕286 号”“国食药监稽〔2011〕135 号”“国食药监稽〔2012〕43 号”等文确定《中国医药科学》《中华消化外科杂志》《现代肿瘤医学》《中国职业药师》等 573 种刊物为允许刊播处方药广告的医学、药学专业刊物。

（三）药品广告的内容

1．原　则

药品在发布广告时必须遵循客观、真实、准确、科学的原则，不得含有虚假、欺骗的内容，以误导消费者。

2．药品广告的内容

（1）依据药品广告的内容应以国家已批准的该药品质量标准和使用说明书为依据，任何单位不得随意扩大广告的范围。

（2）药品广告中禁止性的规定详见表 10-3。

表 10-3　药品广告中禁止性的规定

分　类	情形及内容
药品广告中不得出现的情形	含有不科学地表示功效的断言或者保证的； 说明治愈率或者有效率的
	违反科学规律，明示或者暗示包治百病、适应所有症状的含有“安全无毒副作用”“毒副作用小”等内容的；含有明示或者暗示中成药为“天然”药品，因而安全性有保证等内容的
	含有明示或者暗示该药品为正常生活和治疗病症所必需等内容的
	含有明示或暗示服用该药能应付现代紧张生活和升学、考试等需要，能够帮助提高成绩、使精力旺盛、增强竞争力、增高、益智等内容的
药品广告不得含有的内容	含有不科学的表述或者使用不恰当的表现形式，引起公众对所处健康状况和所患疾病产生不必要的担忧和恐惧，或者使公众误解不使用该药品会患某种疾病或加重病情的
	含有免费治疗、免费赠送、有奖销售、以药品作为礼品或者奖品等促销药品内容的； 含有“家庭必备”或者类似内容的； 含有“无效退款”“保险公司保险”等保证内容的； 含有评比、排序、推荐、指定、选用、获奖等综合性评价内容的
药品广告中其他禁止性规定	药品广告不得含有利用医药科研单位、学术机构、医疗机构或者专家、医生、患者的名义和形象作证明的内容； 药品广告不得使用国家机关和国家机关工作人员的名义； 药品广告不得含有军队单位或者军队人员的名义、形象；不得利用军队装备、设施从事药品广告宣传； 药品广告不得含有涉及公共信息、公共事件或其他与公共利益相关联的内容，如各类疾病信息、经济社会发展成果或医药科学以外的科技成果； 药品广告不得在未成年人出版物和广播电视频道、节目、栏目上发布，药品广告不得以儿童为诉求对象，不得以儿童名义介绍药品
药品广告中其他禁止性规定	药品广告不得含有医疗机构的名称、地址、联系办法、诊疗项目、诊疗方法以及有关义诊、医疗（热线）咨询、开设特约门诊等医疗服务的内容
	处方药可以在卫生部和国家药品监督管理局共同指定的医学、药学专业刊物上发布广告，但不得在大众传播媒介发布广告或以其他方式进行以公众为对象的广告宣传。不得以赠送医学、药学专业刊物等形式向公众发布处方药广告； 处方药名称与该药品的商标、生产企业字号相同的，不得使用该商标、企业字号在医学、药学专业刊物以外的媒介变相发布广告。也不得以处方药名称或以处方药名称注册的商标以及企业字号为各种活动冠名； 药品广告内容涉及药品适应证或功能主治、药理作用等内容的宣传，应以国家药品监督管理局批准的说明书为准，不得进行扩大或恶意隐瞒的宣传，不得含有说明书以外的理论、观点等内容
	非处方药广告不得利用公众对于医药学知识的缺乏，使用公众难以理解和容易引起混淆的医学、药学术语，造成公众对药品功效与安全性的误解

四、药品广告审批备案制度

（一）药品广告的审批

1．药品广告的审批

药品广告须经企业所在地省、自治区、直辖市人民政府药品监督管理部门批准，并取得药品广告批准文号；未取得药品广告批准文号的，不得发布。

发布进口药品广告，应当向进口药品代理机构所在地省、自治区、直辖市人民政府药品监督管理部门申请药品广告批准文号。药品广告批准文号有效期为 1 年，到期作废。

经批准的药品广告，在发布时不得更改广告内容。药品广告内容需要改动的，应当重新申请药品广告批准文号。药品广告的审批程序见图 10-1。

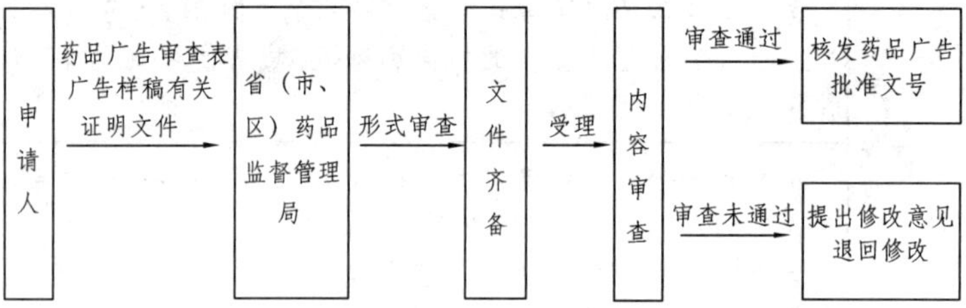

图 10-1　药品广告的审批程序

药品广告审查机关收到药品广告批准文号申请后，对申请材料齐全并符合法定要求的，发给《药品广告受理通知书》；申请材料不齐全或者不符合法定要求的，应当场或在 5 个工作日内一次告知申请人需要补正的全部内容；逾期不告知的，自收到申请材料之日起即为受理。申请药品广告批准文号申请需要提交的材料见表 10-4。

表 10-4　申请药品广告批准文号所需提交的材料

类　别	提交的材料
申请药品广告批准文号	《药品广告审查表》；
	与发布内容相一致的样稿（样片、样带）；
	申请人的《营业执照》复印件；
	申请人《药品生产许可证》或《药品经营许可证》复印件；
	申请人是药品经营企业的，应提交药品生产企业同意其作为申请人的证明文件原件
	代办人代为申办药品广告批准文号的，应提交申请人的委托书原件和代办人的营业执照复印件等主体资格证明文件；
	药品批准证明文件（含《进口药品注册证》《医药产品注册证》）复印件、批准的说明书复印件和实际使用的标签及说明书
	非处方药品应提交非处方药品审核登记证书复印件或相关证明文件的复印件
	申请进口药品广告批准文号的，应提供进口药品代理机构的相关资格证明文件的复印件；
	广告中涉及商品名、注册商标、专利等内容，应提交相关有效证明文件复印件及其他确认广告内容真实性的证明文件
异地发布药品广告	《药品广告审查表》复印件； 批准的药品说明书复印件
	电视广告和广播广告需提交与通过审查的内容相一致的录音带、光盘或者其他介质载体

药品广告审查机关应自受理之日起10个工作日内，对申请人提交的证明文件的真实性、合法性、有效性进行审查，并依法对广告内容进行审查。对审查合格的药品广告，发给药品广告批准文号；对审查不合格的药品广告，应当作出不予核发药品广告批准文号的决定，书面通知申请人并说明理由，同时告知申请人享有依法申请行政复议或者提起行政诉讼的权利。药品广告批准文号的格式为："X药广审(视)第0000000000号"、"X药广审(声)第 0000000000号"、"X药广审（文）第0000000000号"。其中"X"为省、自治区、直辖市的简称。"0"由10位数字组成，前6位代表审查年月，后4位代表广告批准序号。"视""声""文"分别代表用于广告媒介形式的分类代号。

2．药品广告的备案

省、自治区、直辖市药品监督管理部门核发药品广告批准文号的，应当同时报国务院药品监督管理部门备案，并将批准的《药品广告审查表》送同级广告监督管理机关备案。国家药品监督管理局对备案中存在问题的药品广告，应责成药品广告审查机关予以纠正。

在药品生产企业所在地和进口药品代理机构所在地以外的省、自治区、直辖市发布药品广告的（以下简称异地发布药品广告），发布广告的企业应当在发布前向发布地省、自治区、直辖市人民政府药品监督管理部门备案。接受备案的省、自治区、直辖市人民政府药品监督管理部门发现药品广告批准内容不符合药品广告管理规定的，应当交由原核发部门处理。

异地发布药品广告备案应当提交如下材料：①《药品广告审查表》复印件； ②批准的药品说明书复印件；③电视广告和广播广告需提交与通过审查的内容相一致的录音带、光盘或者其他介质载体。提供本条规定的材料的复印件，需加盖证件持有单位印章。

对按照上述规定提出的异地发布药品广告备案申请，药品广告审查机关在受理备案申请后5个工作日内应当给予备案，在《药品广告审查表》上签注"已备案"，加盖药品广告审查专用章，并送同级广告监督管理机关备查。备案地药品广告审查机关认为药品广告不符合有关规定的，应当填写《药品广告备案意见书》，交原审批的药品广告审查机关进行复核，并抄报国家药品监督管理局。

原审批的药品广告审查机关应当在收到《药品广告备案意见书》后的5个工作日内，将意见告知备案地药品广告审查机关。原审批的药品广告审查机关与备案地药品广告审查机关意见无法达成一致的可提请国家药品监督管理局裁定。

3．药品广告的审查与监督

未经省、自治区、直辖市人民政府药品监督管理部门批准的药品广告，使用伪造、冒用、失效的药品广告批准文号的广告，或者因其他广告违法活动被撤销药品批准文号的广告，发布广告的企业、广告经营者、广告发布者必须立即停止该药品广告的发布。对违法发布药品广告，情节严重的，省、自治区、直辖市人民政府药品监督管理部门可以予以公告。

省、自治区、直辖市人民政府药品监督管理部门应当对其批准的药品广告进行检查，对于违反《药品广告审查办法》和《中华人民共和国广告法》的广告，应当向广告监督管理机关通报并提出处理建议，广告监督管理机关应当依法作出处理。

省、自治区、直辖市药品监督管理部门是药品广告审查机关，负责本行政区域内药品广告的审查工作；《广告法》规定：县级以上工商行政管理部门为广告监督管理机关，有权对违法广告依法作出处理。

五、药品广告管理的法律责任

《中华人民共和国药品管理法》《药品管理法实施条例》《中华人民共和国广告法》《药品广告审查办法》和《药品广告审查发布标准》等有关规定，对违反药品广告管理的行为和处罚办法进行了明确规定。

《中华人民共和国药品管理法》第九十一条明确规定，药品广告的内容及广告的媒体违反了药品管理法的有关规定，应依据《中华人民共和国广告法》进行处罚，并由发给广告批准文号的药品监督管理部门撤销广告批准文号，1 年内不得受理该品种的广告申请；构成犯罪的，应依法追究刑事责任。药品监督管理部门不依法履行审查职责，批准发布含有虚假内容的药品广告，对直接负责的主管人员和其他直接责任人员应依法给予行政处分；构成犯罪的，依法追究刑事责任。

《中华人民共和国药品管理法》第六十一条第三款规定："非药品广告不得有涉及药品的宣传。"《中华人民共和国广告法》第十九条规定："食品、酒类、化妆品广告的内容必须符合卫生许可的事项，并不得使用医疗用语或者易与药品混淆的用语。"需要注意的是，取得药品批准文号的药酒可以依法进行含有预防、治疗疾病的广告。《保健食品广告审查暂行规定》（国食药监市〔2005〕211 号）第二款第（八）项规定，保健食品广告不得出现下列情形和内容：含有与药品相混淆的用语，直接或者间接宣传治疗作用，或者借助宣传某些成分的作用明示或者暗示该保健食品具有治疗疾病的作用。《保健食品广告审查暂行规定》第十一条规定：保健食品广告中必须含有或者标明"本品不能代替药物"的忠告语；电视广告中保健食品标识和忠告语必须始终出现。根据《化妆品卫生监督条例》第十四条的规定，化妆品的广告宣传不得有宣传医疗作用的内容。

知识链接

我国药品广告管理发展历史

1959 年，由卫生部、化工部和商业部联合发布了"关于未大批生产的药品不登宣传广告的通知"，首次对药品的广告宣传进行规定。1982 年，国务院发布了《广告管理暂行条例》，该法规对药品广告做了专门规定。1985 年，由国家工商局和卫生部联合发布了《药品广告管理办法》。1995 年，国家工商局、卫生部再次发布了《药品广告审查标准》和《药品广告审查办法》，进一步明确了药品广告的申请、审查程序和管理内容。2000 年 1 月 1 日起，我国实施处方药和非处方药分类管理制度，为加强对处方药的广告媒体和内容的管理，保证人民用药的安全，2001 年，国家药品监督管理局先后发布了"关于国家药品监督管理局停止受理药品广告申请的通知""关于停止在大众媒介发布小容量注射剂药品广告的通知"和"关于加强药品广告审查监督管理工作的通知"等。2007 年，国家食品药品监督管理局和国家工商行政管理总局再次联合发布了《药品广告审查办法》和《药品广告审查发布标准》。

任务三 药品价格管理

案例启发

在某医院肿瘤门诊，记者采访正在买药的刘先生，刘先生的母亲在医院肿瘤科进行诊疗后，一直使用第三代酪氨酸激酶抑制剂（TKI）类药物奥希替尼治病。在降价前，该患者每个月要花费 51 000 元用于购买该抗癌药物，但是从 2018 年 12 月开始，她每月服用的奥希替尼医保支付费用下降到 15 300 元。按照社保最高报销 90% 计算，每月花费的抗癌药物费用只要 1 530 元，足足减少了 49 470 元。抗癌药价格降下来，又纳入医保，不仅减轻了患者家庭的负担，也让患者和家属更有信心战胜病魔。

问题：药品价格的形成机制有哪些？如何进行药品价格的管理？

一、药品价格管理

（一）价格的概念

价格指商品价值的货币表现。它是国民经济的综合反映，是各方面经济活动主体利益关系调节机制的核心因素；而药品的价格则关系到国家制药工业、医药商业和医疗机构的健康发展。

（二）改革药品价格形成机制

自 2015 年 6 月 1 日起，除麻醉药品和第一类精神药品外，取消药品政府定价，完善药品采购机制，发挥医保控费作用，药品实际交易价格主要由市场竞争形成。其中医保基金支付的药品，由医保部门会同有关部门拟定医保药品支付标准制定的程序、依据、方法等规则，探索建立引导药品价格合理形成的机制。

（1）专利药品、独家生产药品，建立公开透明、多方参与的谈判机制形成价格。

（2）医保目录外的血液制品、国家统一采购的预防免疫药品、国家免费艾滋病抗病毒药品和避孕药具，通过招标采购或谈判形成价格。

（3）麻醉药品和第一类精神药品，仍暂时实行最高出厂价格和最高零售价格管理。

（4）其他药品，由生产经营者依据生产经营成本和市场供求情况，自主制定价格。

同时，根据国务院《关于城市公立医院综合改革试点的指导意见》，取消了公立医疗机构的药品加成。采取分步推进的模式，从基层医疗卫生机构起步，逐步延伸到县级公立医院、城市公立医院，渐进式取消了药品加成。截至 2017 年 9 月，已全部取消公立医疗机构药品加成，同步调整医疗服务价格，将原来医疗机构运行由药品加成、服务收入和财政补助三个补偿渠道，改为只由服务收入和财政补助两个渠道，一举结束了 60 多年“以药补医”的历史，初步建立了公立医院科学补偿新机制。

（三）强化医药费用和价格行为综合监管

我国取消药品政府定价，并不是放弃政府对药价的监管。有关部门将充分借鉴国际经验，采取综合监管措施，保证市场价格基本稳定。推进药品价格改革必须发挥政府、市场“两只手”作用，建立科学合理的价格形成机制。药品支付指导价格改革一直是发改委酝酿的价格管理新形式的核心内容。取消药品政府定价后，应做好与药品采购、医保支付等改革政策的衔接，强化医药费用和价格行为综合监管。按照“统筹考虑、稳步推进”的要求，重点从以下四个方面加强监管，促进建立正常的市场竞争机制，引导药品价格合理形成。

1．完善药品采购机制

卫生部门要坚持公立医院和基层医疗卫生机构药品集中采购方向，根据药品特性和市场竞争情况，实行分类采购，促进市场竞争，合理确定药品采购价格。要调动医疗机构、药品生产经营企业、医保经办机构等多方参与积极性，引导各类市场主体有序竞争。

2．强化医保控费作用

医保部门要会同有关部门，在调查药品实际市场交易价格基础上，综合考虑医保基金和患者承受能力等因素制定医保药品支付标准。做好医保、招标政策的衔接配合，促进医疗机构和零售药店主动降低采购价格。定点医疗机构和药店应向医保、价格等部门提交药品实际采购价格、零售价格以及采购数量等信息。同步推进医保支付方式改革，建立医疗机构合理用药、合理诊疗的内在激励机制，减轻患者费用负担。

3．强化医疗行为监管

卫生部门要建立科学合理的考核奖惩制度，加强医疗机构诊疗行为管理，控制不合理使用药品医疗器械以及过度检查和诊疗，强化医药费用控制。要逐步公开医疗机构诊疗门（急）诊次均费用、住院床位费用、检查检验收入占比等指标，并纳入医疗机构目标管理责任制和绩效考核目标。加快药品供应保障信息平台建设，促进价格信息公开。

4．强化价格行为监管

价格主管部门要通过制定药品价格行为规则，指导生产经营者遵循公平、合法和诚实信用的原则合理制定价格，规范药品市场价格行为，保护患者合法权益。要健全药品价格监测体系，探索建立跨部门统一的信息平台，掌握真实交易价格数据，重点做好竞争不充分药品出厂（口岸）价格、实际购销价格的监测和信息发布工作，对价格变动频繁、变动幅度较大，或者与国际价格、同类品种价格以及不同地区间价格存在较大差异的，要及时研究分析，必要时开展成本价格专项调查。要充分发挥 12358 全国价格举报管理信息系统（后统一为市场监管投诉电话 12315）的作用，建立全方位、多层次的价格监督机制，正面引导市场价格秩序。对价格欺诈、价格串通和垄断行为，依法严肃查处。此外，有关部门要认真履行监管职责，加强对药品生产、流通、使用的全过程监管，切实保障药品质量和用药安全。

国家发改委先后发布了《关于加强药品市场价格行为监管的通知》《关于公布废止药品价格文件的通知》。《关于加强药品市场价格行为监管的通知》强调在改革后绝大多数药品价格水平由经营者自主制定的同时，加强药品市场价格行为监管，并决定各级价格主管部门要立即组织开展为期半年的药品价格专项检查。检查对象是药品生产经营企业、医疗机构、疾病预防控制中心、血站、药品集中采购平台等单位，检查重点是竞争不充分药品和特殊患者的特殊用药价格，检查内容是上述单位是否存在借药品价格改革之机实施扰乱市场价格秩序的违法行为，具体见表 10-5。

表 10-5　相关违法行为

1	捏造散布涨价信息，哄抬价格，扰乱市场秩序的行为
2	相互串通、操纵市场价格的行为
3	滥用市场支配地位，以不公平的高价销售药品的行为
4	虚构原价、虚假标价、先提价再打折、误导性价格标示、隐瞒价格附加条件等价格欺诈行为
5	集中采购入围药品擅自涨价或者变相涨价的行为
6	实施基本药物制度的基层医疗机构和改革试点公立医院不按规定执行药品零差率政策的行为
7	公立医疗机构销售药品不按照规定执行药品加价率政策的行为
8	药品生产经营企业及医疗机构不按规定执行低价药价格管理政策，突破低价药日均费用标准的行为
9	政府定价药品突破最高零售价格销售的行为
10	不按规定执行明码标价与收费公示制度的行为

同时，加强药品市场价格巡查，督促经营者按规定落实药品明码标价和医疗服务收费公示制度，鼓励经营者实行明码实价，帮助经营者规范药品价格行为。要落实网格化监管制度，实现巡查常态化。明码标价和收费公示巡查要覆盖大部分医疗机构、疾病预防控制中心、血站和社会零售药店。《关于公布废止药品价格文件的通知》废止了此前制定和调整药品价格的文件 166 个。其他的药品价格文件，凡不涉及麻醉药品和第一精神药品价格的同时废止。

知识链接

世界各国政府控制药品价格的办法见表 10-6。

表 10-6　世界各国政府控制药品价格的办法

政府控制办法	国　别
控制报销处方药价	法国、瑞典、意大利、西班牙、奥地利、比利时
控制销售利润率	英国、希腊、西班牙、澳大利亚
控制促销费用	英国、法国、西班牙
控制流通差率	欧洲大多数国家、澳大利亚、加拿大、日本
控制参考价格	德国、荷兰、瑞典、瑞士、丹麦、爱尔兰、葡萄牙
控制报销药物目录	法国、荷兰、瑞典、瑞士、丹麦、芬兰、希腊、西班牙、意大利、葡萄牙、爱尔兰、奥地利、比利时
控制不可报销药物目录	英国、德国、法国、荷兰、瑞典、意大利、西班牙
强制性药物经济数据	瑞典

实训 11 药品标签、说明书和包装实例分析讨论

实训目的

通过对药品标签、说明书和包装实例的分析讨论，熟悉药品标签、说明书和包装上规定印有的内容、格式和要求，掌握药品标识管理的法规规定，并能应用相关法规判断其是否规范。

实训环境

分组在外收集 6 种中药、化学药品和抗生素等常用药品的标签、说明书和包装。后在学校教室进行实训。

实训内容

收集中药、化学药品和抗生素等常用药品的标签、说明书和包装，依据法规要求对其进行分析讨论。

实训环境

根据提交的实验报告质量以及各小组的发言，对学生的实验效果作出成绩。

项目十

目标检测

1. A 型题（单项选择题）

（1）药品广告审批的法律依据是（　　）。

A.《药品注册管理办法》　　B.《药品说明书和标签管理规定》

C.《药品经营质量管理规范》　　D.《药品广告审查管理办法》

（2）药品商品名称的字体以单字面积计不得大于通用名称所用字体的（　　）。

A. 1/2　　B. 1/4　　C. 2 倍　　D. 4 倍

（3）药品广告批准文号的格式为（　　）。

A. X 药广准字第 0000000000 号

B. X 药广审第 0000000000 号

C. X 药广审（视、声、文）第 0000000000 号

D. X 药广审（视、声、文）第 00000000 号

（4）药品标签有效期的表示正确的是（　　）。

A. 2017/09　　B. 07/2018　　C. 2019/09/2　　D. 2018-7-27

2. B 型题（配伍选择题）

[（1）～（3）]

B. 注册商标　　C. 药品通用名称

D. 药品标签　　E. 治疗用生物制品

（1）有效期的标注自分装日期计算的是（　　）。

（2）应当印刷在药品标签的边角的是（　　）。

（3）在标签或说明书印制时应当显著、突出，字体、字号和颜色必须一致的是（　　）。

3. X 型题（多项选择题）

（1）药品广告不得使用的名义有（　　）。

A. 学术机构　　B. 企业品牌

C. 医疗机构或者专家、医师　　D. 国家机关和国家机关工作人员

E. 患者的名义和形象

（2）不得发布广告的药品有（　　）。

A. 麻醉药品、精神药品、医疗用毒性药品、放射性药品

B. 医疗机构配制的制剂

C. 军队特需药品

D. 批准试生产的药品

E. 国家药品监督管理局依法明令停止或者禁止生产、销售和使用的药品

（3）药品内标签应含有的内容有（　　）。

A. 规格、用法用量　　B. 生产日期、产品批号、有效期

C. 不良反应、禁忌证

D. 生产企业、药品通用名

E. 适应证或功能主治

4. 名词解释

药品标签：

5. 简答题

不得发布广告的药品有哪些？

参考文献

[1] 国家药品监督管理局. 中华人民共和国药品管理法[M]. 北京：中国民主法治出版社，2019.
[2] 国家药典委员会. 中华人民共和国药典[M]. 北京：中国医药科技出版社，2020.
[3] 张琳琳，侯沧. 药事管理与法规[M]. 北京：中国医药科技出版社，2019.
[4] 徐景和. 药事管理与法规[M]. 7 版. 北京：中国医药科技出版社，2015.
[5] 杨世民. 药事管理学[M]. 5 版. 北京：人民卫生出版社，2014.
[6] 杨世民. 药事管理与法规[M]. 北京：中国医药科技出版社，2014.
[7] 万仁甫，游述华. 药事管理与法规[M]. 2 版. 北京：中国医药科技出版社，2013.

参考文献